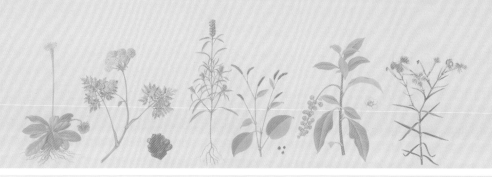

中国中草药

三维图典

第 2 册

叶华谷 李书渊 曾飞燕 李楚源 刘运笑 主编

SPM 南方出版传媒

广东科技出版社 | 全国优秀出版社

·广 州·

图书在版编目（CIP）数据

中国中草药三维图典. 第2册 / 叶华谷，李书渊，曾飞燕等主编. —广州：广东科技出版社，2017.6
ISBN 978-7-5359-6717-6

Ⅰ. ①中… Ⅱ. ①叶… ②李… ③曾… Ⅲ. ①中草药—图谱 Ⅳ.①R282-64

中国版本图书馆CIP数据核字（2017）第076943号

中国中草药三维图典（第2册）

Zhongguo Zhongcaoyao Sanwei Tudian（Di-er Ce）

责任编辑：杜怡枫
封面设计：林少娟
责任校对：冯思婧　谭　曦　罗美玲
责任印制：彭海波
出版发行：广东科技出版社
　　　　　（广州市环市东路水荫路11号　邮政编码：510075）
http://www.gdstp.com.cn
E-mail: gdkjyxb@gdstp.com.cn（营销）
E-mail: gdkjzbb@gdstp.com.cn（编务室）
经　　销：广东新华发行集团股份有限公司
排　　版：广州市友间文化传播有限公司
印　　刷：珠海市鹏腾宇印务有限公司
　　　　　（珠海市拱北桂花北路205号桂花工业村1栋首层　邮政编码：519020）
规　　格：889 mm×1 194 mm　1/16　印张18.25　字数580千
版　　次：2017年6月第1版
　　　　　2017年6月第1次印刷
定　　价：128.00元

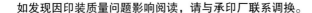

编辑委员会

主　编　叶华谷　李书渊　曾飞燕　李楚源　刘运笑

副主编　廖文波　叶育石　陆颂规　黄志海　李步杭　肖胜武

编　委（按姓氏笔画排序）

于　慧　王发国　王德勤　叶　赟　叶华谷　叶育石

付　琳　刘　冰　刘　念　刘运笑　杜怡枫　李书渊

李如良　李步杭　李泽贤　肖胜武　吴林芳　邹　滨

陆颂规　陈　珽　陈玉笋　陈巧明　陈有卿　陈海山

张　征　张慧晔　林汝顺　林清琴　罗　红　侯惠婵

秦新生　夏　静　唐秀娟　黄志海　黄珊珊　曹洪麟

曹照忠　曾飞燕　曾宪禹　翟俊文

摄　影　叶华谷　邹　滨　叶育石　李泽贤　曾飞燕

绘　图　刘运笑　肖胜武　余　峰　余汉平　邓盈丰　邓晶发

本书承

　　"广东车八岭国家级自然保护区森林资源监测及数据采集项目（GDHS16SGHG05042）、生态位差异在亚热带森林群落物种共存和生物多样性维持方面的作用研究（33000-41031021）、广东省岭南药用植物资源保护与利用企业重点实验室（产学研）培育基地（项目编号：2012A061600005）"项目资助出版。

内 容 简 介

《中国中草药三维图典》共4册，本书为第2册，共收录212味常见中草药。为了多维度、全方位地反映中草药的形态特征、生长习性和药材鉴别要点，配有多角度拍摄和手绘的710余幅彩色图片；为系统反映中草药应用，本书还编排了各品种的功能主治、用法用量、附方等内容。

原动植物图、手绘图和药材图三图合一，联袂呈现，"三位一体"是本套书的最大特色和独创的表现形式。拍摄的植物彩色图片，生动地反映了植物不同生长期的原貌；植物科学画师在植物生境现场观察、解剖后描摹，为原植物进行"写真"，制作标准图片，艺术地再现了中草药的风貌；高清晰度的药材图片，科学地呈现了药材的显著鉴别特征。

本书可供广大中医药从业人员及爱好者、植物野外观察爱好者和植物手绘人员使用。

前　言

  中医中药是中华民族文化的瑰宝，数千年来为中华民族的繁衍、昌盛起着非常重要的作用。中华民族使用中草药防病治病历史已久，迄今已有五千余年，为人类的发展做出了特有的贡献。

  由于中草药使用历史悠久，分布地域广阔，种类繁多，来源复杂，加之历史医学著作多有良莠以及民间习惯用药等诸多因素，同名异物与同物异名现象普遍存在，新异品种也在不断涌现，致使业界众说纷纭，中草药质量也参差不齐。

  编者为全面反映本套书所载中草药的原动植物的生长环境和习性，系统地介绍中草药的来源情况，厘清近似种及易混淆种的区别要点，历尽艰辛，跋山涉水，足迹遍布大江南北。在原植物生境地拍摄了大量的原色图片，生动地反映了植物不同生长期的原貌；拍摄了高清晰度的药材图片，科学地呈现了药材的显著鉴别特征；一批植物科学画师现场观摩、临摹，为原植物进行"写真"，制作标准图片，精确地反映植株和器官的形态特征，艺术地再现了中草药的风貌。负责中草药应用的专家查阅了大量资料，悉心纂写，历叙各药的别名、来源、动植物特征、生境、分布、采集加工、药材性状、性味归经、功能主治、用法用量、注意、附方和附注等。

  本书力求以全球视野来描述中草药的生境分布和历史沿革，同时结合当代科研成果，希望能为中草药资源保护和科学利用提供参考。

  由于中草药种类繁杂，加上编者的知识水平等方面的原因，书中错漏之处在所难免，祈盼海内外同道、读者批评指正，以便今后改正。

《中国中草药三维图典》编辑委员会

2017年4月

目录

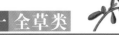

一 全草类

一大山广小马天毛凤六水甘石北田
仙白半过血灯防红声灵鸡青虎败佩
金鱼狗泽珍茵鬼穿孩荷透倒浮崩萹
鹅塘蒲锦矮豨辣墨寮磨瞿

二 根及根茎类

八三干土山千川广天木五牛毛凤乌
仙白玄走地百当竹防红两岗郁虎金
南重独姜穿铁黄常章商猕紫糯

凡 例

一、本书共收录212味常见中草药。按中草药的药用部位进行编排，即全草类（67味）、根及根茎类（64味）、茎木类（23味）、皮类（6味）、叶类（9味）、花类（13味）、果实及种子类（20味）、藻类及菌类（4味）和其他类（6味）。

二、本书以中草药的正名或习用名为辞目，按顺序可列有：别名、来源、动植物特征、生境、分布、采集加工、药材性状、性味归经、功能主治、用法用量、注意、附方和附注等13个条目，资料不全的条目从略。

三、本书中绝大多数中草药附有原动植物、手绘和药材等3类彩色图片。对于有多来源的中草药图片均标明了其原动植物来源，而只有一种来源者则不标明。

四、部分手绘图包括原动植物全貌（或局部）和药材识别特征，在图片中分别标明。

五、药材性状条目下，对于有多来源的药材品种按来源分别叙述，详细描述常用的代表品种，其他来源的品种多仅反映与首选品种的不同之处。

六、药材图片的放大比例均附有比例尺。

七、凡有毒性的中草药，均在性味归经条目内注明。非毒性的中草药则不再标明。

八、用法先列内服法，后列外用法，除另有规定外，用法系指水煎内服。剂量以克为单位，如无特别说明，书中用量均为成人1日量，应用时需灵活掌握，但对有毒性的药物用量则须慎重。

九、品种项下收载的内容统称为正文。正文中来源于同一药用部位的中草药，按中文名笔画顺序排列，同笔画数的字按起笔笔形一丨丿丶乛的顺序排列。

十、附注收录的药材图片均另行标注，但本条目中的原动植物拉丁名不突出标示，以区别于正文。

十一、本书附有中文名索引和拉丁名索引。

十二、本书附方仅供读者参考，需要时须咨询中医师，在中医辨证论治后使用。

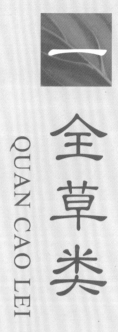

一

全草类

QUAN CAO LEI

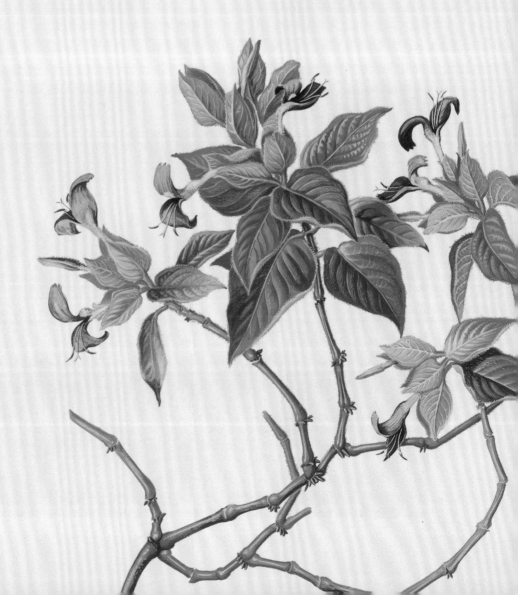

一点红

【别　名】红背叶、叶下红、羊蹄草。

【来　源】本品为菊科植物一点红Emilia sonchifolia（L.）DC. 的全草。

【植物特征】一年或多年生草本。茎直立或近基部倾斜，绿色，高10~50 cm，枝条粉绿色。叶互生；叶片稍肉质，生于茎下部的叶卵形，长5~10 cm，宽3~6.5 cm，先端钝，边缘琴状分裂；茎上部的叶较小，倒卵状长圆形或长圆形，全缘或有细齿，无柄而抱茎，叶背常带紫红色。头状花序具长梗，花期时直径1~1.3 cm，为疏散的伞房花序；总苞圆筒形，深绿色，总苞片1层；花紫红色，全为两性管状花；花冠长约8 mm，檐部稍扩大，5深裂。瘦果圆柱形，具5纵棱，长3~4 mm。冠毛白色，柔软，略短于花冠。花期7—11月，果期9—12月。

【生　境】常生山坡草地、荒地、田边和耕地上。

【分　布】广东、香港、海南、云南、贵州、四川、湖北、湖南、江苏、浙江、安徽、福建、台湾等地。亚洲其他热带地区和非洲也有分布。

【采集加工】夏、秋季采收，晒干。

【药材性状】本品长20~50 cm。根细而弯曲，灰黄色，有须根。茎圆柱形，直径2~3 mm，暗绿色或黄绿色，下部被茸毛。叶多皱缩，展平后基生叶呈琴状分裂，长5~10 cm，灰绿色或暗绿色，顶端裂片大；茎生叶较小，全缘或具齿，基部抱茎。头状花序2~3个排成伞房状，总苞圆柱形，总苞片1层，呈线状披针形或近线形，长约1 cm，花为管状，棕黄色。瘦果狭长圆形，长约3 mm，有棱，冠毛白色。气微，味苦。以叶多、色绿者为佳。

【性味归经】味苦，性凉。归肺、胃、大肠经。

【功能主治】清热利尿，散瘀消肿。用于上呼吸道感染，咽喉肿痛，口腔溃疡，疖肿疮疡，皮肤湿疹，跌打损伤。可治疗扁桃体炎，肺炎，乳腺

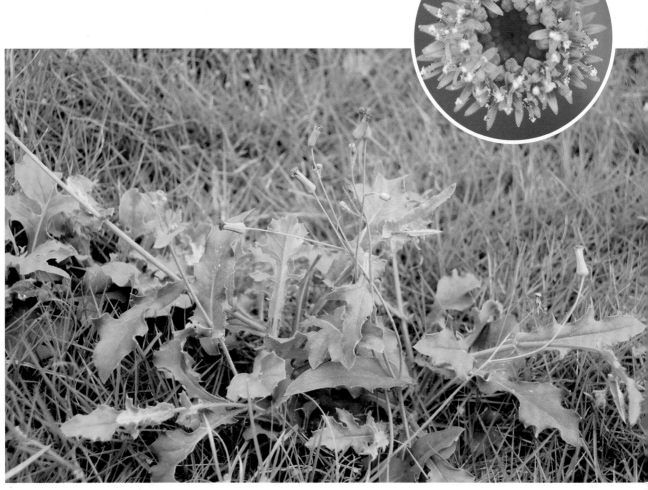

炎，急性肠炎，细菌性痢疾，泌尿系统感染，睾丸炎。

【用法用量】用量15~30 g；或鲜品捣烂取汁缓饮。外用适量，鲜品捣烂敷患处。

【附　方】

❶小儿上呼吸道感染，急性扁桃体炎：一点红、古羊藤各等量，每500 g煎药液500 mL。3个月至3岁，每次20~40 mL；3岁以上酌增。

❷大叶性肺炎：一点红、岗梅各30 g，十大功劳15~30 g，水煎，分2次服。每日1剂。

❸泌尿系统感染，睾丸炎：一点红、狗肝菜各500 g，车前草250 g，加水1500 mL，煎成500 mL。每次服20 mL，每日3次。

❹麦粒肿：一点红、千里光、野菊花各9 g，水煎，分2次服。每日1剂。

❺疖，蜂窝组织炎，脓肿，乳腺炎，甲沟炎：一点红、穿心莲、白花蛇舌草、鸡骨香、两面针各30 g，共研细粉。高压消毒后，加凡士林至1000 g，即成15%的药膏。敷患处，每日1次。

❻接断趾：一点红、千里光各等量。捣烂，加红糖少许外敷。用于

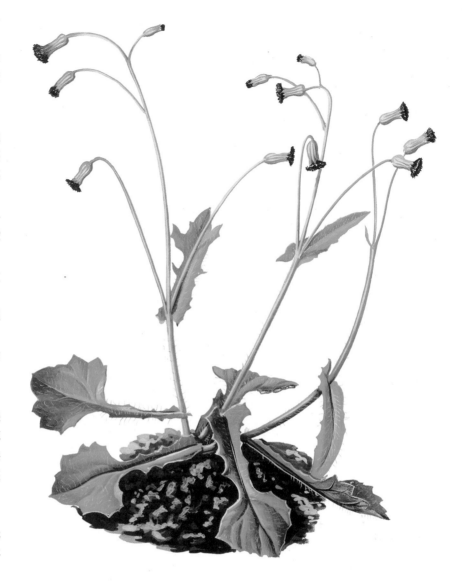

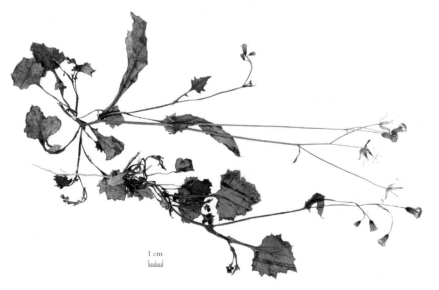

1 cm

治疗前首先应清创，正确复位，皮肤缝合，小夹板固定，每日换药1次。换药时用25%穿心莲溶液清洗伤口。

❼乳腺炎，疖肿：（1）鲜一点红适量，加食盐少许，捣烂敷患处，每日换1次。（2）鲜一点红30 g（干品15 g），水煎服。

❽无名肿毒，口疮：鲜一点红的茎叶适量，加红糖水少许，捣烂敷患处，每日换2次。

❾跌打损伤，瘀血肿痛：鲜一点红、酢浆草各适量，捣烂，加酒少许，热敷患处。

大飞扬草

【别　名】大乳汁草、天泡草、大飞羊、节节花。

【来　源】本品为大戟科植物飞扬草 **Euphorbia hirta** L. 的全草。

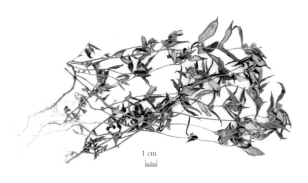

1 cm

【分　布】我国南部各省区。世界热带地区多见。原产中美洲。

【采集加工】夏、秋二季采挖全草，洗净，晒干。

【药材性状】本品长15～50 cm，地上部分被长硬毛。根细长而弯曲。茎近圆柱形，直径1～3 mm，黄褐色或红棕色；质脆，易折断，断面白色，中空。叶对生，常皱缩，易破碎，完整叶展平后长圆状卵形或略近披针形，长1～4 cm，绿褐色或灰黄色，基部偏斜，边缘有细钝齿，有3条明显的基出叶脉。杯状聚伞花序密集成头状，腋生。蒴果卵状三棱形。气微，味淡、微涩。以叶多、色绿者为佳。

【性味归经】味酸、微苦，性凉；有小毒。归肺、膀胱、大肠经。

【功能主治】清热解毒，利湿止痒，通乳。用于肺痈，乳痈，疔疮肿毒，牙疳，痢疾，泄泻，热淋，血尿，细菌性痢疾，阿米巴痢疾，肠炎，肠道滴虫，支气管炎，肾盂肾炎。外用治

【植物特征】一年生草本。高15～50 cm。含白色乳汁，常淡红色或淡紫色，被长硬毛，基部分枝。单叶对生，长圆状被针形或卵状披针形，长1～4 cm，叶面中部常有紫斑，两面被毛；叶柄长1～2 mm；托叶小，披针形，边缘刚毛状撕裂。花序杯状，多数排列成密集的腋生头状花序状，总花梗长约0.5 mm；总苞片钟状，外面密被短柔毛，顶4裂，腺体4，有白色花瓣状附属物；花单性，无花被，雌雄花生于同一总苞内；雌花单生于花序中央；雄花几朵位于雌花外围，每花仅雄蕊1。蒴果卵状三棱形，长1.5 mm，被短柔毛。花、果期5—12月。

【生　境】生于村镇路旁或草地。

湿疹，脚癣，皮炎，皮肤瘙痒。

【用法用量】用量6～10 g。外用适量，鲜品捣烂敷患处或鲜品煎水洗患处。

【注　意】孕妇慎用。

【附　方】

❶细菌性痢疾，急性肠炎，消化不良，肠道滴虫：大飞扬草60～300 g，水煎，分2～4次服。

❷慢性气管炎：鲜大飞扬草120 g，桔梗9 g，水煎2次，每次煎煮2小时，过滤，合并滤液混合浓缩至60 mL，加白糖适量。每次服20 mL，每日3次。10日为1个疗程，连服两个疗程。

❸湿疹：大飞扬草1000 g，黑面神2000 g，毛麝香250 g，加水45000 mL，煎成15000 mL。根据湿疹部位可选择坐浴、湿敷或外涂。有感染者，加穿心莲煎水内服。

❹脚癣：大飞扬草330 g，白花丹220 g，小飞扬、乌桕叶、五色梅、扛板归各110 g，水煎2次，过滤去渣，浓缩成1000 mL。搽患处。

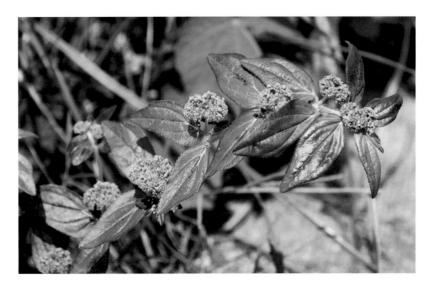

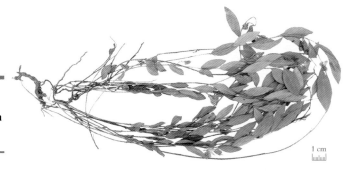

1 cm

大金牛草

【别　名】大金不换、紫背金牛、华南远志。

【来　源】本品为远志科植物金不换**Polygala glomerata** *Lour.* [*Polygala chinensis* L.] 的全草。

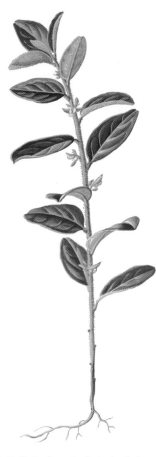

【植物特征】一年生直立草本。高10~50 cm。小枝圆柱形，被皱曲短柔毛。叶互生，膜质，倒卵形、椭圆形或披针形，长2.5~5.5 cm，宽1~1.5 cm，先端钝，基部楔尖，全缘而反卷，疏被短柔毛；中脉在上面具槽，侧脉不明显；叶柄短，被柔毛。花淡黄色、白色或微红，两侧对称，排成腋生、少花的总状花序；苞片脱落；萼片5，被缘毛，外面3枚小，卵状披针形，长约2 mm，里面2枚大，镰刀形，具爪；花瓣3片，基部合生，侧生2片较短，内侧基部有一束白色柔毛，龙骨瓣长约4 mm，顶部背面有2束条裂的鸡冠状附属物；雄蕊8，花药顶孔裂。蒴果圆形，直径约2 mm，边缘有狭翅和缘毛；种子被毛，种阜盔状。花期4—10月。

【生　境】生于山坡、路旁等草地。

【分　布】海南、广东、福建、广西、云南等地。印度、越南、菲律宾也有分布。

【采集加工】夏、秋季采收带根全草，抖净泥沙，晒干。

【药材性状】本品长10~20 cm。根单一。茎单一或有少数分枝，直径0.15~0.2 cm，灰绿色至灰褐色，微有短毛。叶互生，倒卵形、长圆形至长圆状披针形，长2~5 cm，暗绿色至黄褐色，顶端钝或短尖，基部楔形，全缘，边缘稍反卷，有时叶腋间残存短小的总状花序或果序。气微，味淡。以叶多、色绿者为佳。

【性味归经】味甘、淡，性平。归肺、脾经。

【功能主治】清热解毒，祛痰止咳，平肝消积，活血散瘀。用于咳嗽胸痛，咽炎，支气管炎，肺结核，百日咳，小儿疳积，肝炎，小儿麻痹后遗症，痢疾。外用治痈疽，疔肿，跌打损伤，毒蛇咬伤。

【用法用量】用量15~30 g。外用适量，鲜品捣烂敷患处。

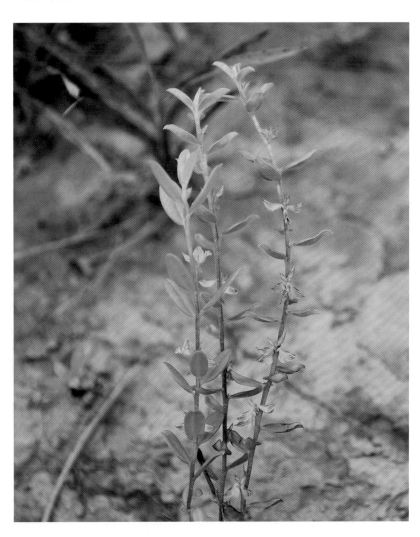

大浮萍

【别　名】水浮莲、水浮萍。

【来　源】本品为天南星科植物大薸**Pistia stratiotes** L. 的全草。

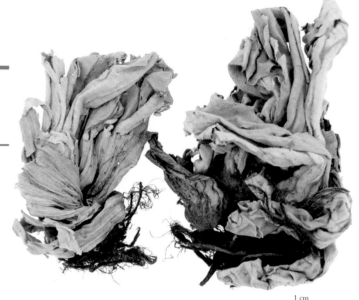

1 cm

【植物特征】水生飘浮草本。须根密集。叶簇生成莲座状，叶片倒三角形、倒卵形、扇形至倒卵状长楔形，长1.5～10 cm，宽1.5～6 cm，两面被毛。佛焰苞生于叶腋内，叶状，白色，长0.5～1.2 cm；肉穗花序短于佛焰苞，花单性，无花被；上部雄花序有花2～8，雄蕊2；下部雌花序具单花，子房1室。浆果卵圆形。花期5—11月。

【生　境】生于池塘、水沟等处。

【分　布】香港、广东、广西、海南、台湾、福建、江西、江苏、浙江、安徽、湖南、湖北、山东、云南、四川。全球热带及亚热带地区均

有分布。

【采集加工】夏季叶片茂盛时捞取，除去须根，晒干。

【药材性状】本品皱缩成团块状，无茎。叶簇生，叶片展开后呈倒卵状扇形，长3～10 cm，宽3～4 cm，淡绿色至黄绿色，两面均有柔毛。叶脉自基

部扇状伸展。下部有时残留须根。质松软，易碎。气微，味咸。以叶片大、色青绿、除净须根者为佳。

【性味归经】味辛，性凉。归肺、膀胱经。

【功能主治】疏风透疹，利尿除湿，凉血活血，解毒。用于风热感冒，麻

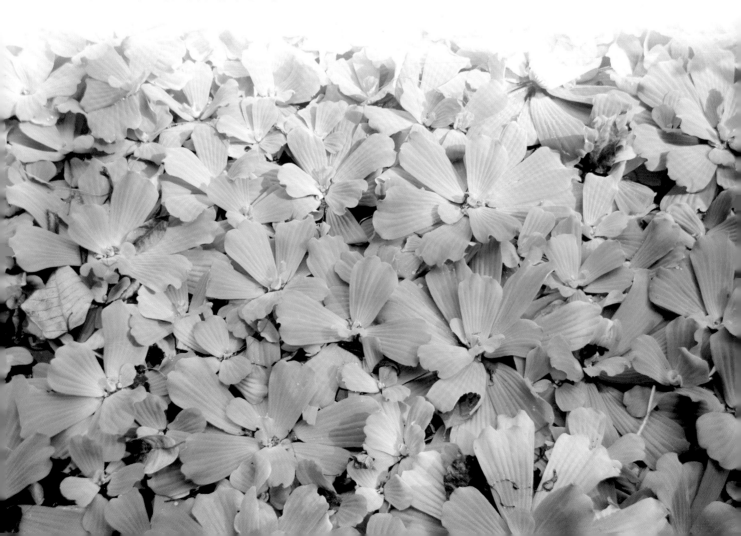

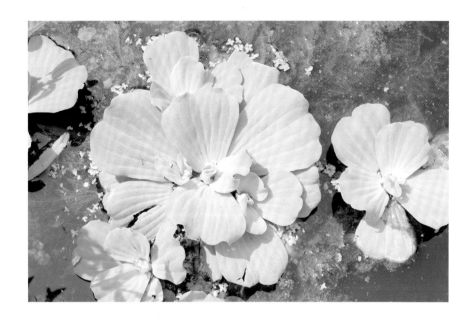

疹不透，荨麻疹，水肿，小便不利，风湿痹痛，皮肤瘙痒，丹毒，无名肿毒。外用治汗斑，湿疹。

【用法用量】用量9~15 g。外用适量，鲜品捣汁涂患处或煎水洗患处。

【注　意】孕妇忌服。本品根有微毒，内服应去须根。

【附　方】

❶荨麻疹：大浮萍、亚麻仁、皂刺、刺蒺藜、海桐皮各9~15 g，水煎服。

❷湿疮：大浮萍90 g，焙干研末，炼蜜为丸服。

❸水肿：大浮萍、糖各120 g，清水3碗，煎成1碗，分3次服。服后大量排尿，肿胀便消。忌食盐。

【附　注】本品为广东和广西地方性习惯用药，与《中华人民共和国药典》所载浮萍不同，后者为浮萍科紫萍Spirodela polyrrhiza（L.）Schleid. 的全草。

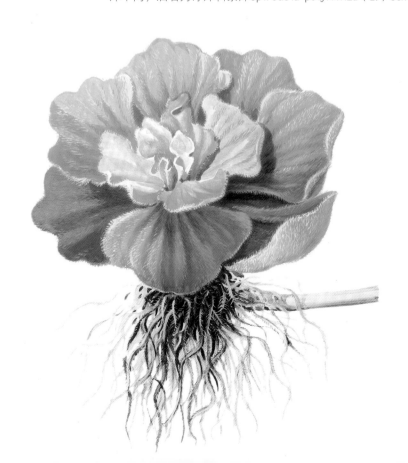

山茨菇

【别　名】土细辛。

【来　源】本品为马兜铃科植物山慈菇**Asarum sagittarioides** C. F. Liang的全草。

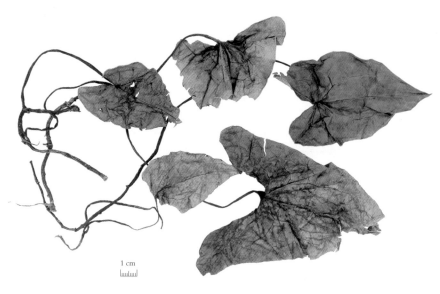

1 cm

齐全、叶褐色、根断面粉白色、味辛辣者为佳。

【性味归经】味辛，性温；有小毒。归肺、脾、胃经。

【功能主治】祛风散寒，解毒，止痛。用于感冒头痛，咳嗽痰多，牙痛，跌打肿痛，毒蛇咬伤。

【用法用量】用量3~6 g。

【附　注】本品为华南地区习惯性用药，原植物多种。除本种外，广东北部产的山慈菇多为大花细辛Asarum magnificum Tsiang ex C. Y. Cheng et C. S. Yang和五岭细辛Asarum wulingense C. F. Liang。

【植物特征】多年生草本。根茎匍匐，有许多绳索状须根；须根肉质，直径1~2.5 cm，有辛辣味。叶生于根茎上，近簇生，叶片近革质，卵形至戟形，长10~20 cm，宽6~12 cm，先端常渐尖，基部心形，后裂片耳形，下伸或稍外展，叶面略被毛，有浅绿色斑块，背面脉上被短柔毛；叶柄长达30 cm。花早春开放，蓝紫色，1或2朵腋生；花被管倒葫芦形，中部缢缩，盛开时檐部直径约4 cm，裂片阔卵形，长1.5 cm，宽1.8 cm，里面有疣状突起；雄蕊6，花丝极短；花柱中部以下合生。

【生　境】生于山谷溪边林下阴湿处。

【分　布】广东、广西。

【采集加工】全年可采，全草鲜用或晒干。

【药材性状】本品略卷缩，灰棕色至灰褐色。根茎短，节上肉质绳索状须根，长5~12 cm，直径1~2.5 mm，灰黄色，质硬而脆，易折断，断面白色，粉性。叶生于根茎的节上，稍密，有长叶柄，叶片卵形至戟形，稍厚，长7~15 cm或更长，顶端渐尖，后裂片呈耳垂状至三角形，有时叉开；叶面青褐色至棕褐色，叶背较浅，叶脉网状，有灰白色短柔毛。花腋生，花柄长1~1.5 cm，花被管基部膨大，中间缢缩，檐部3裂，裂片宽卵形，顶端短尖，灰褐色，喉部有白色疣状物。气辛香，味辛辣麻舌，微苦。以根叶

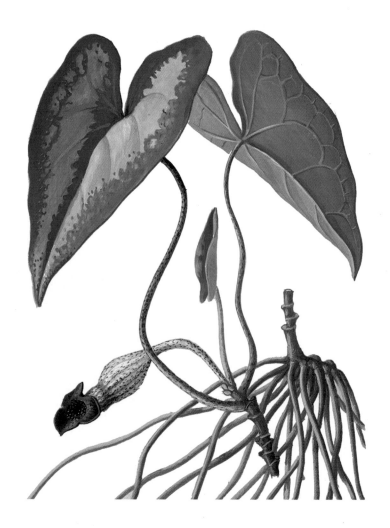

山薄荷

【别　名】独脚球、七盆香、石母草。

【来　源】本品为马鞭草科植物兰香草Caryopteris incana（Thunb.）Miq.的全草。

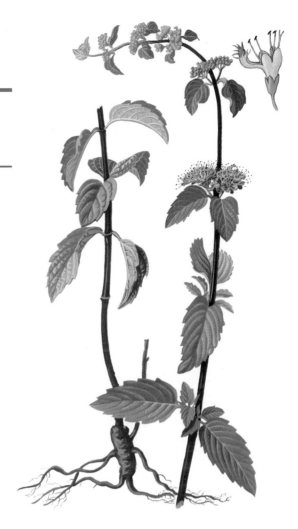

【植物特征】小灌木。高25~60 cm。枝圆柱形，淡紫色，被灰白色柔毛。叶对生，膜质，具短柄，卵形或卵状长圆形，长2~6 cm，宽0.8~4 cm，先端钝或短尖，基部近圆形，边缘有粗齿，两面有黄色腺点及短柔毛。花排成紧密的聚伞花序，腋生于小枝上部；花萼杯状，长约2 mm；花冠淡紫色或淡蓝色，5裂，稍二唇形，下唇中裂片较大，边缘呈流苏状；雄蕊4，开花时与花柱均伸出花冠外。蒴果倒卵状珠形，被毛，直径约2.5 mm，成熟时分裂成具宽翅的果瓣。花、果期6—10月。

【生　境】生于山谷、山麓、路旁或山坡草地。

【分　布】香港、广东、福建、浙江、江苏、安徽、湖南、湖北、广西等地。日本和朝鲜也有分布。

【采集加工】夏、秋季采收，将全草晒干。

【药材性状】本品多切成2~4 cm长段。茎枝略呈方柱形，角钝圆，直径2~4 mm，灰褐色或棕紫色，嫩枝密被短柔毛；质脆，易折断。叶多已切碎，完整叶片长圆状卵形至卵形，长2~5 cm，两面密披灰色短柔毛，多皱缩，灰褐色至暗褐色；易捻碎。有特异辛香气，味苦，有清凉感。以叶多、色灰褐、香气浓者为佳。

【性味归经】味辛，性温。归肺、脾经。

【功能主治】疏风解表，止咳祛痰，散瘀止痛。用于上呼吸道感染，百日咳，支气管炎，风湿关节痛，胃肠炎，跌打肿痛，产后瘀血腹痛。外用治毒蛇咬伤，湿疹，皮肤痛痒。

【用法用量】用量9~15 g。外用适量，鲜品捣烂敷患处。

【附　方】

① 百日咳：山薄荷10 g，水煎服。

② 胃肠炎：山薄荷15 g，地榆9~15 g，水煎服。

③ 减轻"锑-273"药物反应：山薄荷、矮地茶各150 g，金钱草75 g，红枣60 g，加水5 000 mL，煎煮并浓缩至200 mL。每次服10 mL，每日2次，连服10日。

④ 慢性气管炎：山薄荷15 g，石韦40 g，百部20 g，共研细末，炼蜜为丸。每次服18~27 g，每日3次，10日为一个疗程。

⑤ 感冒头痛，咽喉痛：山薄荷15 g，白英9 g，水煎服。

⑥ 上呼吸道感染，支气管炎：山薄荷12 g，车前草12 g，甘草6 g，水煎服。

⑦ 产后瘀血腹痛：山薄荷15 g，水煎服。

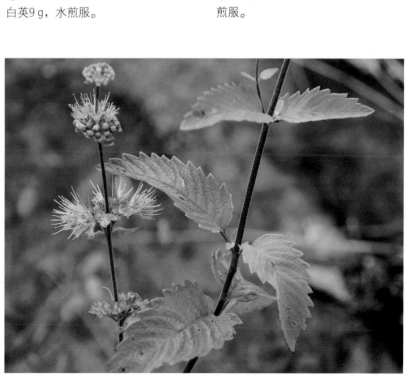

广金钱草

【别　名】金钱草、落地金钱、铜钱草、假地豆、马蹄香。

【来　源】本品为豆科植物广东金钱草**Desmodium styracifolium**（Osb.）Merr. 的全草。

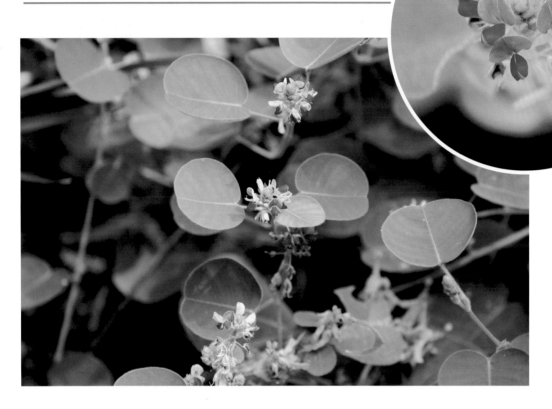

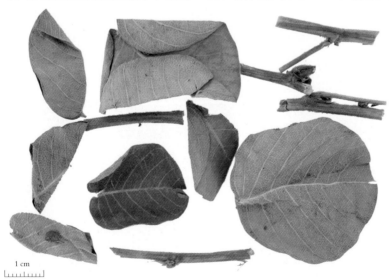

【植物特征】亚灌木状草本。高20~40 cm，有时达1.5 m；小枝密被黄色伸展的短柔毛。叶多数只有1小叶，少数具3小叶；小叶近革质，圆形，长和宽1.8~5.5 cm，如具3小叶，则侧生的远比顶生的小，先端微凹，基部浅心形，上面无毛，下面密被灰白色贴伏长绒毛；侧脉8~14对，密而近平行，下面凸起。总状花序顶生或腋生，花序长2.5~3 cm；花密集，常2~3朵聚生于花序总轴的节上；萼钟状，长约3.5 mm，被毛，裂齿狭披针形，比萼管长1倍；花冠紫红色，蝶形，长约4 mm，旗瓣倒卵形；翼瓣长倒卵形，具短爪；龙骨瓣极弯拱，先端钝。荚果扁平，长1~2 cm，宽约2.5 mm，被毛，有荚节3~6个；荚节近方形；种子肾形，长约2 mm，黑褐色。花、果期6—9月。

【生　境】生于海拔1 000 m以下的山坡、草地或灌木丛中。

【分　布】香港、广东、海南、广西、云南等地。印度、斯里兰卡、缅甸、泰国、越南、马来西亚也有分布。

【采集加工】夏、秋季采收，除去泥沙，扎成小把，晒干。

【药材性状】本品茎呈圆柱形，长而柔软，直径0.2~0.3 cm，密被黄色伸展的短柔毛；质稍脆，断面中部有髓。叶互生，小叶1或3，叶片革质，

1 cm

圆形，直径2~5.5 cm；先端略凹，基部心形或钝圆，全缘；上表面黄绿色或灰绿色，下表面具灰白色紧贴的长绒毛；托叶一对，披针形，锐尖，长约0.8 cm。气微香，味微甘。以色绿、叶多者为佳。

【性味归经】味甘、淡，性凉。归膀胱、肝、胆经。

【功能主治】利湿退黄，利尿通淋。用于黄疸尿赤，热淋，石淋，砂淋，小便涩痛，水肿尿少，急性黄疸型肝炎，小儿疳积，疮痈肿毒。

【用法用量】用量15~30 g。外用适量，鲜品捣烂敷患处。孕妇忌服。

【附　方】

① 泌尿系统感染：广金钱草24 g，车前草、海金沙、金银花各15 g，水煎服。每日1剂。

② 泌尿系统结石：广金钱草、石韦、穿破石、冬葵子各18 g，萹蓄、海金沙各12 g，瞿麦、泽泻、茯苓各9 g，木通4.5 g（腰痛加牛膝，体虚加党参），水煎服。每日1剂。

③ 膀胱结石：广金钱草30 g，海金沙15 g，水煎服。

④ 胆囊炎：广金钱草30 g，鸡内金9 g，水煎服。

⑤ 小儿疳积：广金钱草适量，与适量瘦猪肉同煮，食肉喝汤。

⑥ 乳腺炎：广金钱草、积雪草各适量，共捣烂敷患处。

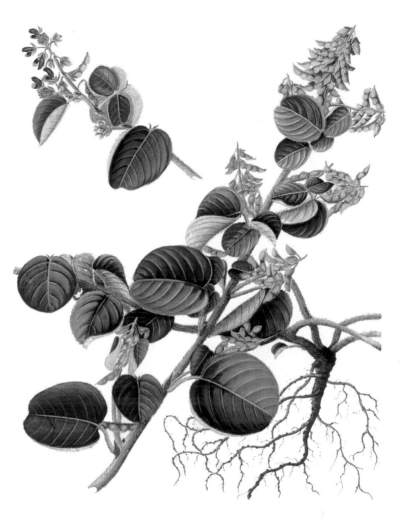

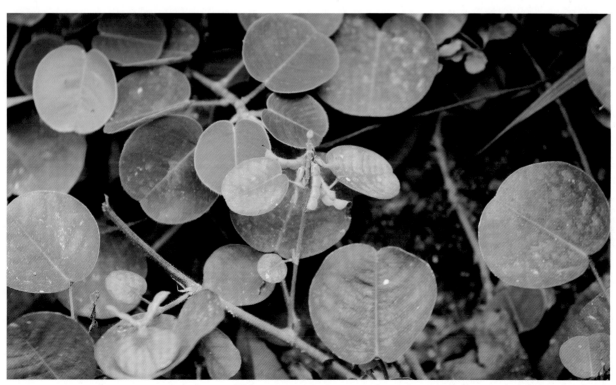

广藿香

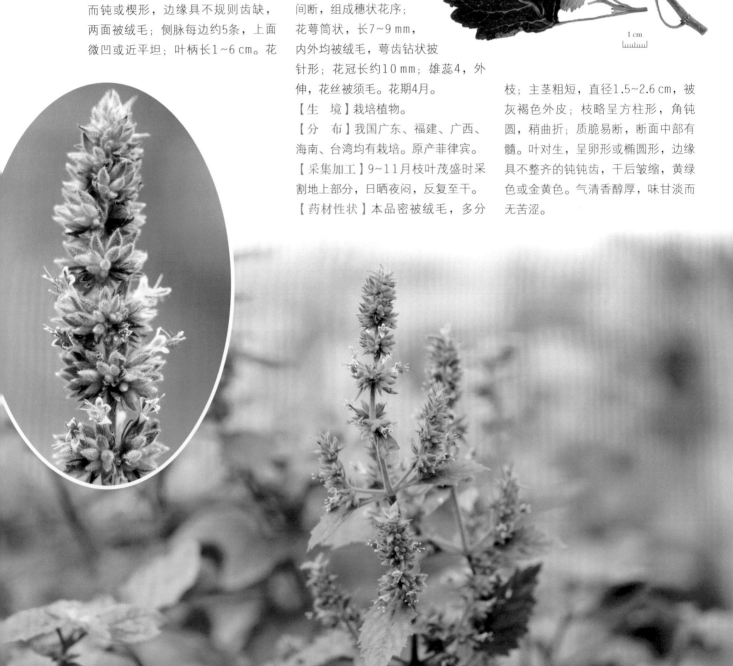

【别　名】藿香。

【来　源】本品为唇形科植物广藿香**Pogostemon cablin**（Blanco）Benth. 的地上部分。

【植物特征】一年生直立草本。高0.3~1 m。茎、枝方柱状，被绒毛。叶厚膜质或草质，长5~10 cm，卵形或椭圆形，先端钝圆或短尖，基部阔而钝或楔形，边缘具不规则齿缺，两面被绒毛；侧脉每边约5条，上面微凹或近平坦；叶柄长1~6 cm。花紫色（广东地区栽培的通常不开花），排成顶生和腋生，长4~6.5 cm，基部有时间断，组成穗状花序；花萼筒状，长7~9 mm，内外均被绒毛，萼齿钻状披针形；花冠长约10 mm；雄蕊4，外伸，花丝被须毛。花期4月。

【生　境】栽培植物。

【分　布】我国广东、福建、广西、海南、台湾均有栽培。原产菲律宾。

【采集加工】9~11月枝叶茂盛时采割地上部分，日晒夜闷，反复至干。

【药材性状】本品密被绒毛，多分枝；主茎粗短，直径1.5~2.6 cm，被灰褐色外皮；枝略呈方柱形，角钝圆，稍曲折；质脆易断，断面中部有髓。叶对生，呈卵形或椭圆形，边缘具不整齐的钝钝齿，干后皱缩，黄绿色或金黄色。气清香醇厚，味甘淡而无苦涩。

1 cm

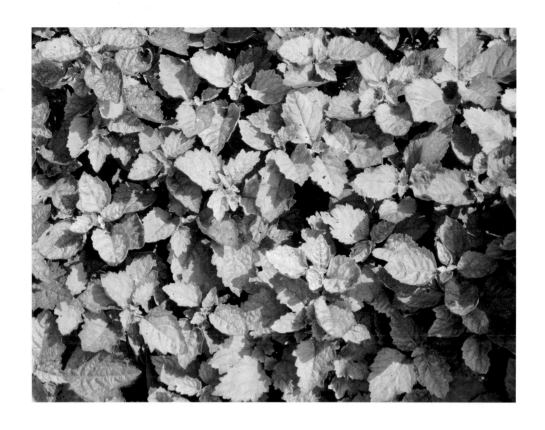

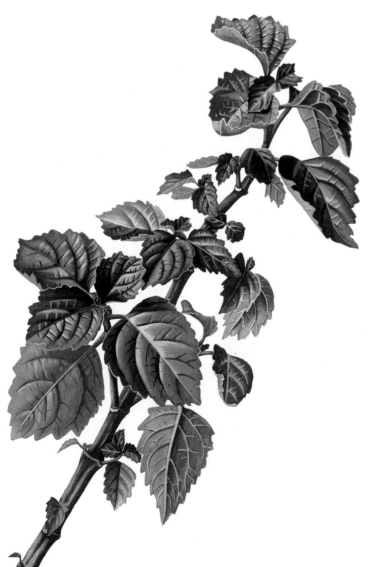

【性味归经】味辛，性微温。归脾、胃、肺经。

【功能主治】芳香化湿，和中止呕，发表解暑。用于湿阻中焦，脘痞呕吐，外感暑湿表证，湿温初起，发热倦怠，中暑发热，胸闷头痛，食欲不振，恶心，腹痛吐泻。外用治手、足癣。

【用法用量】用量6~12g。外用适量。不宜久煎。

【附　方】

❶头痛发热，胸腹胀痛，呕吐泄泻：a.广藿香、白术、茯苓、大腹皮各9g，陈皮、桔梗、紫苏、甘草、制半夏、制厚朴、白芷各6g，水煎服。b.中成药藿香正气丸，每次服1~2丸。

❷单纯性胃炎：广藿香、佩兰、制半夏、黄芩各9g，陈皮6g，制厚朴4.5g，水煎服。食积加麦芽15g；呕吐剧烈加姜制竹茹9g，黄连3g；胀痛加木香6g。

小飞扬草

【别　名】飞扬草、乳汁草、痢疾草、苍蝇翅、地锦。

【来　源】本品为大戟科植物千根草Euphorbia thymifolia L. 的全草。

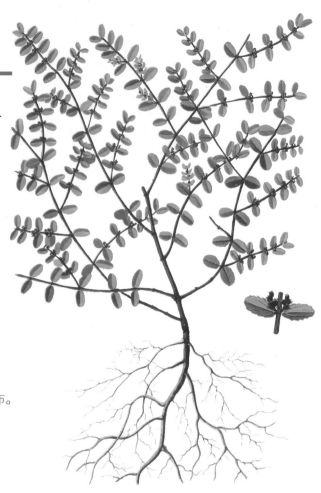

【植物特征】一年生匍匐矮小草本。含白色乳汁，全株被疏柔毛；茎多分枝，长达15 cm，红色。单叶对生，椭圆形、长圆形或倒卵形，长4~7 mm，宽2~4.5 mm，先端圆，基部偏斜，不对称，呈圆形或近心形，边缘有细钝齿，稀全缘，两面常被稀疏柔毛，稀无毛；托叶膜质，披针形，长1~1.5 mm。夏季开花，杯状花序单生或排成聚伞花序状，腋生，花序梗极短；总苞陀螺状，长约1 mm，外面被短柔毛，顶5裂；腺体4，漏斗状，具花瓣状附属物；无花被；子房3室，蒴果有3棱，长约1.5 mm，被短柔毛；种子具纵沟纹4~6条。花、果期6—11月。

【生　境】生于山坡草地、村边路旁沙质土。

【分　布】我国南部各地。东半球热带及亚热带地区也有分布。

【采集加工】夏、秋季采收，拔取全株，抖净泥沙，晒干。

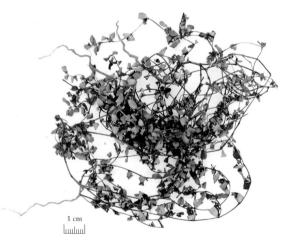

1 cm

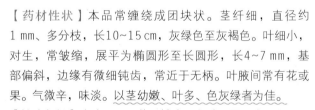

【药材性状】本品常缠绕成团块状。茎纤细，直径约1 mm，多分枝，长10~15 cm，灰绿色至灰褐色。叶细小，对生，常皱缩，展平为椭圆形至长圆形，长4~7 mm，基部偏斜，边缘有微细钝齿，常近于无柄。叶腋间常有花或果。气微辛，味淡。以茎幼嫩、叶多、色灰绿者为佳。

【性味归经】味酸、涩、苦，性凉。归脾、胃、大肠经。

【功能主治】清热利湿，收敛止痒。用于细菌性痢疾，肠炎腹泻，痔疮出血。外用治湿疹，过敏性皮炎，皮肤瘙痒。

【用法用量】用量15~30 g。外用适量，鲜品煎水熏洗患处或鲜品捣烂敷患处。

【附　方】

❶细菌性痢疾：小飞扬草15~30 g。水煎，分2次服。

❷小儿腹泻：小飞扬草50 g，番石榴叶、山大颜各25 g，加水300 mL，煎成200 mL。每次服20~30 mL，每日3~4次。重度脱水者要适当输液。

❸痢疾：小飞扬草30 g，老茶叶15 g，水煎服。

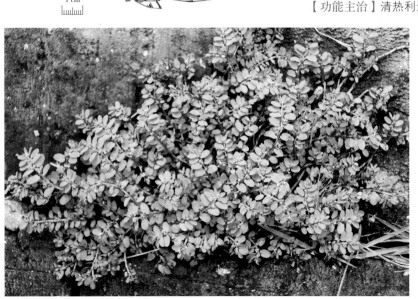

小金牛草

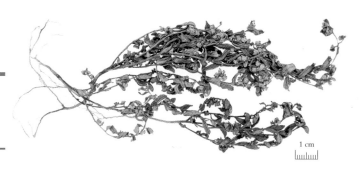

1 cm

【别　名】金牛草。

【来　源】本品为远志科植物小花远志**Polygala arvensis** Willd. [*P. telephioides* Willd.] 的全草。

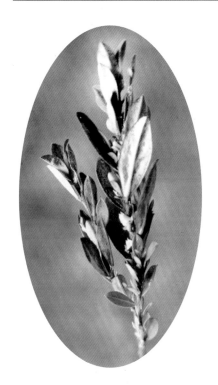

【植物特征】一年生草本。高8~17 cm。根木质。茎直立或伏地。小枝密被卷曲短柔毛。叶互生，厚膜质，倒卵形、椭圆形或长圆形，长0.5~1.2 cm，宽0.2~0.5 cm，先端钝，具刺毛状凸尖，基部楔尖或钝，全缘；中脉在上面微凹，侧脉隐藏不见；叶柄短，被短柔毛。花白色或紫色，两侧对称，总状花序腋生或腋外生、长约6 mm；花少数，苞片早落；萼片5，外面3片卵形，不等大，大的长3 mm，小的长1.2 mm，里面2片长圆形或长椭圆形，长3~3.5 mm，宽约2 mm；花瓣3片，基部合生，侧生2片三角状菱形，长约1.5 mm，边缘皱波状，龙骨瓣盔状，比侧生花瓣长，顶部背面有2束撕裂的鸡冠状附属体；雄蕊8，花丝基部合生且与花瓣粘贴，游离花丝两侧3枚合生，中间2枚花丝分离；花柱顶部加宽至明显弯曲。蒴果近圆形，直径约2 mm，边缘

几无翅，疏被短柔毛；种子具3裂的种阜。花、果期7—10月。

【生　境】生于空旷草地上。

【分　布】海南、广东、广西、湖南、江西、福建、台湾等地。越南、老挝、柬埔寨、缅甸、泰国、马来西亚、印度尼西亚和菲律宾也有分布。

【采集加工】夏、秋季采收，除净泥沙，扎成小把，晒干。

【药材性状】本品长7~16 cm，不分枝或少分枝。根木质，细小，表面淡黄色。茎纤细，圆柱形，被柔毛，断面中空。叶互生，椭圆形或倒卵形，长0.5~1 cm，先端钝或圆，具刺毛状凸尖，全缘，两面均黄绿色。质脆易碎，叶腋间常见残留小花。气微，味淡。以植株矮短、叶色黄绿者为佳。

【性味归经】味辛、甘，性平。归肺、肝经。

【功能主治】活血散瘀，消肿止痛，化痰止咳。用于咳嗽胸痛，痨伤咯血，尿血，便血，肝炎，月经不调，跌打损伤，痈肿疮毒。外用治毒蛇咬伤。

【用法用量】用量15~30 g。

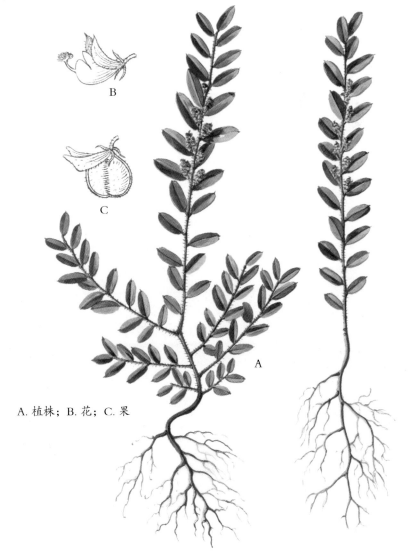

A. 植株；B. 花；C. 果

马齿苋

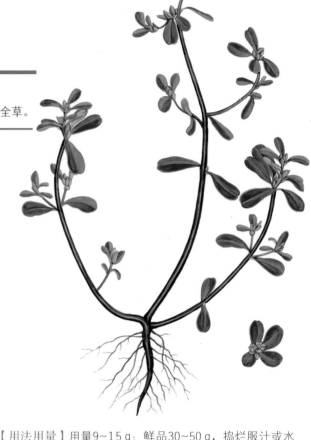

【别　名】马齿草、瓜了菜、酸味菜、长寿菜。

【来　源】本品为马齿苋科植物马齿苋**Portulaca oleracea** L. 的全草。

【植物特征】一年生肉质草本。全株无毛。茎圆柱形，匍匐或披散，长10~20 cm，多分枝，常淡紫色。叶互生，扁平，肥厚，长圆状倒卵形至倒卵形，长1~2.5 cm，宽5~15 mm，先端钝或稍凹，基部楔形；托叶干膜质，鳞片状，或有时无。花黄色，无花梗，3~5朵聚生于叶腋或枝顶；萼片2，绿色，基部合生，分离部分脱落；花瓣5，与萼等长，基部合生；雄蕊8~12；花柱常5裂。蒴果干膜质，成熟时顶部盖裂，有许多扁球形黑色种子。花期5—8月；果期6—9月。

【生　境】生于园地、路旁或旷地上。

【分　布】分布于全国各地。广泛分布于全球温带及热带地区。

【采集加工】夏、秋季采收，拔取全株，除去残根及杂质，洗净，略蒸或略烫后晒干。

【药材性状】本品多皱缩卷曲，常缠结成团。茎圆柱形，长约15 cm，直径0.1~0.2 cm，表面黄褐色，有明显纵沟纹；质稍柔韧，不易拆断。叶对生或互生，多皱缩，易破碎，完整叶片多为倒卵形，长1~2.5 cm，宽0.5~1.5 cm，暗绿色或绿褐色，先端钝平或微凹，全缘。花小，3~5朵生于枝端或叶腋，花瓣5，黄色。蒴果圆锥形，长约5 mm，盖裂，内含多数细小种子。气微，味微酸。以质嫩、叶多、色青绿者为佳。

【性味归经】味酸，性寒。归大肠、肝、脾经。

【功能主治】清热解毒，凉血止血，止痢。用于热毒血痢，蛇虫咬伤，便血，痔血，崩漏下血。用于治疗细菌性痢疾，急性胃肠炎，急性阑尾炎，乳腺炎，痔疮出血。外用治痈肿疔疮，丹毒，湿疹，线状疱疹。

【用法用量】用量9~15 g；鲜品30~50 g，捣烂服汁或水煎服。外用适量，鲜品捣烂敷患处。

【附　方】

① 细菌性痢疾，肠炎：鲜马齿苋750 g，先蒸3~4分钟，捣烂取汁150 mL左右。每次服50 mL，每日3次。

② 阑尾炎：鲜马齿苋适量，洗净，捣烂取汁约90 mL，加凉开水300 mL，白糖适量，每次服约130 mL，每日3次。

③ 急性尿路感染：将干马齿苋120~150 g（鲜品300 g）浸泡、洗净后切碎，加红糖90 g，加水煎煮30分钟，取药液500 mL，趁热服下，每日3次。

④ 线状疱疹：鲜马齿苋100 g，捣烂外敷患处，每日2次。

⑤ 皮肤瘙痒：马齿苋100 g，水煎，浓缩至药液约500 mL，早晚各服1次。

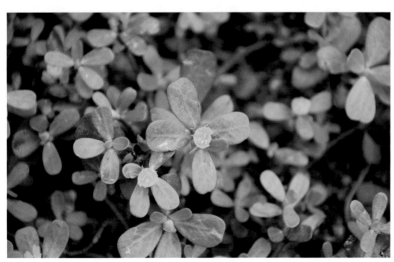

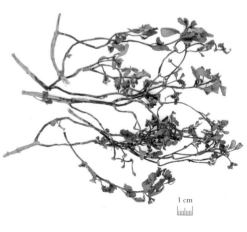

1 cm

马鞭草

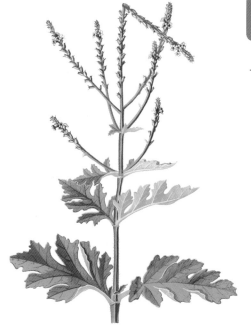

【别　名】铁马鞭、土马鞭。

【来　源】本品为马鞭草科植物马鞭草Verbena officinalis L.的全草。

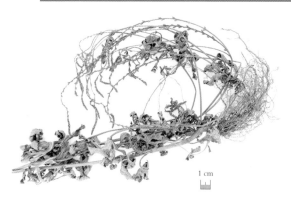

1 cm

【植物特征】多年生草本。高30~90 cm。茎四方形，棱和节上被短硬毛。单叶对生，卵形至长卵形，长2~8 cm，宽1.5~5 cm，3~5深裂，裂片呈不规则的羽状分裂或不分裂而具粗齿，两面被硬毛，下面脉上的毛尤密。穗状花序顶生或腋生，花蓝紫色，无柄；花萼膜质，筒状，先端5裂；花冠长约4 mm，微呈二唇形，5裂；雄蕊4，着生于冠筒中部，花丝极短；子房无毛，花柱短，先端浅2裂。果包藏于萼内，长约2 mm，成熟后4瓣裂，内有4个小坚果。花期6—8月；果期7—10月。

【生　境】生于山脚、路旁及村边荒地。

【分　布】香港、广东、广西、海南、福建、江西、浙江、江苏、安徽、湖北、湖南、陕西、甘肃、山西、贵州、云南、四川、新疆、西藏等地。全球温带及热带地区均有分布。

【采集加工】夏、秋季采收全草，除去杂质，晒干。

【药材性状】本品长30~80 cm或过之。茎呈方柱形，四面均有纵沟，多分枝，绿褐色或灰绿色，粗糙；质硬而脆，易折断，断面纤维状，有髓或中空。叶对生，皱缩或破碎，绿褐色，展平后叶片3~5深裂，边缘有齿裂。穗状花序细长，长10~25 cm，小花排列紧密。气微，味苦。以色绿者为佳。

【性味归经】味苦、辛，性微寒。归肝、脾经。

【功能主治】清热解毒，截疟杀虫，利尿消肿，通经散瘀。用于疟疾，感冒发烧，咽喉肿痛，尿路感染，阴囊肿痛，月经不调，血瘀经闭。用于治疗血吸虫病，丝虫病，急性胃肠炎，细菌性痢疾，肝炎，肝硬化腹水，肾炎水肿，牙周炎，白喉。外用治跌打损伤，疔疮肿毒。

【用法用量】用量10~15 g。外用适量，鲜品捣烂敷患处。

【注　意】孕妇慎用本品；血虚、脾肾虚而胃弱之患者亦应慎用；疮证久而虚者慎用。

【附　方】

❶ 疟疾：a.鲜马鞭草60~100 g（干品减半），水煎，浓缩至300 mL，于疟疾发作前4小时、2小时各服1次，连服5~7日。对间日疟疗效较恶性疟为佳。b.马鞭草1份，黄荆条2份，上药晒干，研成粉末。每次服9~15 g，每日2次，可连服1周。

❷ 急性胃肠炎：鲜马鞭草60 g，鲜鱼腥草30 g。洗净，捣烂，加凉开水适量，搅匀后，取药汁服，每日2次。

❸ 丝虫病：马鞭草18 g，苏叶15 g，青蒿12 g，加水150 mL，煎煮，浓缩至80 mL。早、晚饭前各服1次，小儿酌减。7~10日为1个疗程。

❹ 牙周炎，牙髓炎，牙槽脓肿：马鞭草30 g，水煎服。每日1剂。

❺ 急性肝炎：马鞭草45 g，水煎，分3次服。

❻ 急性及慢性盆腔炎：马鞭草、鱼腥草、一枝黄花各15 g，水煎服。

❼ 疔疮疖肿：（1）鲜马鞭草60 g，水煎服。（2）鲜马鞭草适量，捣烂敷患处，1日2次。

❽ 感冒发热：马鞭草9~15 g，水煎服，每日3次。

【附　注】

❶ 华南地区常将兰科石斛属植物束花石斛Dendrobium chrysanthum Wall.称为马鞭草，而称本种为铁马鞭，宜注意区别。

❷ 本品含马鞭草苷verbenaline、苦杏仁酶amygdalase和鞣质等成分。

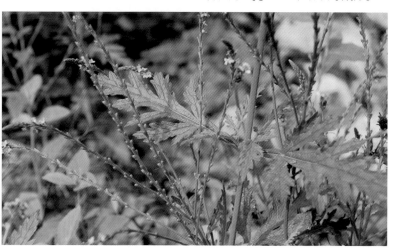

天香炉

【别　名】仙大钟、金香炉。

【来　源】本品为野牡丹科植物金锦香**Osbeckia chinensis** L. 的全草。

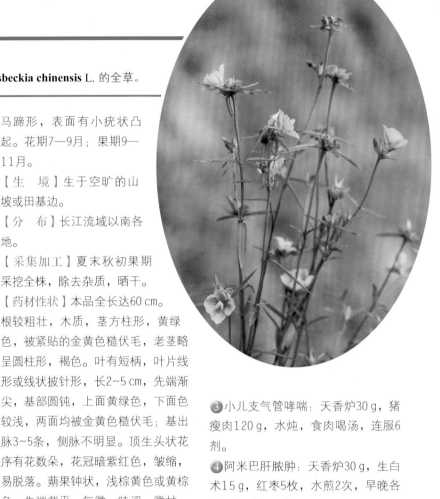

【植物特征】直立草本或亚灌木。高达60 cm。茎四棱形，密被糙伏毛。单叶对生，线形或狭披针形，长2~5 cm，宽3~8 mm，先端短尖，基部钝，叶脉3~5条，两面被糙伏毛；叶柄极短或近无柄。花淡紫红色或粉红色，数朵排成顶生的头状花序，无总花梗；萼管长约6 mm，通常无毛，有时有篦齿状鳞片，裂片4，三角状披针形，与萼管近等长，具缘毛；花瓣4，倒卵形，长约1 cm；雄蕊8，花药长圆形，先端有长喙，孔裂；子房下位，先端有16条刚毛。蒴果香炉形，先端截平，成熟时顶孔开裂；种子近马蹄形，表面有小疣状凸起。花期7—9月；果期9—11月。

【生　境】生于空旷的山坡或田基边。

【分　布】长江流域以南各地。

【采集加工】夏末秋初果期采挖全株，除去杂质，晒干。

【药材性状】本品全长达60 cm。根较粗壮，木质，茎方柱形，黄绿色，被紧贴的金黄色糙伏毛，老茎略呈圆柱形，褐色。叶有短柄，叶片线形或线状披针形，长2~5 cm，先端渐尖，基部圆钝，上面黄绿色，下面色较浅，两面均被金黄色糙伏毛；基出脉3~5条，侧脉不明显。顶生头状花序有花数朵，花冠暗紫红色，皱缩，易脱落。蒴果钟状，浅棕黄色或黄棕色，先端截平。气微，味涩、微甘。以叶多、带果者为佳。

【性味归经】味微甘，性平。归脾、肺、大肠、肝经。

【功能主治】清热利湿，消肿解毒，止咳化痰。用于急性细菌性痢疾，阿米巴痢疾，阿米巴肝脓肿，肠炎，感冒咳嗽，咽喉肿痛，小儿支气管哮喘，肺结核咯血，阑尾炎，毒蛇咬伤，疔疮疖肿。

【用法用量】用量15~30 g。外用适量，鲜品捣烂敷患处

【附　方】

① 痢疾，肠炎：金锦香根60~120 g，水煎服。

② 阿米巴痢疾：天香炉30~60 g，水煎，早晚空腹各服1次。服药期间忌食豆腐、鸡蛋等食物。

③ 小儿支气管哮喘：天香炉30 g，猪瘦肉120 g，水炖，食肉喝汤，连服6剂。

④ 阿米巴肝脓肿：天香炉30 g，生白术15 g，红枣5枚，水煎2次，早晚各服1次。每日1剂。

⑤ 风寒咳嗽：天香炉15 g，水煎服。

⑥ 肺炎咳嗽，风火牙痛：天香炉60~120 g，与适量杀口肉（猪颈下面，宰猪时刺刀处肉）共水炖，食肉喝汤。

⑦ 久伤胸闷痛：天香炉15~30 g，水煎服。

⑧ 赤白痢，水泻：天香炉15~30 g，水煎服。

⑨ 产后恶露不下：天香炉9 g，老母鸡1只，水炖，食肉喝汤。

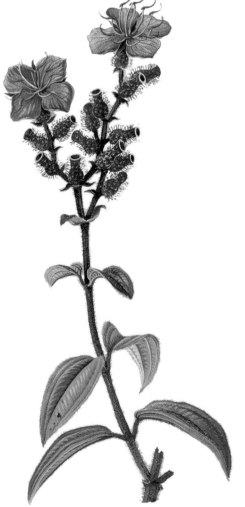

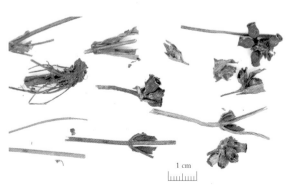

1 cm

毛麝香

【别　名】麝香草、蓝花毛麝香。

【来　源】本品为玄参科植物毛麝香**Adenosma glutinosum**（L.）Druce的全草。

【植物特征】多年生直立草本。高0.3~1 m。全株密被长短混杂的腺毛和柔毛，揉之有香气；茎粗壮，上部常呈方柱形。叶对生或上部的有时互生，膜质，卵状披针形至阔卵形，长2~7 cm，宽1~5 cm，基部阔楔形或微心形，背面有黑色腺点；叶柄长0.3~2 cm。花蓝色或紫红色，单生于上部叶腋；萼片5，后方1片特大，披针形，长9~11 mm，结果实时达20 mm，另4片狭披针形或线形；花冠二唇形，长1.8~3 cm，内外均被柔毛；雄蕊4，着生于冠管上，内藏，前雄蕊的花药仅1室发育。蒴果长圆锥形，长约8 mm，4瓣裂。花、果期5—10月。

【生　境】生于海拔2 000 m以下的荒山、草坡灌丛中或路旁、溪边疏林下。

【分　布】广东、广西、香港、澳门、云南、江西、福建等地。印度、马来西亚和大洋洲也有分布。

【采集加工】秋季采收，割取全草，扎成小把，晒干。

【药材性状】本品长20~30 cm，黑褐色，多分枝。老茎圆柱形，嫩枝近方柱形，均被腺毛及柔毛；质脆，易折断，断面中空，带纤维质。叶对生，具短柄，叶片卵形，上面黑褐色，下面浅棕褐色，密具凹下的腺点，两面均被毛。果萼钟形，茶褐色，萼片5裂，其中一裂明显较大。蒴果茶褐色至黄棕色。气香，味辛凉而辣。以叶多、色黑褐、气芳香者为佳。

【性味归经】味辛、苦，性温。归肝、脾经。

【功能主治】祛风止痒，散瘀消肿，解毒。用于过敏性皮炎，小儿麻痹症初期，受凉腹痛，风湿痛。外用治跌打损伤肿痛，痈疖肿毒，湿疹，瘙痒。

【用法用量】用量9~15 g。

【附　方】

❶水田皮炎：毛麝香、大飞扬草、墨旱莲、毛果算盘子（漆大姑）、黑面叶、两面针、穿心莲各等量。将毛麝香、穿心莲共研细粉；其他药加水煎煮4~5小时，过滤，浓缩至药液质量约等于中草药质量，加入毛麝香、穿心莲细粉，再浓缩至适量，涂敷患处，每日4~5次。

❷风湿痛：毛麝香适量，水煎，洗患处。

❸哮喘：毛麝香叶切丝，配洋金花1 g，卷烟吸，每日3支。

❹小儿麻痹，风湿骨痛：毛麝香15~30 g，水煎服。

❺毒蛇咬伤，跌打损伤，疮疖肿毒：鲜毛麝香适量，捣烂敷患处或煎水洗患处。

❻黄蜂蜇伤：鲜毛麝香适量，捣烂敷患处。

❼湿疹，荨麻疹：毛麝香适量，煎水洗患处。

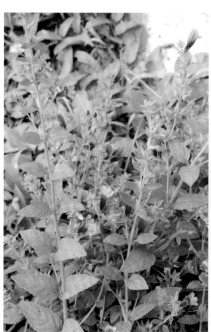

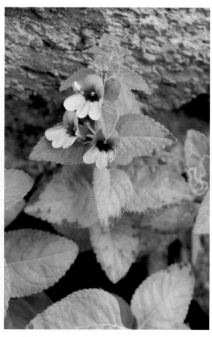

凤尾草

【别　名】井口边草、鸡脚草、金鸡尾、井边凤尾。

【来　源】本品为蕨类凤尾蕨科植物凤尾草*Pteris multifida* Poir. 的全草。

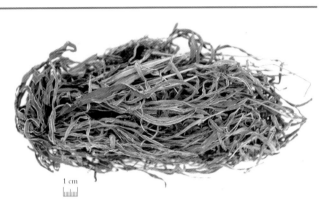

1 cm

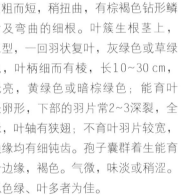

【植物特征】多年生草本。高25~70 cm。根茎短而直立，其顶端密被棕褐色钻形鳞片。叶二型，簇生，一回羽状复叶，叶轴有明显的翅；能育叶长卵形，长20~45 cm，宽15~25 cm，羽片较狭窄，全缘，下部的羽片往往2~3深裂，但仅基部1对有短柄；不育叶的羽片和小羽片较宽，边缘有不规则的小尖齿，侧脉常分叉。孢子囊群线形，褐色，连续排列于叶背边缘；孢子常四面形。

【生　境】生于阴湿的墙壁、井边、石灰岩缝隙或灌丛下。

【分　布】广东、广西、福建、河北、河南、山东、陕西、四川、贵州、浙江、江苏、安徽、江西、湖南、湖北等地。越南、菲律宾、日本也有分布。

【采集加工】夏、秋季采收，将全草洗净，扎成小把，晒干。

【药材性状】本品长25~70 cm。根茎粗而短，稍扭曲，有棕褐色钻形鳞片及弯曲的细根。叶簇生根茎上，二型，一回羽状复叶，灰绿色或草绿色，叶柄细而有棱，长10~30 cm，光亮，黄绿色或暗棕绿色；能育叶长卵形，下部的羽片常2~3深裂，全缘，叶轴有狭翅；不育叶羽片较宽，边缘均有细钝齿。孢子囊群着生能育叶边缘，褐色。气微，味淡或稍涩。以色绿、叶多者为佳。

【性味归经】味淡、微苦，性凉。归肝、大肠、小肠、肾经。

【功能主治】清热利湿，解毒止痢，凉血止血。用于痢疾，胃肠炎，肝炎，泌尿系统感染，感冒发热，咽喉肿痛，白带，崩漏，农药中毒。外用治外伤出血，烧、烫伤。

【用法用量】用量15~30 g。外用适量，鲜品捣烂敷患处。

【附　方】

❶细菌性痢疾：凤尾草、铁苋菜、地锦草各50 g，水煎服。

❷胃肠炎：鲜凤尾草350 g，水煎，去渣，浓缩至100 mL，每次服10 mL，每日3次。

❸农药1059（内吸磷）、农药1605（乙基对硫磷）等中毒：凤尾草、金银花各120 g，甘草60 g，水煎，1次灌服1 000 mL。

❹胆囊炎：凤尾草250 g，龙胆草、香附子各120 g，生大黄、甘草各60 g，以上药物烤干研末。每次早、中、晚各服10 g。15日为1个疗程。

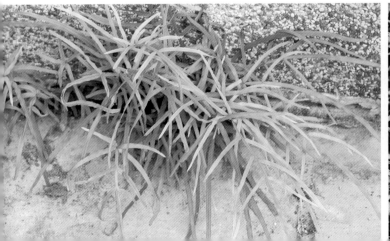

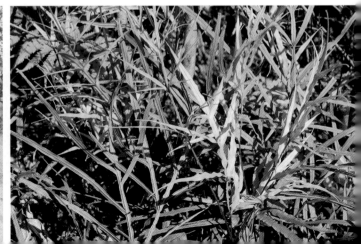

六耳铃

【别　名】六耳棱、鹿耳翎。

【来　源】本品为菊科植物六棱菊 **Laggera alata**（DC.）Sch.-Bip. 的地上部分。

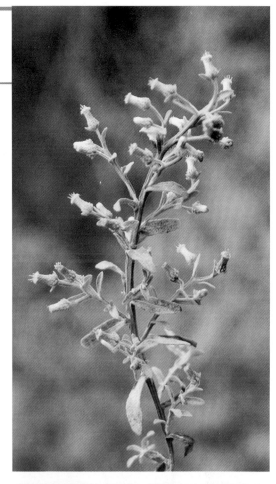

【植物特征】多年生草本。茎直立，粗壮，高0.4~1 m，具绿色全缘的翅。叶互生，硬膜质，长圆形或匙状长圆形，长5~10 cm，上部叶较小，线状披针形，先端钝，基部渐狭，沿茎下延成翅，边缘具疏细齿，两面密被腺体；侧脉8~10对，粗细不匀地自中脉发出，网脉极明显。头状花序多数，下垂，直径约5 mm，排成顶生、尖塔形、具叶的大型圆锥花序；总苞近钟形，总苞片约6层，外层带绿色，背面被短柔毛和腺体。花秋、冬季开，淡紫色，外围雌花的花冠丝状，先端3~4齿裂；中央两性花花冠管状，檐部扩大，5浅裂。瘦果圆柱形，有10棱，长约1 mm，被白色柔毛。冠毛白色，易脱落，长约7 mm。花期10月至翌年2月。

【生　境】生于山野路旁、山坡、田埂。

【分　布】我国东部、南部和西南部各地。非洲及亚洲东南部也有分布。

【采集加工】夏、秋季采收，割取地上部分，晒干。

【药材性状】本品长40~80 cm，密被灰黄色柔毛。茎直径0.6~0.8 cm，有分枝，具4~6条绿色全缘的直翅。叶多卷曲皱缩，绿黄色至暗枯黄色，平展后长圆形或匙形，有疏细齿，两面均被腺体。头状花序多数，下垂，淡紫色。气香，味微辛、苦。以色绿黄、叶多、花未开者为佳。

【性味归经】味苦、辛，性微温。归肝、脾经。

【功能主治】祛风利湿，活血散瘀，解毒止痒。用于风湿关节炎，经闭，肾炎水肿。外用治痈疖肿毒，跌打损伤，烧、烫伤，毒蛇咬伤，皮肤湿疹。

【用法用量】用量15~30 g。外用适量，鲜品捣烂敷患处或煎水洗患处。

【附　注】六耳铃既是中草药名称，也是植物名称，但两者完全不同，六耳铃植物来源于菊科艾纳香属植物Blumea lanciniata（Rocb.）DC.，其茎无翅，与本品极易区分。

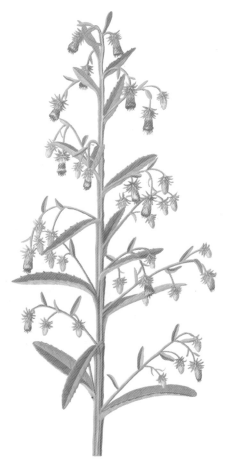

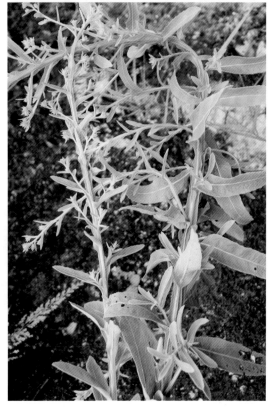

水蜈蚣

【别　名】三夹草、发汗草、三星草。

【来　源】本品为莎草科植物短叶水蜈蚣
Kyllinga brevifolia Rottb. 的全草。

1 cm

【植物特征】多年生草本。根茎细长，被膜质状叶鳞片。茎10～30 cm，细瘦，扁三棱柱形，平滑。叶线形，长5～15 cm，宽2～4 mm，上部边缘及下面中脉上有小齿；叶鞘干膜质，下部的1或2个常无叶片。苞片叶状，3或4片，开展或反折；穗状花序简单，卵形，长通常不超过10 mm；小穗极多，近披针形，两侧压扁，长约3 mm，含两性花1朵；鳞片卵状，膜质，背面有龙骨状凸起，无翅但有小刺。小坚果倒卵形，长1～1.2 mm，褐色，密生小斑点。花、果期5—10月。

【生　境】生于水边、路旁较肥沃潮湿的地方。

【分　布】我国南北各地均有分布。非洲西部热带地区、喜马拉雅山区、马尔加什、印度、缅甸、越南、马来西亚、菲律宾、日本、澳大利亚、美洲也有分布。

【采集加工】夏、秋季采收，将全草洗净，晒干。

【药材性状】本品长10～30 cm，淡绿色至灰绿色。根茎呈圆柱形，细长，直径1～2 mm，棕红色至紫棕色，节上有残留的叶鞘及须根；质脆，易折断，断面白色，粉性。茎细，扁三棱形。叶线形，长短不一，有的长于茎，基部叶鞘呈紫褐色。穗状花序顶生，卵形，直径5 mm，基部有狭长叶状苞片3片。坚果扁卵形，褐色。气微，味淡。以根茎粗壮、叶绿、带花者为佳。

【性味归经】味辛，性平。归肝、肺、大肠经。

【功能主治】疏风解表，清热利湿，止咳化痰，祛瘀消肿。用于伤风感冒，支气管炎，百日咳，疟疾，痢疾，肝炎，乳糜尿，跌打损伤，风湿性关节炎。外用治蛇咬伤，皮肤瘙痒，疮肿。

【用法用量】用量15～30 g。外用适量，鲜品捣烂敷患处或干品煎水洗患处。

【附　方】

❶百日咳，支气管炎：水蜈蚣60 g，加水2碗，煎至半碗，加糖适量。分3次服，每日1剂。

❷预防疟疾：水蜈蚣、倒扣草（土牛膝）各30 g，水煎服。每日1剂，连服2日。半个月后同法服药1剂。

❸乳糜尿：水蜈蚣、桂圆（或黑枣）各60 g，水煎服。每日1剂，连服15日。

❹赤白痢疾：鲜水蜈蚣30～45 g，加适量水和冰糖15 g，炖1小时后服。

❺一般蛇伤：水蜈蚣60 g，炖烂，加酒100 mL服。

❻疮疡肿毒：鲜水蜈蚣、鲜芭蕉根适量，捣烂敷患处。

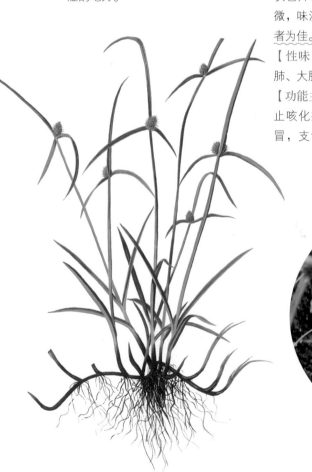

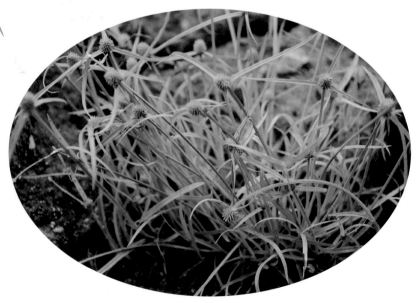

甘茶蔓

【别　名】五叶参、七叶胆。

【来　源】本品为葫芦科植物绞股蓝**Gynoste mma pentaphyllum**（Thunb.）Makino 的地上部分。

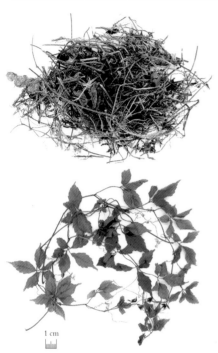

1 cm

【植物特征】草质藤本。茎柔弱，常被毛，有螺旋状、2分叉或不分叉的卷须。叶互生，有长2~4 cm的叶柄；小叶通常5~7片，有时单叶，小叶片卵状长圆形或长圆状披针形，中间的叶片最大，长4~14 cm，宽1.5~4 cm，先端短尖，基部楔形，边缘有钝齿。花较细小，黄绿色，单性，雌雄异株，排成长10~30 cm的腋生圆锥花序；花萼裂片5，三角形；花冠辐状，5深裂，裂片披针形；雄蕊5，着生于花萼基部，花丝短，基部合生；花柱3，柱头2裂。蒴果球形，直径5~8 mm，成熟时黑色；种子1~3，阔卵形，两面有小疣状凸起。花期3—11月；果期4—12月。

【生　境】生于沟旁、山谷林下或灌丛中。

【分　布】长江流域以南各地。日本、越南、印度和印度尼西亚也有分布。

【采集加工】夏季和冬初各采收一次，割取地上部分，晒干。

【药材性状】本品多缠绕成团，茎柔弱，有四纵棱，长可达2 m，被短柔毛；卷须二分叉。叶互生，皱缩，小叶5~7片，小叶片卵状长圆形或长圆状披针状，中间的叶片较大，长4~12 cm，被柔毛或刚毛，边缘有钝齿，两面均呈深绿色。以叶多、色翠绿者为佳。

【性味归经】味甘、苦，性凉。归肺、脾、肾经。

【功能主治】止咳祛痰，平喘，清热解毒，降血脂，抗衰老。用于慢性支气管炎，肺热咳嗽，高脂血症，脂肪肝，传染性肝炎，肾盂肾炎，肠胃炎，肿瘤，心绞痛。

【用法用量】用量9~12 g。

【附　方】

❶ 高脂血症，动脉硬化：甘茶蔓30 g，山楂、决明子各15 g，水煎服。

❷ 糖尿病：甘茶蔓、黄精、地骨皮、太子参、天花粉各15 g，山茱萸、玄参各10 g，水煎服。

❸ 遗精：甘茶蔓3~6 g，水煎服。

❹ 慢性胃炎：绞股蓝根、砂仁、制香附子各6 g，甘草3 g，水煎服。

【附　注】绞股蓝含多种皂苷以及糖类和色素等，其中有些成分与人参皂苷相同或相似，故广泛用于制作保健饮料和化妆品。

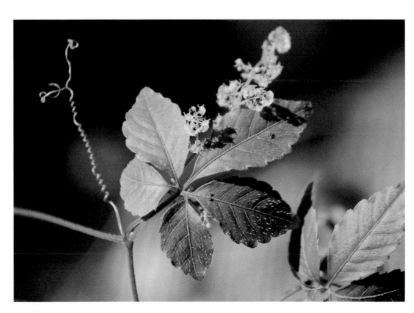

石上柏

【别　名】地侧柏、棱罗草、地棱罗、多德卷柏。

【来　源】本品为卷柏科植物深绿卷柏 **Selaginella doederleinii** Hieron. 的全草。

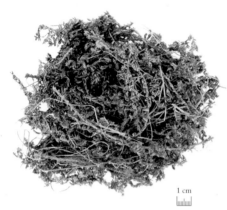

1 cm

【植物特征】草本。高达40 cm。主茎下部稍匍匐或倾斜，上部直立，常在分枝处生不定根。单叶小，二型，四行排列于一平面上；侧生叶大而阔，近平展，在茎上近连接，但在小枝上呈覆瓦状，长圆形，长4~5 mm，宽约2 mm，两侧不等，上半边披针形，基部圆形而覆盖小枝，边缘有缘毛状钝齿；生于中间的2叶较小，贴生于茎、枝上，尖端向前方，互相毗连，卵叶或卵状长圆形，长2~3 mm，渐尖或芒尖，边缘具缘毛状钝齿。孢子囊穗双生枝顶，四棱形；孢子囊2型，单生于能育叶内，能育叶圆形至卵状三角形，先端短尖。

【生　境】生于海拔100~950 m的山谷林下潮湿处。

【分　布】香港、海南、广东、广西、云南、湖南、江西、浙江、贵州、四川、福建、台湾等地。越南、日本也有分布。

【采集加工】夏、秋季采收全草，晒干。

【药材性状】本品常卷曲缠结，灰绿色或黄绿色，稍柔软。茎细小，长达40 cm，直径约2 mm，有棱，多分枝，分枝处常生土黄色的细长不定根。叶四列，侧叶细小，长约5 mm，宽2 mm，半矩圆状披针形，微具齿牙，在茎和分枝上呈覆瓦状。孢子囊穗于枝顶双生，4棱形，孢子叶圆形至卵状三角形，有龙骨。气微、味甘淡。以叶多、色灰绿者为佳。

【性味归经】味甘、微涩，性平；有毒。归肝、肺经。

【功能主治】清热解毒，抗癌，止血。用于癌症，肺炎，肝炎，急性扁桃体炎，眼结膜炎，乳腺炎，咽喉肿痛，肺热咳嗽，风湿痹痛，外伤出血。

【用法用量】用量9~30 g（鲜品15~60 g）。

【附　方】

①肺炎，急性扁桃体炎，眼结膜炎：石上柏30 g，猪瘦肉30 g，水煎，吃肉喝汤。

②绒毛膜上皮癌，肺癌，咽喉癌：石上柏片（中成药），成人每次服7片，每日3次。

③咽喉肿痛：石上柏、一点红各30 g，八爪金龙15 g，射干12 g，水煎服。

④慢性肝炎，肝硬化：石上柏、白花蛇舌草各30 g，水煎服。

⑤刀伤，创伤出血：石上柏研末，外敷患处。

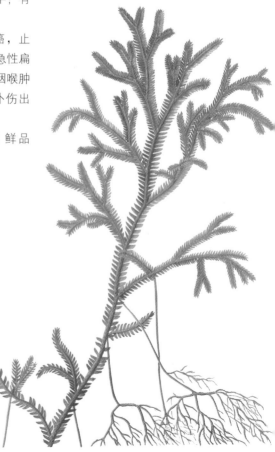

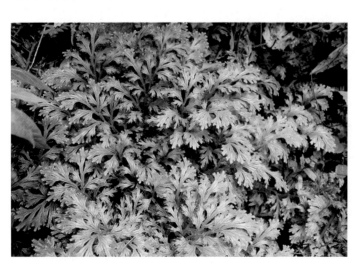

石见穿

【别　名】石打穿、月下红、紫参。
【来　源】本品为唇形科植物华鼠尾草**Salvia chinensis** Benth. 的地上部分。

【植物特征】一年生草本。直立或基部外倾，高20~65 cm。根略肥厚，紫褐色；茎方柱状，分枝或不分枝，被柔毛。叶对生，单叶或下部叶为三出复叶，叶柄长达7 cm，单叶叶片和复叶的小叶片均卵圆形或卵圆状椭圆形，先端钝或短尖，基部心形或圆，边缘有钝齿，单叶长1.3~7 cm，复叶顶生小叶长2.5~7.5 cm，侧生小叶较小，两面脉上被短柔毛。花蓝紫色，组成顶生、长5~24 cm的总状花序或复总状花序，花序轴被柔毛，通常每节有花6朵；萼钟状，长4.5~6 mm，紫色，喉部有一环硬毛，檐部二唇形，上唇近半圆形，3脉，下唇有2个渐尖的齿；花冠长约1 cm，被短柔毛；发育雄蕊2，伸出，药隔长4.5 mm，上臂较长，弧状，有1药室，下臂短，无药室。小坚果近卵圆形，长约1.5 mm，褐色。花期8—10月。

【生　境】生于山谷、疏林下、林缘或草丛中。
【分　布】广东、广西、香港、台湾、福建、江西、浙江、江苏、安徽、湖南、湖北、山东、四川等地。
【采集加工】夏、秋季采收，割取地上部分，除去杂质，晒干。
【药材性状】本品长20~60 cm。茎呈方柱形，稍有分枝，直径1~4 mm，灰绿色至暗紫色，被白色柔毛；质脆，易折断，断面黄白色。叶对生，有柄，为单叶或基生叶为三出复叶，叶片多皱缩或破碎，完整者展平后卵形至披针形，长1.5~7 cm，边缘有钝圆齿，两面被白色柔毛。花冠二唇形，蓝紫色。气微，味微苦、涩。以叶多、色绿、带花者为佳。
【性味归经】味辛、苦，性微寒。归肝、脾经。
【功能主治】活血化瘀，清热利湿，散结消肿。用于月经不调，痛经，经闭，崩漏，便血，湿热黄疸，热毒血利，淋痛，带下，风湿骨痛，瘰疬，疮肿，乳痛，线状疱疹，跌打损伤。

【用法用量】用量9~15 g。外用适量，鲜品捣烂敷患处。
【附　方】
❶月经不调：a.石见穿30~60 g，水煎，冲黄酒服。b. 石见穿30~60 g，龙芽草、益母草各30 g，水煎，冲红糖、黄酒服。
❷痢疾：石见穿、陈皮各30 g，甘草3~6 g，水煎服。
❸线状疱疹：石见穿鲜叶捣烂取汁，加白酒外搽。

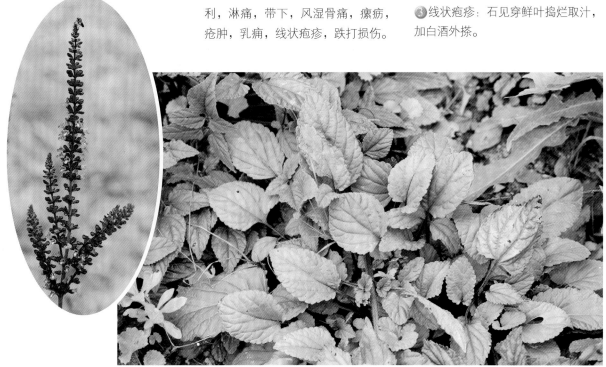

北刘寄奴

【别　名】土茵陈、铃茵陈、黄花茵陈、山茵陈。

【来　源】本品为玄参科植物阴行草**Siphonostegia chinensis** Benth. 的全草。

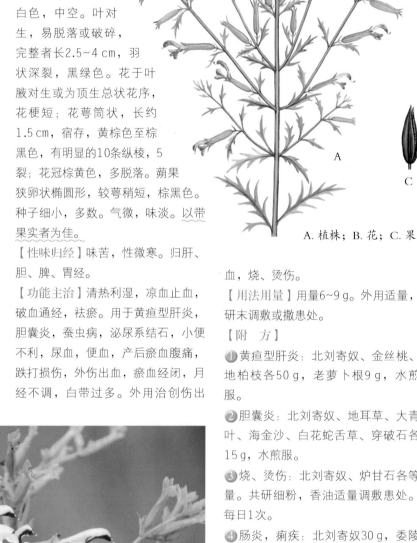

A. 植株；B. 花；C. 果

【植物特征】一年生草本。高30~80 cm。全株被锈色短柔毛；茎上部多分枝，微有棱角。叶对生，近无柄或有短柄，叶片长约3.5 cm，羽状全裂，裂片约3对，线形或线状披针形，长4~8 mm，宽1~2 mm，通常再裂成2~3个小裂片。花夏、秋季开放，于小枝上部成对腋生，或集成顶生总状花序；花梗基部具一对小苞片；萼管状，10脉，长15~20 mm或稍过之，5裂，裂片长为萼管的1/4~1/3；花冠管圆筒状，长22~25 mm，冠管直伸，檐部二唇形，上唇红紫色，镰状弓曲，额稍圆，背部密生长毛，下唇黄色，3裂。蒴果披针状长圆形，先端稍歪斜，藏于宿萼内，多种子的一侧具龙骨状厚翅。花期6—8月。

【生　境】生于山坡草地上。

【分　布】我国东北、内蒙古、华北、华中、华南、西南等省区。日本、朝鲜、俄罗斯也有分布。

【采集加工】秋季采挖全草，除去杂质，晒干。

【药材性状】本品长30~80 cm，全体被锈色短毛。根弯曲，稍有分枝。茎圆柱形，有纵棱，上部分枝，棕褐色至棕黑色；质脆，易折断，断面黄白色，中空。叶对生，易脱落或破碎，完整者长2.5~4 cm，羽状深裂，黑绿色。花于叶腋对生或为顶生总状花序，花梗短；花萼筒状，长约1.5 cm，宿存，黄棕色至棕黑色，有明显的10条纵棱，5裂；花冠棕黄色，多脱落。蒴果狭卵状椭圆形，较萼稍短，棕黑色。种子细小，多数。气微，味淡。以带果实者为佳。

【性味归经】味苦，性微寒。归肝、胆、脾、胃经。

【功能主治】清热利湿，凉血止血，破血通经，祛瘀。用于黄疸型肝炎，胆囊炎，蚕虫病，泌尿系结石，小便不利，尿血，便血，产后瘀血腹痛，跌打损伤，外伤出血，瘀血经闭，月经不调，白带过多。外用治创伤出血，烧、烫伤。

【用法用量】用量6~9 g。外用适量，研末调敷或撒患处。

【附　方】

① 黄疸型肝炎：北刘寄奴、金丝桃、地柏枝各50 g，老萝卜根9 g，水煎服。

② 胆囊炎：北刘寄奴、地耳草、大青叶、海金沙、白花蛇舌草、穿破石各15 g，水煎服。

③ 烧、烫伤：北刘寄奴、炉甘石各等量。共研细粉，香油适量调敷患处。每日1次。

④ 肠炎，痢疾：北刘寄奴30 g，委陵菜15 g，水煎服。

⑤ 淋浊：北刘寄奴15 g，白茯苓12 g，水煎服。

⑥ 热闭，小便不利：北刘寄奴30~45 g，水煎服。

⑦ 带下：北刘寄奴30 g，水煎，冲黄酒、红糖服。

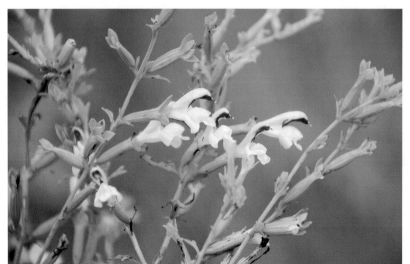

田基黄

【别　名】地耳草、小田基黄、雀舌草。

【来　源】本品为金丝桃科植物田基黄**Hypericum japonicum** Thunb. ex Murray 的全草。

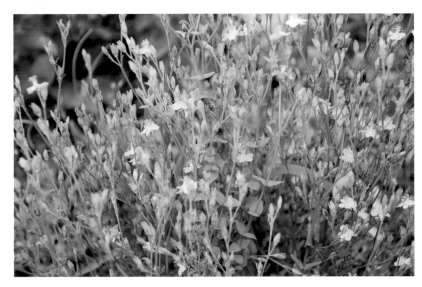

【植物特征】一年生草本。茎常四棱，直立，纤细，草质，高10~30 cm。叶对生，无柄，卵形或卵状披针形，长7~10 mm，宽1.5~6 mm，先端钝，基部不明显心形，抱茎，全缘，背面有稀疏的黑色小斑点；基出叶脉5条。聚伞花序顶生，花黄色，直径约6 mm；花梗纤细，长5~10 mm；萼片和花瓣均为5片，近等长；雄蕊多数，花丝丝状，基部合生；花柱3，柱头头状。蒴果椭圆形，长约4 mm，成熟时室间开裂成3果瓣；种子无翅。花期3—8月；果期6—10月。

【生　境】生于田野、沟边等较潮湿之处。

【分　布】长江流域及其以南各地。日本、朝鲜、尼泊尔、印度、斯里兰卡、缅甸、印度尼西亚、澳大利亚、新西兰以及美国夏威夷也有分布。

【采集加工】夏、秋季采收，拔取全草，除去杂质，晒干。

【药材性状】本品长20~30 cm或更长。根须状，黄褐色。茎单一或基部分枝，近方柱形，黄绿色或暗棕色；质脆，易折断，断面中空。叶对生，无柄；叶片常卷缩，展平椭圆形或卵圆形，长0.4~1 cm，基部抱茎，全缘，黄色或黄棕色，具腺点，基出脉3~5条。聚伞花序顶生；花小，黄色；萼片和花瓣均为5片。气微，味微苦。以色黄绿、带花者为佳。

【性味归经】味甘、微苦，性凉。归肝、胆、大肠经。

【功能主治】清热利湿，解毒消肿，散瘀止痛。用于湿热黄疸，泄泻，痢疾，肠痈，乳蛾，口疮，早期肝硬化，阑尾炎，眼结膜炎，扁桃体炎。外用治痈疖肿毒，线状疱疹，毒蛇咬伤，跌打损伤。

【用法用量】用量15~30 g（鲜品30~60 g）。外用适量，鲜品捣烂敷患处。

【附　方】

❶急性单纯性阑尾炎：田基黄、半边莲各15 g，泽兰9 g，蒲公英30 g，水煎服。

❷毒蛇咬伤：a.鲜田基黄60 g，捣烂取汁，加醋9 g，温开水调服。b. 鲜田基黄60 g，水煎，加酒少许温服。药渣加酒少许，捣烂外敷伤口周围。

❸肠炎：鲜田基黄45 g，鲜凤尾草30 g，水、酒各半煎服。

❹急性肾炎：a.鲜田基黄60 g，红枣10枚，水煎服。b.田基黄3~9 g，研末，炒鸡蛋食用。

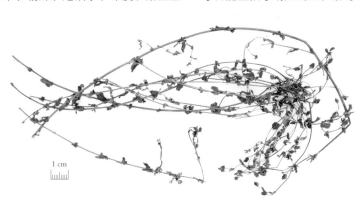

1 cm

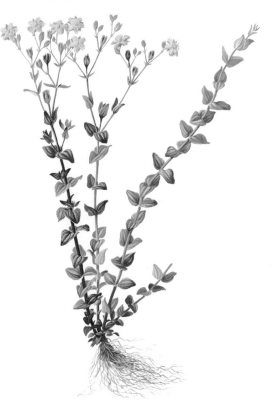

仙鹤草

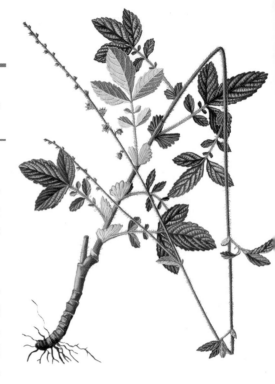

【别　名】止血草。

【来　源】本品为蔷薇科植物龙芽草**Agrimonia pilosa** Ledeb. [*Agrimonia pilosa Ledeb* var. *japonica*（Miq.）Nakai] 的全草。

【植物特征】多年生草本。高30~100 cm，密生长柔毛。奇数羽状复叶互生，有小叶5~7，叶轴上常附有多枚小型的小叶；小叶椭圆状卵形、倒卵形或长椭圆形，长3~6.5 cm，宽1.5~3 cm，边缘具钝齿，两面密生长柔毛，背面具多数腺点，无小叶柄；复叶柄长1~2 cm，叶轴与复叶柄均被柔毛；托叶明显，卵形。总状花序顶生或腋生，花黄色；苞片细小；花直径0.6~1 cm；萼筒杯状，外面有槽，先端具钩状刺毛，萼裂片5；花瓣5；雄蕊10；心皮2。瘦果倒圆锥形，具宿存的萼裂片。花、果期5—12月。

【生　境】生于荒野山坡及路旁及旷地。

【分　布】遍及全国各地。朝鲜，日本及俄罗斯也有分布。

【采集加工】夏、秋季采收，全草及地下冬芽晒干。

【药材性状】本品长50~100 cm，被白色柔毛。茎下部圆柱形，近木质，直径4~6 mm，红棕色，上部方柱形，四面略有凹沟，棕褐色，节明显；体轻，质硬，易折断，断面中空。单数羽状复叶互生，暗绿色，常皱缩卷褶；叶片大小不一，相间生于叶轴上，先端小叶较大，完整小叶片展平后呈卵形或长椭圆形，边缘有钝齿；托叶2，斜卵形。总状花序细长；花萼下部呈筒状，萼筒上部有钩刺，先端5裂；花瓣黄色。气微，味微苦。以质嫩、叶多者为佳。

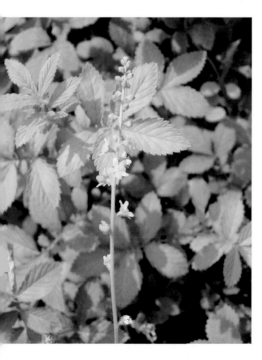

【性味归经】味苦、涩，性平。归肝、肺、脾经。

【功能主治】收敛止血，消炎止痢，驱虫（冬芽）。用于呕血，咯血，衄血，尿血，便血，功能性子宫出血，胃肠炎，痢疾，肠道滴虫。外用治痈疖疔疮，阴道滴虫。

【用法用量】用量15~50 g（鲜全草可用100 g）。外用适量，鲜品捣烂敷患处，煎浓汁或熬膏涂患处。

【注　意】外感初起，泄泻发热者忌用。

【附　方】

① 肺结核咯血：鲜仙鹤草50 g，鲜墨旱莲15 g，侧柏叶16 g，水煎服。

② 胃肠炎，痢疾：仙鹤草50 g，水煎服。

③ 绦虫病：a.仙鹤草冬芽石灰水法提取物：成人2 g，小儿1.6 g。同时服酚酞（成人0.5 g，小儿0.3 g）。如以硫酸镁导泻，则需使用硫酸镁1.5小时后服。b.龙芽草冬芽石油醚法提取物：成人1.5~1.7 g，小儿1~1.3 g，早晨空腹1次顿服。

④ 阴道滴虫：仙鹤草适量，水煎，药液浓缩至仙鹤草量的一半，以药棉蘸药液，每日搽阴道1次，7日为1个疗程。

⑤ 痈疖疔疮、炎性外痔：仙鹤草熬膏涂患部，每日1次。

⑥ 尿血：仙鹤草、大蓟、木通各9 g，茅根30 g，水煎服。

⑦ 脱力劳伤：仙鹤草30 g，猪瘦肉250 g，水炖，食肉喝汤。

⑧ 小儿疳积：仙鹤草（去根及茎上粗皮）15 g，猪肝120 g，水炖，食肉喝汤。

⑨ 疟疾每日发作，胸腹饱胀：仙鹤草9 g，研成细末，于疟发前用白酒送服，连服3剂。

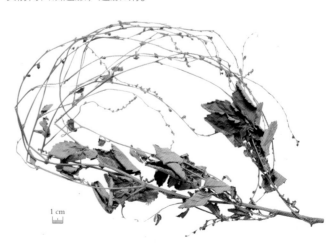

1 cm

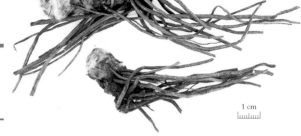

1 cm

白眉草

【别　名】一炷香、白花一枝香、兔耳风、白薇、小一枝箭、白眉。

【来　源】本品为菊科植物毛大丁草Gerbera piloselloides（L.）Cass. 的全草。

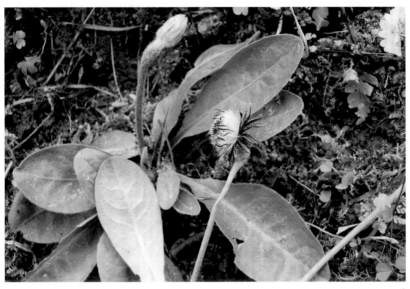

【植物特征】多年生草本。具短而粗的根茎，植株被绵毛。叶膜质，莲座状着生，倒卵形或倒卵状长圆形，长6~16 cm，宽2.5~5.5 cm，先端圆，基部渐狭或钝，全缘，叶面被疏硬毛或无毛，背面密被蛛丝状绵毛，有缘毛；叶脉6~8对；叶柄长1~7 cm，被绵毛。头状花序单生于长15~35 cm的花葶之顶，直径2.5~4 cm；总苞盘状，总苞片二层，线形或线状披针形，背面被锈色绒毛；花白色，外围雌花2层，外层舌状，内层管状二唇形，中央两性花多数，管状，檐部扩大。瘦果纺锤形，具6棱，被白毛，长4.5~6 mm，先端具长喙。冠毛长约11 mm，基部联合成环状。花期2—5月及8—10月。

【生　境】生于山坡草地、林缘。

【分　布】西藏、云南、四川、贵州、广东、广西、香港、湖南、湖北、江西、江苏、浙江、福建等地。日本、尼泊尔、印度、缅甸、泰国、老挝、越南、印度尼西亚、澳大利亚、非洲也有分布。

【采集加工】夏、秋季采收，拔起全株，抖净泥沙，晒干。

【药材性状】本品有粗短根茎，其上丛生灰棕色、弯曲不直的须根。叶簇生于根茎上呈莲座状，叶片皱缩，展开后为长圆状卵形，基部渐狭，全缘，上面黑褐色，下面棕褐色，被黄白色柔毛。花茎长15~25 cm，单一，棕黄色，中空；头状花序绒球状，直径达4 cm，白色或黄白色。嚼之有类似煤油气味，味涩。以叶多、色黑褐者为佳。

【性味归经】味苦、辛，性平。归肝、肺、脾、肾、膀胱经。

【功能主治】清热解毒，止咳化痰，活血散瘀。用于感冒发热，咳嗽痰多，胃脘胀痛，泄泻，痢疾，水肿，淋浊，疮疖肿痛，小便不利，小儿疳积，急性结膜炎。外用治跌打损伤，毒蛇咬伤。

【用法用量】用量15~24 g。外用适量，鲜品捣烂敷患处。

【附　方】

❶滴虫性阴道炎：白眉草、金银花各15~30 g，水煎，熏洗患部，每次月经干净后熏洗3~4日。连用3个月。

❷咽喉炎，扁桃体炎：a.白眉草、鲜百合、节节草、赤小豆、车前草各9 g，水煎服。b.全草适量，浸黄酒含漱。

❸感冒头痛，咳嗽：白眉草、瓜子金各15 g，水煎服。

❹气滞胃脘疼痛：白眉草15~30 g，水煎服。

❺百日咳：白眉草9 g，水煎，用蜂蜜15 g调服。

❻跌打损伤，腰痛：白眉草21 g，百两金根9 g，酒、水各半煎服。

【附　注】广东地区曾以本品全草误作白薇入药，需要留意。

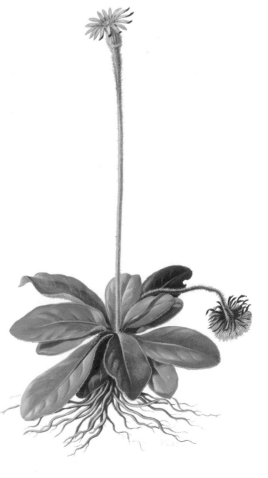

半边莲

【别　名】细米草、急解索、紫花莲。

【来　源】本品为半边莲科植物半边莲**Lobelia chinensis** Lour. 的全草。

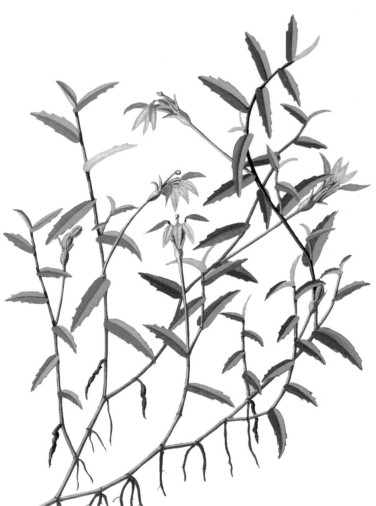

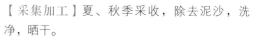

【采集加工】夏、秋季采收，除去泥沙，洗净，晒干。

【药材性状】本品长10~15 cm，常缠结成团。根细小，黄色。茎纤细而长，直径不及1 mm，灰绿色或灰黄色，节明显，下部节上有须状不定根。叶互生，无柄，多皱缩或脱落，绿褐色，展平后叶片呈狭披针形，长1~2.5 cm，宽2~5 mm，边缘具疏而浅的微齿。花梗细长，花单生于叶腋；花冠二唇形，上唇2裂达基部，浅紫红色，花冠筒内有白色茸毛。气微，有刺鼻感，味微甘而辛。以茎叶色绿、根黄者为佳。

【性味归经】味辛、微苦，性平。归心、小肠、肺经。

【功能主治】清热解毒，利尿消肿。用于毒蛇

【植物特征】匍匐或斜立的矮小草本。有白色乳汁。茎不分枝或少分枝，无毛，稍肉质，具2条纵线棱。叶互生，披针状线形或披针形，长1~2.5 cm，宽2~5 mm，全缘或有疏齿，先端短尖或钝，基部圆；侧脉不明显；近无叶柄。花单生叶腋；花梗长2~3 cm；花萼5裂，裂片狭三角形，外面常被微毛；花冠2唇形，淡紫色或淡红色，长约12 mm，喉部被毛，上唇2裂达基部，下唇3深裂，裂片长圆形，稍反卷；雄蕊5；子房2室，花柱1，柱头2浅裂。蒴果倒圆锥形，长5~6 mm；种子椭圆形，棕色。花、果期5—10月。

【生　境】生于溪河旁、水沟边、水稻田埂或潮湿草地。

【分　布】长江中下游及其以南各地。亚洲东部至东南部也有分布。

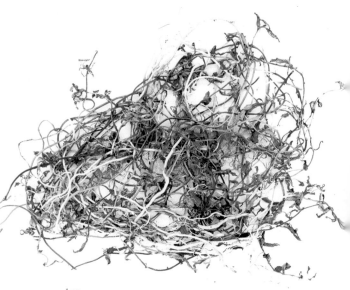

1 cm

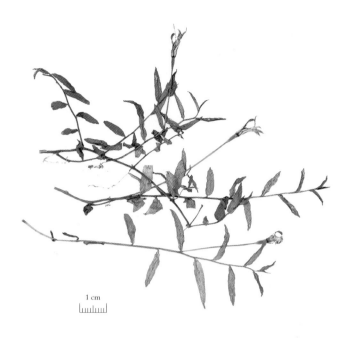

1 cm

咬伤，晚期血吸虫病肝硬化腹水，肾炎水肿，扁桃体炎，阑尾炎。外用治跌打损伤，痈疖疔疮。

【用法用量】用量15~30 g。外用适量，鲜品捣烂敷患处。

【注　意】虚证水肿禁服，脾胃虚寒者慎用。

【附　方】

❶毒蛇咬伤：a.半边莲、天胡荽、连钱草（均用鲜品）各等量，共捣烂绞汁内服，并用药渣外敷伤口周围。

b.半边莲240 g，巴豆霜、黄柏、姜半夏各120 g，蜈蚣39条，共研粉制丸。成人内服1 g，严重者加倍，儿童减半，一般内服1次即可，如服药6小时后，大便仍不通者，可重复应用，直至水泻为止。其后如出现便秘或大便干燥，应酌情应用，以保持大便稀薄为原则。孕妇或患严重胃肠病者慎用。局部伤处采用刀刺排毒疗法及配合外敷治疗蛇伤的其他中草药。

❷小儿多发性疖肿：半边莲30 g，紫花地丁15 g，野菊花9 g，金银花6 g，水煎服。前两次水煎液内服；第3次煎汁洗患处。

❸晚期血吸虫病肝硬化腹水：半边莲30 g，水煎服。

❹肾炎：半边莲60 g，六月雪根、虎刺根、乌豆各30 g，水煎服。每日1剂。忌盐。

❺黄疸，水肿，小便不利：半边莲、白茅根各30 g，水煎服。

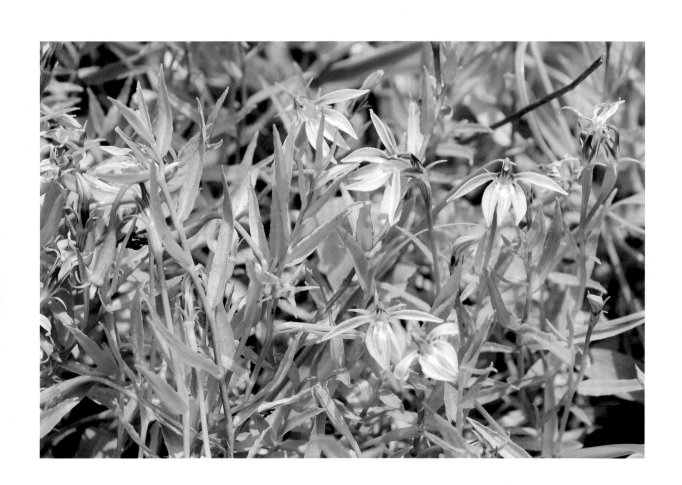

半枝莲

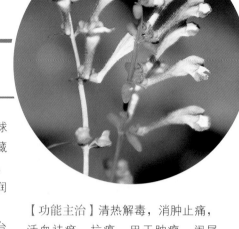

【别　名】小韩信草、狭叶韩信草、小耳挖草。

【来　源】本品为唇形科植物半枝莲Scutellaria barbata D. Don 的全草。

【植物特征】直立草本。高10~30 cm或过之。根茎短，生许多须根；茎方柱状，分枝或不分枝，嫩部疏被微柔毛。叶对生，具短柄或近无柄；叶片膜质，通常为披针形，下部叶有时卵状披针形或近卵形，长1.3~3.2 cm，宽0.5~1 cm，先端短尖或稍钝，基部近截平或微心形，间有阔楔形，边缘有疏而钝的牙齿，背面常染紫色，两面沿疏生的叶脉上被柔毛。花紫蓝色，于茎枝上部腋生或组成偏侧的总状花序，花叶自下而上渐缩小，最上部的呈苞片状，长2~4.5 mm；萼长约2 mm，被缘毛，上唇裂片背部的盾片长约1 mm；花冠长9~13 mm，被柔毛，冠管基部囊状，冠檐上唇盔状，长1.5 mm，下唇中裂片阔大，长2.5 mm；前雄蕊较长，仅1药室发育，后雄蕊2药室均发育。小坚果扁球形，直径约1 mm，生疣状突点，藏于增大的宿萼内。花、果期4—7月。

【生　境】生于水田边、溪边或湿润草地。

【分　布】广东、广西、香港、台湾、福建、江西、浙江、江苏、湖南、湖北、河南、河北、山东、陕西、贵州、云南、四川等地。印度北部、尼泊尔、缅甸、老挝、泰国、越南、日本及朝鲜也有分布。

【采集加工】春、夏季开花期采收，拔取全草，抖净泥沙，晒干。

【药材性状】本品长15~30 cm。茎方柱形，上部间有分枝，直径1~3 mm，绿褐色，无毛；断面中空，略呈纤维状。叶对生，叶片多破碎或卷缩，展平呈披针形，长5~12 mm或过之，宽2~5 mm，深绿色或绿褐色，基部近心形或楔形。花腋生小枝上部，每节有花2朵，或集成偏于一侧的总状花序状；花冠多脱落，残留花萼附有盾片。气微，味微苦、咸。以茎枝细而均匀、色深绿、花萼带盾片者为佳。

【性味归经】味微苦，性寒。归肺、肝、肾经。

【功能主治】清热解毒，消肿止痛，活血祛瘀，抗癌。用于肿瘤，阑尾炎，肝炎，肝硬化腹水，肺脓肿。外用治乳腺炎，痈疖肿毒，毒蛇咬伤，跌打损伤。

【用法用量】用量15~60 g。外用适量，鲜品捣烂敷患处。

【附　方】

❶肺癌：半枝莲、白英各30 g，水煎服。

❷恶性葡萄胎：半枝莲60 g，龙葵30 g，紫草15 g，水煎，分2次服。每日1剂。

❸乳房纤维瘤、多发性神经纤维瘤：半枝莲、六棱菊、野菊花各30 g，水煎服。

❹肿瘤：半枝莲2份，山豆根、露蜂房、山慈菇各1份。共研细粉，制成小丸剂。每次服15丸，每日2~3次，饭后服。

❺急性乳腺炎（早期）：鲜半枝莲适量，洗净捣烂敷患处。

❻毒蛇咬伤：半枝莲、乌蔹莓等量。捣烂绞汁，涂于伤口周围或敷伤口，同时去正规医院进行必要的治疗。

❼咽喉肿痛：鲜半枝莲20 g，鲜马鞭草24 g，食盐少许，水煎服。

❽肝炎：鲜半枝莲15 g，红枣枚，水煎服。

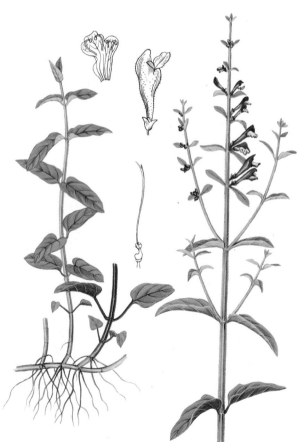

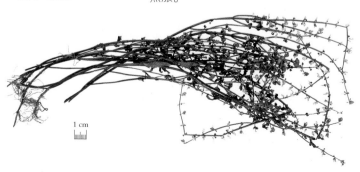

1 cm

过天网

【别　名】鱼黄草、小花山猪菜、茉栾藤。

【来　源】本品为旋花科植物篱栏网**Merremia hederacea**
（Burm. f.） Hall. f. 的全草。

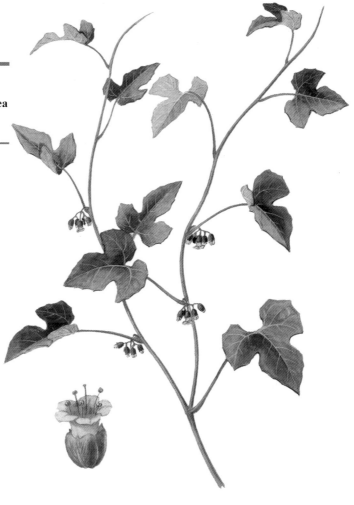

【植物特征】一年生缠绕草本。茎无毛或疏生长硬毛。
单叶互生，卵形，长2~7 cm，顶渐短尖或钝，基部心
形，全缘或3裂，有时具不规则粗齿，两面无毛或被
微柔毛；叶柄长1~5 cm。花黄色，3~5朵排成腋生聚
伞花序，总花梗长1~7 cm，无毛；苞片早落；花梗长
2~5 cm；萼片5，阔倒卵形至匙形，外面2片长3.5 mm，
内面3片长5 mm，无毛；花冠钟状，长8~10 mm，内面
基部被长柔毛；雄蕊5，与花冠近等长，蒴果阔锥形至
扁球形，长5~6 mm，4瓣裂，内含种子4；种子卵状三
棱形，种脐处具簇毛。花、果期10月至翌年3月。

【生　境】生于平原、丘陵的灌丛、草地或空旷地。

【分　布】香港、广东、广西、海南、台湾、江西、云
南等地。非洲、马斯克林群岛、亚洲热带部分地区也有
分布（自印度、斯里兰卡，东经缅甸、泰国、越南、经
整个马来西亚、加罗林群岛至澳大利亚的昆士兰、太平
洋中部的圣诞岛）。

【采集加工】夏、秋季采收，将全草晒干。

【药材性状】本品茎长100~300 cm，浅棕色至棕褐色，
扭曲，光秃无毛，直径2~4 mm；质韧，不易折断，断
面暗黄色。叶常皱缩或脱落，完整叶展平后呈卵形，
长2~5 cm，近全缘或3裂，基部心形，灰绿色或橘黄
色。花较少见。蒴果卵形至扁圆球形，黄棕色，直径
5~6 mm，有果柄。气微，味微涩。以藤茎长、色棕褐、
带果多者为佳。

【性味归经】味甘、淡，性凉。

【功能主治】清热解毒，利咽。用于急性扁桃体炎，咽喉
炎，感冒喉痛，扁桃体炎，疥疮，风火牙痛，急性眼结
膜炎。

【用法用量】用量15~30 g。外用适量，煎汤洗患处。

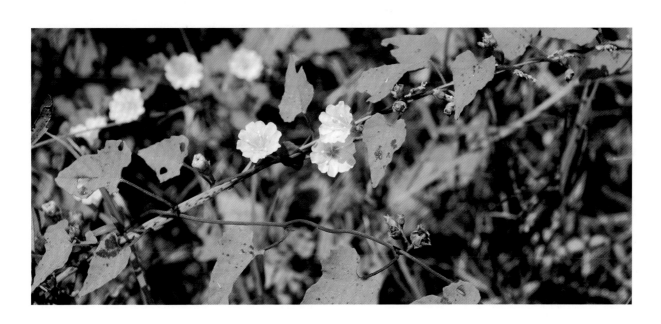

血见愁

【别　名】山藿香、皱面草、假紫苏。

【来　源】本品为唇形科植物血见愁Teucrium viscidum Bl. 的全草。

【植物特征】多年生直立草本。高25~60 cm。茎上部被短柔毛和腺毛。叶对生，有较长的叶柄，叶片膜质，卵形至长圆状卵形，长3~10 cm，宽1.5~4.5 cm，先端短渐尖或短尖，基部圆或阔楔尖，下延，边缘有重齿状钝齿，两面无毛或被疏柔毛。花白色，淡红或淡紫色，组成顶生和腋生、稠密的穗状花序或复穗状花序，花序轴密被腺毛，每节有花2朵；萼钟状，萼齿几等大，均近三角形；花冠长6~8 mm，单唇形，上唇退化，下唇中裂片特大，近正圆形，侧裂小，卵状三角形；雄蕊二强，均伸出，前雄蕊较长。小坚果藏于膨大成球形、直径约3 mm的宿萼内，黄棕色，合生面超过果长的一半。花期6—11月。

【生　境】生于山坡、草地、山脚、荒地或村边、路旁等湿润处。

【分　布】香港、广东、广西、江苏、浙江、福建、台湾、江西、湖南、四川、云南、西藏等地。日本、朝鲜、印度、中南半岛、印度尼西亚和菲律宾也有分布。

【采集加工】夏、秋季采收，拔取全草，抖去泥沙，洗净，晒干。

【药材性状】本品长30~50 cm，下部生有许多须状根。茎直立，有四棱，黑褐色或灰褐色，嫩枝被疏毛。叶膜质，灰绿色至灰褐色，常卷缩，质脆易碎，完整叶卵形，长3~6 cm，边缘具粗钝齿，上面有皱纹，两面有毛，下面较密。花排成总状花序，花萼钟形，被腺毛，花冠多已脱落。小坚果圆形，包于宿萼之中。气微香，味微辛、苦。以叶多、绿褐色、气香者为佳。

【性味归经】味苦、微辛，性凉。归肺、大肠经。

【功能主治】凉血止血，散瘀消肿，解毒止痛。用于吐血，衄血，便血，痛经，产后瘀血腹痛。外用治跌打损伤，瘀血肿痛，外伤出血，痈肿疔疮，毒蛇咬伤，风湿性关节炎。

【用法用量】用量15~30 g。外用适量，鲜品捣烂外敷患处或煎水熏洗患处。

【附　方】

❶肺痛，咯血吐血，衄血：鲜血见愁叶30~60 g，冰糖30 g，水煎服。

❷脚癣：鲜血见愁叶适量，擦患处。

❸跌打损伤：（1）鲜血见愁30 g，水煎服。（2）鲜血见愁捣烂，调热白酒搽敷患处。

❹外伤出血：鲜血见愁捣烂，外敷患处。

❺冻疮：鲜血见愁捣烂，外敷患处。

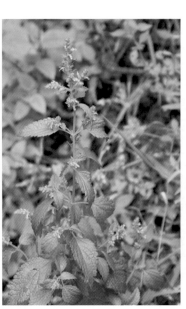

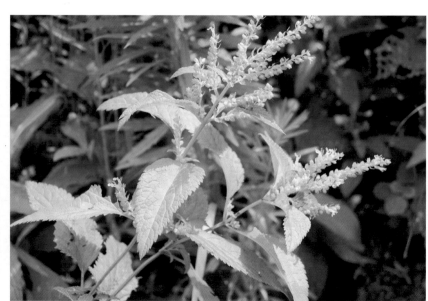

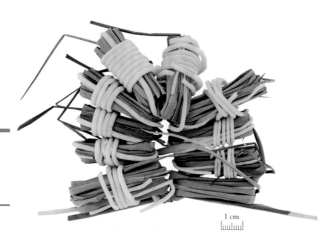

1 cm

灯心草

【别　名】灯心。

【来　源】本品为灯心草科植物灯心草**Juncus effusus** L. [*Juncus effusus* L. var. *decipiens* Buch.] 的茎髓。

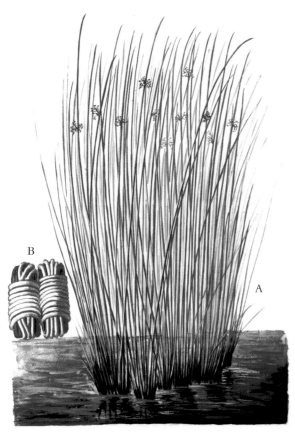

A. 植株；B. 药材（灯心草）

种子卵形，褐色。花期4—7月；果期6—9月。

【生　境】生于河边池旁、水沟、稻田旁、草地及沼泽湿处。

【分　布】香港、广东、广西、台湾、福建、江西、浙江、江苏、安徽、湖南、湖北、河南、河北、山东、陕西、甘肃、吉林、辽宁、黑龙江、贵州、云南、四川、西藏等地。全球温带和热带地区也有分布。

【采集加工】夏、秋季采收茎髓，晒干。

【药材性状】本品色或淡黄白色，有细纵纹。体轻，质软如海绵状，略有弹性，易拉断，断面白色。气微，无味。

【性味归经】味甘、淡，性凉。归心、肺、小肠经。

【功能主治】清心火，利小便。用于心烦口渴，口舌生疮，尿路感染，小便不利，疟疾。

【用法用量】用量1.5~3 g。

【附　方】

❶心烦口渴，失眠：灯心草3 g，淡竹叶、麦冬各9 g，夜交藤12 g，水煎服。

❷疟疾：灯心草根15 g，水煎，于发作前2~3小时加少量白糖，空腹顿服。

❸五淋癃闭：灯心草30草，麦冬、甘草各15 g，水煎服。

【附　注】广东及我国西南部一些地区也用灯心草的全草入药，称"灯心草"，但广东因加工方法不同，习称"灯心花"。

【植物特征】多年生草本。根茎横走，匍匐状，多分枝，具节，节上生须根。茎簇生，圆柱形，高30~100 cm，直径2~4 mm，淡绿色，具条纹，内有乳白色、连续的髓心。无茎生叶，基生叶叶片退化呈芒刺状，位于叶鞘先端；叶鞘长约15 cm，淡黄色或红褐色，抱茎。花两性，排成顶生的复聚伞花序，但因苞片与茎贯连成一体而使整个花序成为假侧生；花被6，线状披针形，长2~2.5 mm，绿色，二轮，外轮稍长；雄蕊通常3，比花被短；子房3室，花柱极短或无，柱头3裂。蒴果椭圆形，与花被近等长，钝头；

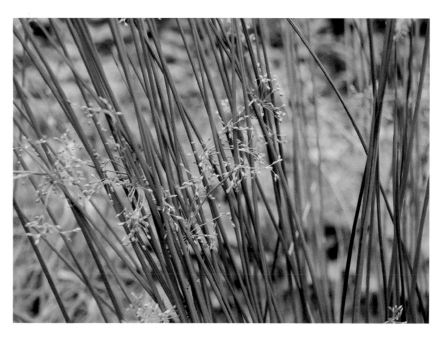

防风草

【别　名】落马衣、土防风、抹草、秽草。

【来　源】本品为唇形科植物广防风Anisomeles indica（L.）Kuntze [*Epimeredi indica*（L.）Rothm.] 的地上部分。

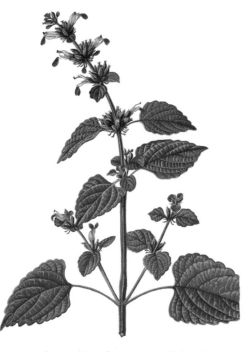

【植物特征】直立粗壮草本。高1～2 m。茎方柱形，多分枝，密被白色贴伏短柔毛。叶对生，膜质，阔卵形或卵形，长4～9 cm，宽2.5～6 cm，先端短尖或短渐尖，基部阔楔尖至近截平，边缘有不规则的牙齿，叶面被短伏毛，背面被白色绒毛；叶柄长1～4.5 cm。花淡紫色，于茎、枝上部排成多花轮伞花序，通常轮伞花序再复合成顶生穗状花序；苞叶叶状，向上渐小；花萼钟状，长约6 mm，外面被长硬毛，其间混生腺毛和黄色小腺点，有10纵脉；花冠长1.3 cm，冠管向上渐变阔大，檐部二唇形，上唇直立，长圆形，下唇较伸展，长约9 mm，3裂，中裂倒心形，里面中部有须毛；雄蕊4，伸出，前对具2药室，后对具1药室。小坚果圆球形，直径约1.5 mm，黑色。花期8—9月；果期9—10月。

【生　境】生于海拔100～800 m的旷野、村边、路旁、荒地和林缘。

【分　布】海南、广东、台湾、福建、江西、浙江、湖南、广西、贵州、云南和西藏等地。亚洲东南部也有分布。

【采集加工】夏、秋季采收，割取地上部分，晒干。

【药材性状】本品长70～150 cm，全株被白色短柔毛。茎方柱形，直径0.5～1.5 cm，灰绿色至紫棕色，每边有一条直沟，多分枝；质稍脆，折断面粗纤维状，中央有近方形的白色髓心。叶皱缩卷曲，展平后卵形，长4～10 cm，两面均灰棕色，网状叶脉明显；边缘有疏钝齿。轮伞花序多花，近枝顶腋生；花冠多脱落，残存灰绿色的花萼。气芳香，味微辛、苦。以枝叶茂密、灰绿色者为佳。

【性味归经】味苦、辛，性微温。归肺、脾经。

【功能主治】祛风解表，理气止痛。用于感冒发热，风湿关节痛，胃痛，胃肠炎。外用治皮肤湿疹，神经性皮炎，虫蛇咬伤，痈疮肿毒，烧、烫伤。

【用法用量】用量9～15 g。外用适量，鲜品捣烂敷患处或煎水洗患处。

【附　方】

❶神经性皮炎：防风草、生半夏、生南星各9 g，薄荷脑1 g，除薄荷脑外，用75%乙醇浸泡上药1周，过滤，加入薄荷脑使溶解，搽患处。每日1次。

❷筋骨疼痛：防风草十蒸九晒，和蜜为丸服。

❸高血压：鲜防风草、鲜海州常山根各25～100 g，水煎服。

❹中风、口眼歪斜：（1）鲜防风草5～10 g，红糖25 g，水煎服。（2）用鲜防风草叶和蓖麻籽仁捣烂贴麻痹侧。

❺痈肿：a.鲜防风草100 g，捣烂绞汁调酒服，渣外敷患处。b.鲜防风草50 g，鲜马鞭草15 g，水煎，调酒服。

❻湿疹：鲜防风草适量，水煎，加食盐或醋洗患处。

1 cm

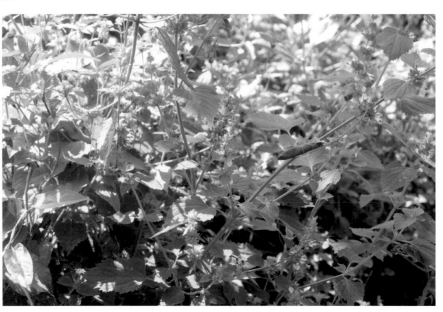

红水葵

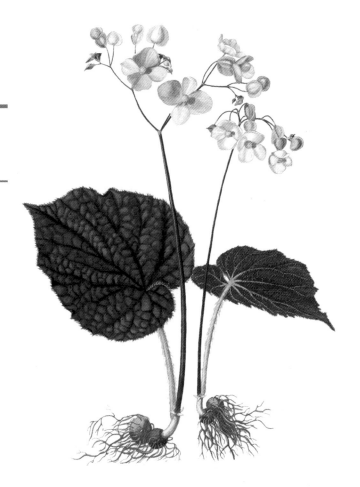

【别　名】散血子、红天葵。

【来　源】本品为秋海棠科植物紫背天葵**Begonia fimbristipula** Hance 的全草。

【植物特征】多年生矮小草本。高4~12 cm。无地上茎；地下茎块状，肉质，直径约5 mm。基生叶1片，卵状心形，长2.5~7 cm，宽2~6 cm，先端短渐尖，基部两侧近对称或稍不对称，边缘有不规则的小钝齿，两面有糙伏毛，下面紫色；叶柄纤细，长2~6 cm，被长粗毛。花粉红色，单性，雌雄同序，常2~4朵簇生成聚伞花序，总花梗细长，超出叶片；雄花花被片4；雄蕊多数；雌花花被片3；子房下位，具翅或棱；花柱3，常弯曲。蒴果三角形，具3翅，其中1翅远大于其余2翅。花期4—5月；果期5—7月。

【生　境】生于山谷林下潮湿的岩石上。

【分　布】广东、广西、海南、香港、福建、浙江、江西、湖南、云南。

【采集加工】夏、秋季采收全株，抖去泥沙，洗净，晒干或晾干。

【药材性状】本品不具地上茎，有时可见球状地下茎。叶每株1片，具长柄；叶片常皱缩成团，紫红色或深紫红色，展平后呈卵状心形或圆心形，长3~7 cm，宽2~6 cm，基部心形，边缘具重钝齿和缘毛，膜质，两面均有贴生糙毛；质薄而脆，易碎。以沸水泡之，水浸液呈紫红色。有特异的酸气，用手搓之刺鼻，味微酸。以叶片大、深紫红色、有酸气者为佳。

【性味归经】味甘、淡，性凉。归肺、脾经。

【功能主治】清热凉血，止咳化痰，散瘀消肿。用于感冒发热，中暑发烧，肺热咳嗽，支气管炎，咯血，跌打肿痛，咽喉肿痛，淋巴结结核，血瘀腹痛。外用治扭伤挫伤，骨折，烧、烫伤。

【用法用量】用量6~9 g。外用适量，鲜品捣烂敷患处。

【附　方】

❶肺结核咯血，肺炎，鼻衄：红水葵9 g，侧柏叶15 g，水煎服。

❷流行性乙型脑炎：红水葵块茎1~2粒，浸酒捣烂，开水冲服。

❸肺结核咯血，淋巴结肿大：红水葵20 g，水煎，加入血余炭服。

【附　注】红水葵水是广东及港澳一带颇有名气的天然饮料之一，以广东鼎湖山的产品最有名，产销量也最大。

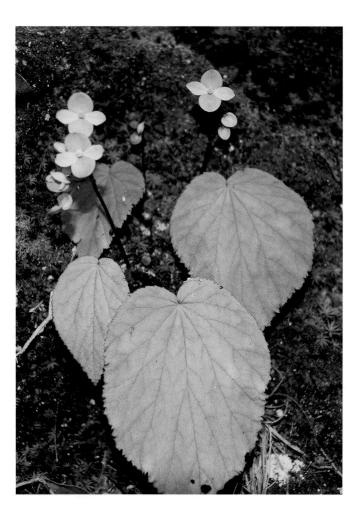

红丝线

【别　名】红蓝、红线草、丝线草、染色九头狮子草。

【来　源】本品为爵床科植物山蓝**Peristrophe bivalvis**（L.）　Merr. [*Peristrophe roxburghiana*（Schult.）Bremek.] 的全草。

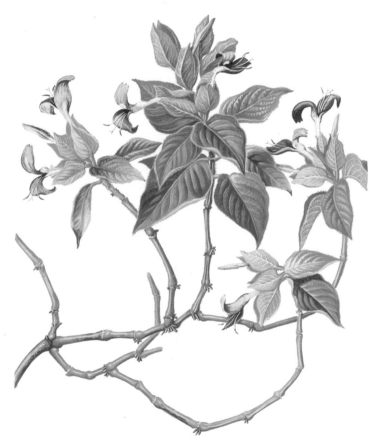

1 cm

【植物特征】多年生直立草本。高通常40~60 cm。多分枝，枝有5~6个直棱和相同数量的纵沟，嫩部被红褐色柔毛。叶对生，膜质，卵形或阔卵形，长3~6 cm或稍过之，宽1.5~3.5 cm，先端短渐尖或短尖，基部阔楔尖至近圆，全缘，干时变黑紫色，两面被褐紫色柔毛或上面近无毛；侧脉每边5~7条。花紫色，排成顶生和腋生的聚伞花序式，通常由2或3个小花头状花序组成；总苞片2，阔卵形、卵形或椭圆形，稍不等大，大的长通常2~2.5 cm，干时紫黑色，有脉纹，被柔毛；花萼小，长约4.5 mm；花冠长3~3.5 cm，被倒生柔毛，冠管喉部内弯，冠檐二唇形；雄蕊2，生于喉部，药室线形，一高一低。通常不结果实。花、果期为冬、春季。

【生　境】生于山坡、荒地、路旁的湿润处。

【分　布】广西、广东、海南等地民间常见栽培。原产印度等地。

【采集加工】夏、秋季采收，枝叶旺盛时割取带叶茎枝，晒干。

【药材性状】本品多为长20~40 cm的带叶茎枝。茎近圆柱形，略弯曲，绿褐色至黑棕色，多分枝，直径0.3~0.6 cm，有明显膨大、屈膝状的节，节间长5~10 cm，幼枝被柔毛；质脆，易断，断面有白色的髓或中空。叶皱缩或破碎，展平后为卵形或宽卵形，长2~5 cm，宽2~4 cm，两面被紫色柔毛，绿褐色或黑褐色。花紫褐色，于叶液或枝端偶见。气微，味淡、微温。以叶多、色绿褐者为佳。

【性味归经】味甘、淡，性凉。归肺、肝经。

【功能主治】清肝降浊，清热止咳，散瘀止痛，凉血。用于肝火上炎，高血压，痰浊，肺炎，肺燥热咳，咯血，肺结核，糖尿病，跌打损伤。

【用法用量】用量15~30 g。外用鲜品捣烂敷患处。

【附　注】本品捣烂置热水中，片刻可见水中有红线状渗出物，稍久，水变为红色，故名"红丝线"。

声色草

【别　名】星色草、广白头翁、满天星草。

【来　源】本品为石竹科植物白鼓钉**Polycarpaea corymbosa**（Lam.）Lam. 的全草。

【植物特征】多年生草本。全株被白色短茸毛；茎直立，常二歧状分枝，纤细，高15~35 cm。叶对生或偶有假轮生，狭线形或上部叶三角状披针形，长10~25 mm，宽1~3 mm，上部叶较细，宽不及1 mm，全缘，边常反卷；托叶干膜质，白色而透明，三角形，长为叶的1/3~1/2，有明显的中脉。花乳白色或有时淡红色，长约2.5 mm，排成顶生、伞房状二歧聚伞花序；苞片白色，干膜质，披针形；萼片5，先端长渐尖；花瓣5，宽卵形，长仅及萼片之半，钝头；雄蕊比花瓣短。蒴果小，藏于萼内。花期7—8月；果期9—10月。

【生　境】生于空旷沙滩草地。

【分　布】广东、广西、香港、海南、云南、江西、福建等地。亚洲、大洋洲、非洲、美洲热带和亚热带地区也有分布。

【采集加工】春、夏季采收，将全草洗净，晒干。

【药材性状】茎纤细而挺直，灰白色，被白色短茸毛，二歧分枝，节部略膨大。根单一，略扭曲，长15~30 cm。叶对生，无柄，叶片窄线状，上部叶较细小；托叶长为叶的一半或更长。伞房状二歧聚伞花序生于植株顶部，密生白色茸毛。气微，味淡。以茎幼嫩、花叶多者为佳。

【性味归经】味淡，性凉。归心、肝、肺、胃经。

【功能主治】清热解毒，利尿除湿。用于湿热痢疾，热淋涩痛，肠胃炎，实证腹水，消化不良。

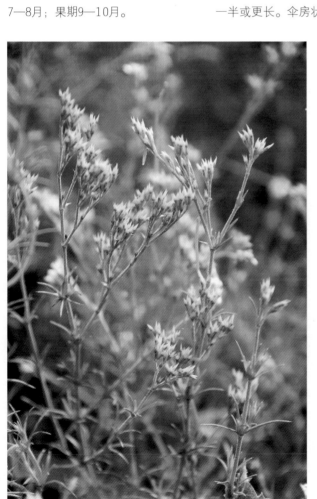

外用治痈疽肿痛。

【用法用量】用量15~30 g。外用适量，鲜品捣烂敷患处。

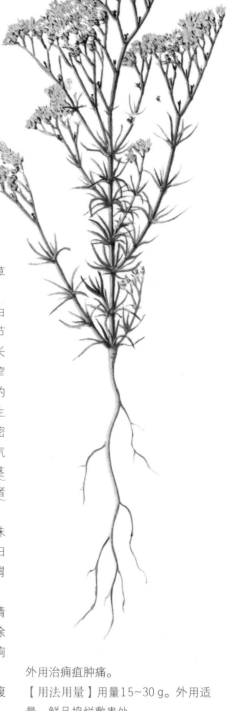

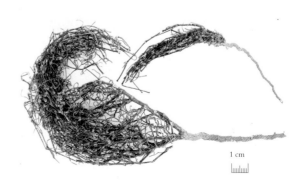

1 cm

灵香草

【别　名】香草。

【来　源】本品为报春花科植物灵香草**Lysimachia foenum-graecum** Hance 的全草。

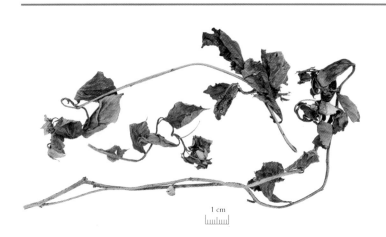

1 cm

【植物特征】多年生草本。茎有狭翅状棱，老茎匍地生根，第一年生茎近直立，高15~30 cm。叶互生，膜状膜质，阔卵形或椭圆形，长4~11 cm，宽达6 cm，先端渐尖，基部下延，全缘或浅波状；叶柄有狭翅，长5~12 mm。花黄色，有长梗，单生上部叶腋；花萼7~10 mm，5深裂，几达基部，裂片卵状披针形；花冠轮状，长12~16 mm，有5个长圆形的裂片；雄蕊比花冠短很多，花药顶孔开裂。蒴果近球形，直径6~7 mm，灰白色。花期5月；果期8—9月。

【生　境】生于林下或山谷阴湿处。

【分　布】广东、广西、云南等地。印度也有分布。

【采集加工】秋季采收，拔取全株，抖净泥沙，烘干或阴干，扎成小把。不宜水洗和日晒，以免香气减弱。

【药材性状】本品长20~40 cm。茎细长，常稍扭曲，直径2~3 mm，灰绿色至紫棕色，不分枝或少分枝，有纵线纹及3条翅状棱，下部节上常生不定根；质稍脆，断面三角形，黄白色。叶卵形至广卵形，长4~10 cm，宽3~6 cm，先端钝，基部下延，叶脉

明显。有时叶腋间可见具长柄的黄花和球形蒴果。气芳香，味微苦。以叶片多、色青黄、气香浓者为佳。

【性味归经】味辛、甘，性微温。归肺、脾、胃经。

【功能主治】解表，祛风寒，辟秽浊，止痛。用于感冒头痛，牙痛，咽喉肿痛，伤寒，胸腹胀满，下痢，蛔虫病。

【用法用量】用量9~15 g。

【附　方】蛔虫病：a.灵香草9~15 g，水煎，于睡前一次服，小儿

用量酌减。b.灵香草鲜叶或鲜枝尖15~30 g，切细炖鸡蛋一次服，小儿用量酌减。

【附　注】

❶灵香草的干草含芳香油0.21%，油中已鉴定有59种成分，其中以十六烷酸、十七烷酸、六氢金合欢烯酰丙酮等含量较高。

❷广西西部曾发现用垂花香草Lysimachia nutantiflora Chen et C. M. Hu作灵香草入药，两者植物形态和药材性状均有区别，不宜混用。

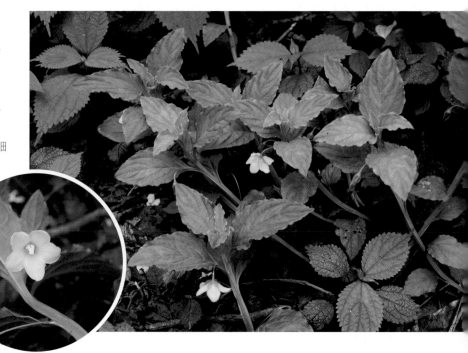

鸡骨草

【别　名】黄食草、细叶鸡骨草。

【来　源】本品为豆科植物广州相思子**Abrus cantoniensis** Hance 的全草。

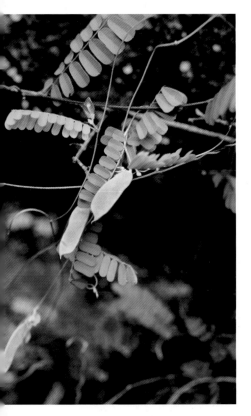

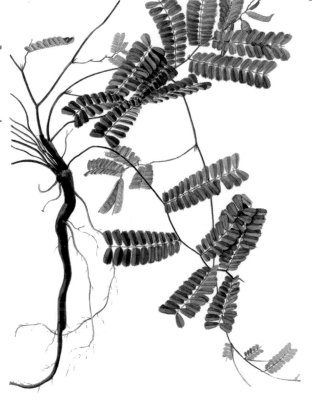

【植物特征】披散状灌木。高0.5~1 m，有粗壮的主根。小枝红褐色，幼时被短硬毛。偶数羽状复叶互生，有小叶8~11对，近无柄；小枝长圆形或倒卵形，长0.5~1.2 cm，先端骤尖，叶面被疏柔毛，背面被紧贴的短粗毛，小脉两面凸起。花淡红色，排成腋生或顶生的总状花序，花单朵或数朵聚生于花序总轴的棒状或球状短枝上；萼钟形，裂齿4~5片，短小；花冠蝶形，极突出，旗瓣卵形，先端急尖，基部与雄蕊贴生，翼瓣狭，龙骨瓣弯拱；雄蕊9，花丝下部合生成管，上部裂开。荚果长圆形，长约3 cm，扁平，被疏柔毛；种子4~5，黑褐色。花期7—9月。

【生　境】生于海拔约200 m的疏林、灌丛或山坡。

【分　布】湖南、广西、广东、香港、海南等地。泰国也有分布。

【采集加工】全年可采收，摘除荚果（因荚果有毒），将藤叶缠绕于主根，扎成小把，晒干。

【药材性状】本品根呈圆柱形或圆锥形，上粗下细，弯曲不直，有分枝，直径0.8~1.2 cm，常附有细小支根；表面灰褐色或微带棕色；质硬，不易折断，断面淡黄色。茎丛生，纤细，直径0.1~0.2 cm；表面红褐色，光滑。偶数羽状复叶互生，小叶8~11对，小叶倒卵形或矩圆形，近无柄，先端近平顶，有小突尖，基部浅心形，下表面被伏毛，叶片较易脱落。气微，味淡。以茎红褐色、叶青绿者为佳。

【性味归经】味甘、淡，性凉。归肝、脾、膀胱经。

【功能主治】利湿退黄，清热解毒，疏肝止痛。用于急、慢性黄疸型肝炎，肝硬化腹水，小便刺痛，胃脘胀痛，乳痈肿痛，风湿骨痛，毒蛇咬伤。

【用法用量】用量30~60 g。

【附　方】急性黄疸型传染性肝炎：

鸡骨草、地耳草、茵陈各30 g，山栀子15 g，水煎服。每日1剂。胃纳差，加鸡内金；发热加金银花、白花蛇舌草；浮肿加葫芦茶。

【附　注】

❶本品的种子含红豆碱（abrine），有毒，不可内服。因此，采收加工时需摘除荚果。

❷同属植物毛相思子Abrus mollis Hance是本品的一个常见伪品或代用品，性状与广州相思子极其相近。毛相思子为缠绕草本，茎细长而柔软，全体密被黄色长柔毛；小叶11~14对，长1.4~2.4 cm，小脉两面不明显；花密集，常4~8朵聚生。

❸可用作夏季清凉饮料。

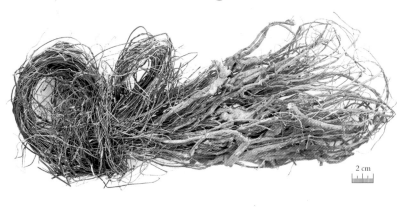

2 cm

青香薷

【别　名】香薷、小叶香薷、七星剑、土香薷。

【来　源】本品为唇形科植物石香薷**Mosla chinensis** Maxim. [*Orthodon chinensis*（Maxim.） Kudo] 的全草。

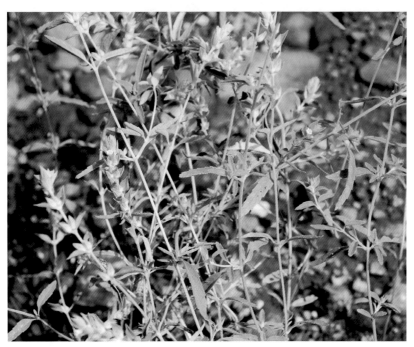

【植物特征】直立草本。高达35 cm。茎纤细，不分枝或自基部分枝，疏被白色柔毛。叶对生，膜质，长圆状线形、披针状线形或线形，长1.3~3 cm，宽2~4 mm，先端短尖或渐尖，基部渐狭或楔形，边缘具疏离浅钝齿，两面疏被柔毛和小洼点状腺点；叶柄长通常不超过5 mm。花紫红色至白色，排成顶生、密花、长1~3 cm的总状花序；苞片覆瓦状重叠，倒卵状圆形，长4~7 mm，先端渐尖，两面和边缘均被毛；基出脉通常5条；花萼钟状，长约3 mm，内外均被白色绵毛，外面具腺点；花冠长约5 mm，常稍露出苞片之外，外面被微柔毛；雄蕊4，内藏，药室近平叉开。果萼增大，内含4枚表面具深雕纹的小坚果，球形，直径约1.2 mm。花期6~9月；果期7—11月。

【生　境】生于干旱山坡、草地上。

【分　布】台湾、福建、广东、广西、江西、浙江、江苏、安徽、湖南、湖北、山东、贵州和四川等地。越南也有分布。

【采集加工】夏、秋季采收，拔起全草，除去杂质，晒干。

【药材性状】本品长10~35 cm。根细，土黄色。茎纤细，直径2~4 mm，下部近圆柱形，紫红色，上部方柱状，灰绿色，节明显；质稍脆，较易折断，断面纤维质。叶对生，叶片常卷缩，灰绿色，展平为线状披针形，长1.5~3 cm或过之，边缘具疏钝齿，两面被柔毛和腺点。老茎枝顶可见长约2 cm的灰白色总状花序。气香，味辛凉微有烧灼感。以茎细、叶嫩、无花、色绿、气香浓者为佳。

【性味归经】味辛，性微温。归肺、胃经。

【功能主治】发汗解表，祛暑化湿，利尿消肿。用于暑湿感冒，发热无汗，头痛，水肿，腹痛吐泻，小便不利。

【用法用量】用量3~9 g。

【附　方】

❶暑湿感冒：青香薷、厚朴、白扁豆各9 g，甘草6 g，水煎服。

❷多发性疖肿，痱子：鲜青香薷适量，捣烂敷患处。

❸皮肤瘙痒，阴部湿疹：青香薷适量，水煎，外洗患处。

【附　注】华南部分地区入药的香薷为本品，而非《中华人民共和国药典》所载的香薷。

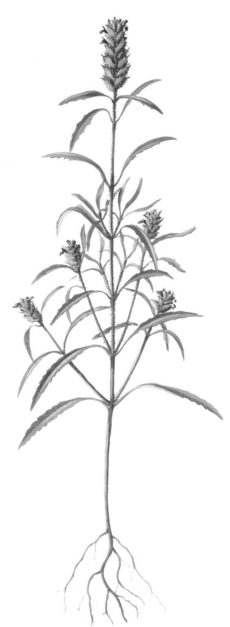

虎耳草

【别　名】狮子耳、耳聋草。

【来　源】本品为虎耳草科植物虎耳草Saxifraga stolonifera W. Curt. 的全草。

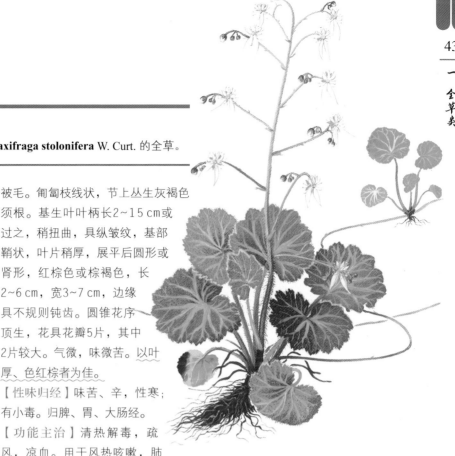

【植物特征】多年生草本。高14~45 cm。全株被毛，茎匍匐，细长柔弱，紫红色，落地后又生新株。叶基生，肾状圆形，长1.7~7.5 cm，宽2.4~12 cm，边缘波浪形或浅裂，具钝齿，叶面绿色，脉纹白色，背面常带紫红色或具斑点，两面被长伏毛；叶柄长达21 cm。花白色，多朵排成圆锥花序，花茎从叶丛中抽出，长15~45 cm；萼片5，分离，卵形，稍不等大；花瓣5片，具紫斑或黄斑，上面3片较小，卵形，长2.8~4 mm，下面2片大，披针形，长8~15 mm；雄蕊10；心皮2，合生。蒴果卵形，具2喙；种子多数。花、果期4—11月。

【生　境】生于山谷、林下、阴湿的石隙中。

【分　布】华东、华南至西南各省区，陕西和河南等地。日本、朝鲜、菲律宾也有分布。

【采集加工】夏、秋季采收全草，除去杂质，洗净，晒干。

【药材性状】本品多卷缩成团，全体被毛。匍匐枝线状，节上丛生灰褐色须根。基生叶叶柄长2~15 cm或过之，稍扭曲，具纵皱纹，基部鞘状，叶片稍厚，展平后圆形或肾形，红棕色或棕褐色，长2~6 cm，宽3~7 cm，边缘具不规则钝齿。圆锥花序顶生，花具花瓣5片，其中2片较大。气微，味微苦。以叶厚、色红棕者为佳。

【性味归经】味苦、辛，性寒；有小毒。归脾、胃、大肠经。

【功能主治】清热解毒，疏风，凉血。用于风热咳嗽，肺痈，吐血。外用治中耳炎，耳郭溃烂，丹毒，痔疮肿痛，湿疹，风疹瘙痒。

【用法用量】用量9~15 g。外用鲜品适量，捣烂取汁滴耳或涂敷患处。

【附　方】

① 中耳炎：鲜虎耳草适量，捣烂取汁（可以加冰片粉少许）滴耳，每日1~2次。

② 耳郭溃烂：a.鲜虎耳草适量，捣烂调茶油涂患处。b. 鲜虎耳草适量，冰片0.3 g，枯矾1.5 g，共捣烂敷患处。

③ 肺痈痰臭：虎耳草12 g，忍冬叶30 g，水煎服。

④ 肺痨结核：虎耳草、鱼腥草、一支黄花各30 g，白及、百部、白茅根各15，水煎服。

⑤ 吐血：虎耳草9 g，猪瘦肉120 g，混合捣烂，做成肉饼，加水蒸熟食用。

⑥ 风火牙痛：虎耳草15 g，水煎，去渣后加鸡蛋1只，吃蛋喝汤。

⑦ 皮肤风疹：虎耳草、苍耳子、紫草、芦根各15 g，水煎，分3次服，早、中、晚各一次。

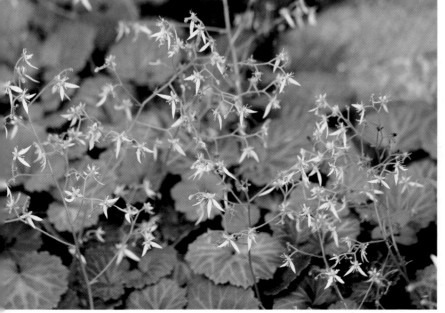

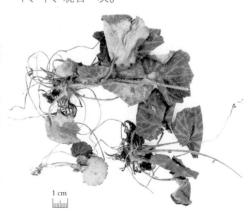

1 cm

败酱

【别　名】黄花龙芽、败酱草、龙芽败酱、苦斋公。

【来　源】本品为败酱科植物黄花败酱**Patrinia scabiosaefolia** Fisch. ex Trev. 或白花败酱**Patrinia villosa** Juss. 的全草。

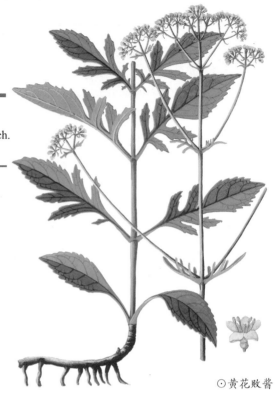

⊙黄花败酱

◎黄花败酱

【植物特征】多年生草本。高达150 cm。全株被脱落性白硬毛；地下茎细长，横走。基生叶丛生，阔卵形，边缘有钝齿，具长柄，茎生叶对生，披针形或狭卵形，长5~15 cm，宽2~5 cm，先端渐尖，基部楔形并下延成叶柄，羽状分裂，有裂片2~3对，中央裂片最大，椭圆形或卵形，两侧裂片小，狭椭圆形或线形。圆锥状花序由多数聚伞花序组成，顶生；花小，直径2~4 mm，黄色；花萼极小；花冠筒短，5裂；雄蕊4，与花冠近等长。蒴果长椭圆形，直径约5 mm，边缘稍扁，无翅。花期7—9月；果期8—10月。

【生　境】生于山坡草丛中。

【分　布】全国各地均有分布。蒙古、朝鲜、日本、俄罗斯也有分布。

◎白花败酱

【植物特征】多年生草本。高50~90 cm。茎直立，被倒生白色硬毛，不分枝或上部有少数分枝，下部节上常生不定根。基生叶簇生，有长柄，叶片卵形，长3~10 cm，宽1.5~5 cm，先端短尖，基部下延于叶柄，边缘有粗钝齿，两面被硬毛；上部叶狭椭圆形，近无柄。花白色，较细小，排成顶生或腋生的聚伞圆锥花序；花萼和花冠均5裂，花冠管短；雄蕊4；子房3室，但仅1室发育。蒴果倒卵形，长约5 mm，被短柔毛，不育子房扩大成膜质圆翅。花期7—9月；果期8—11月。

【生　境】生于山谷、沟边、山坡草丛中。

【分　布】台湾、湖北、湖南、广东、广西、四川、江苏、浙江、江西、安徽、河南、贵州等地。日本也有分布。

【采集加工】夏、秋季花开前采挖全草，晒至半干，扎成束，再阴干。

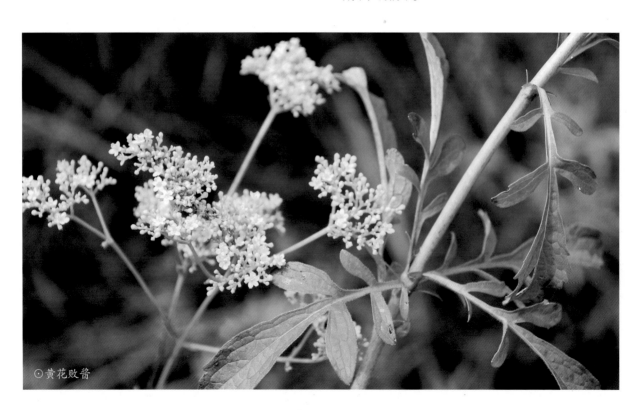

⊙黄花败酱

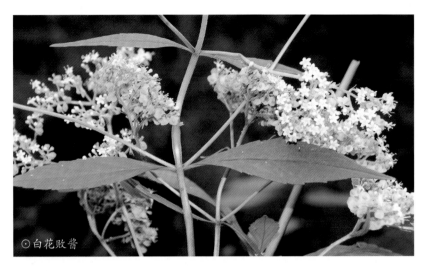

⊙白花败酱

较浅，两面疏生白毛，叶柄基部略抱茎。茎枝先端常有伞房状聚伞圆锥花序；花黄色。气特异，味微苦。以根长、叶多而色绿、气浓者为佳。

白花败酱　茎被白色长硬毛，后变无毛。茎生叶不分裂。花白色。

【性味归经】味苦、辛，性微寒。归肝、胃、大肠经。

【功能主治】清热利湿，解毒排脓，活血化瘀。用于肠痈，阑尾炎，痢疾，肠炎，肝炎，眼结膜炎，产后瘀血腹痛，痈肿疔疮。

【用法用量】用量15~30 g（鲜品60~120 g）。外用适量，鲜品捣烂敷患处。

【附　方】

❶阑尾脓肿：败酱、金银花、紫花地丁、马齿苋、蒲公英、制大黄各15 g，水煎服。

❷产后腰痛（气血流入腰腿，痛不可转者）：败酱、当归2.5 g，川芎、芍药、桂心各2 g，水煎，分2次服。

❸产后腹痛如锥刺者：败酱150 g，水煎，分3次服。

❹产后宿血：败酱60 g，没药、乳香各10 g，当归、川芎各3 g，香附子、续断各15 g，共研末，每次6 g，早上服。

❺无名肿毒：鲜败酱60 g，酒、水各半煎服，药渣捣烂敷患处。

❻肋间神经痛：败酱60 g，水煎服。

【药材性状】黄花败酱　全长50~100 cm。根茎呈圆柱形，多向一侧弯曲，直径0.3~1 cm，暗棕色至紫棕色，节间长多不超过2 cm，节上有不定根。茎圆柱形，直径2~8 mm，黄绿色至黄棕色，被倒生硬毛；质脆，易折断，断面中部有髓或髓消失而留有一细小空洞。叶多卷缩或破碎，完整的茎生叶展平后呈羽状深裂至全裂，有5~7裂片，顶生裂片明显较大，两侧裂片较狭小，边缘有粗钝齿，上面深绿色或黄棕色，下面色

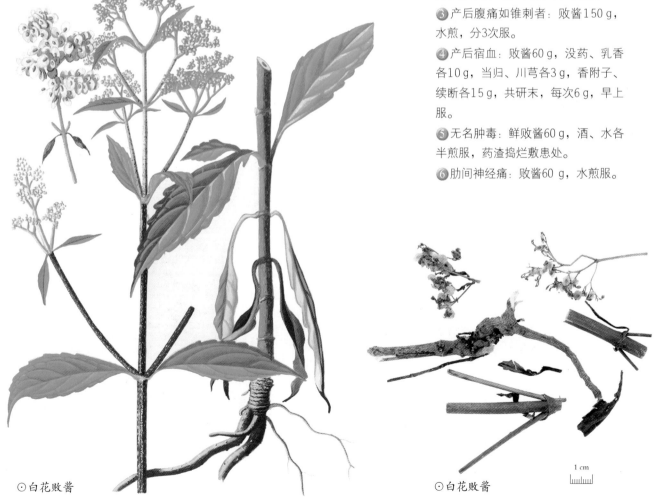

⊙白花败酱

⊙白花败酱

1 cm

佩兰

【别　名】兰草、泽兰、圆梗泽兰、省头草。

【来　源】本品为菊科植物佩兰 **Eupatorium fortunei** Turcz. 的地上部分。

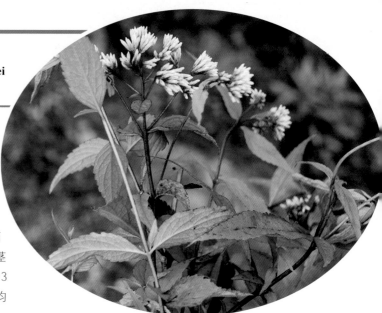

【植物特征】多年生草本。高达1 m，具横走的根茎。茎直立，绿色或紫红色，疏被短柔毛。叶对生，茎上部的叶互生，膜质；茎上部的叶通常不裂，披针形，长6~12 cm，两面均无毛，边缘有粗齿，茎中部的叶为3全裂，中裂片较大，长椭圆形或披针形，长5~10 cm，侧裂片较小；叶柄长1.5~2 cm。头状花序多数，花期直径约5 mm，于茎枝先端复作伞房花序式排列；总苞钟形，总苞片2~3层，外层短，卵状披针形，内层较长，狭椭圆形，均带紫红色，无腺点；花淡红色，全为两性管状花；花冠长约5 mm，先端5齿裂。瘦果纺锤形，具5棱，长3~4 mm。冠毛白色，长约5 mm。花、果期7—11月。

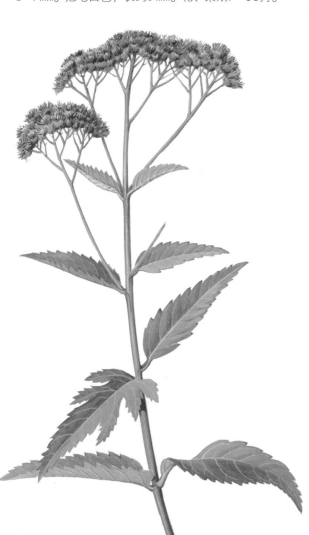

【生　境】栽培植物。常生于山溪边或林缘，喜湿润沃地。

【分　布】山东、江苏、浙江、江西、湖北、湖南、云南、四川、贵州、广西、广东、海南、陕西等地。日本、朝鲜也有分布。

【采集加工】夏、秋二季分两次采割，除去杂质，晒干。

【药材性状】本品茎呈圆柱形，长30~100 cm，直径0.2~0.5 cm；表面黄棕色或黄绿色，有的带紫色，有明显的节及纵线棱；质脆易断，断面髓部白色或中空。叶片多皱缩或破碎，绿褐色；完整叶片3裂或不分裂，分裂者中间裂片披针形或长圆状披针形，基部狭窄，边缘有钝齿；不分裂者卵状披针形。气芳香，味微苦。以质嫩、叶多、色绿、香气浓者为佳。

【性味归经】味辛，性平。归脾、胃、肺经。

【功能主治】芳香化湿，醒脾开胃，发表解暑。用于湿浊中阻，脘痞呕恶，食欲不振，口中甜腻，口臭，暑湿表证，发热倦怠，胸闷不舒，急性胃肠炎。

【用法用量】用量3~10 g。

【附　方】

❶夏季伤暑：佩兰9 g，鲜荷叶15 g，滑石18 g，甘草3 g，水煎服。

❷急性胃肠炎：佩兰、藿香、苍术、茯苓、三颗针各9 g，水煎服。

1 cm

金丝草

【别　名】黄毛草、猫毛草。

【来　源】本品为禾本科植物金丝草Pogonatherum crinitum（Thunb.）Kunth 的全草。

【植物特征】多年生草本。秆丛生，直立，高10~30 cm。叶片扁平，线状披针形，长2~5 cm，宽1~3 mm，两面和边缘稍被毛，叶脉平行；叶鞘仅鞘口被毛。穗形总状花序顶生，柔弱而稍弯，长1.5~3 cm，有许多小穗；小穗成对，一具柄，一无柄，长不及2 mm；穗轴节间长为小穗的一半或过之，被纤毛；基盘的毛与小穗近等长，金黄色；第一颖的先端截头状或浑圆；第二颖的脊粗糙，先端稍2裂，有芒，芒长10~15 mm，结实小花的外稃先端裂齿间也具芒，长18~24 mm，芒均金黄色，直或稍弯。颖果长椭圆形。花、果期4—10月。

【生　境】生于阴湿山坡、河边、石隙中。

【分　布】香港、广东、广西、云南、贵州、四川等地。日本、印度和中南半岛也有分布。

【采集加工】全年可采，以花、果期采收最佳。拔取全株，抖去泥沙，洗净，晒干。

【药材性状】本品须根黄色或黄棕色。秆直立，丛生，长10~30 cm，直径1~2 mm，草黄色，较光滑，但节上具白毛，节间具直线纹；质脆，断面中空。叶多已干缩，展平为线状披针形，长2~5 cm，两面和叶缘具微毛。花序穗状，顶生，长1.5~3 cm，具柔软、滑溜、略显金丝样光泽的长毛。颖果长椭圆形。气微，味淡。以花序大、有金线样光泽而柔软者为佳。

【性味归经】味甘、淡，性凉。归脾、肾、膀胱经。

【功能主治】清热，解暑，利尿。用于感冒发热，中暑，尿路感染，肾炎水肿，黄疸型肝炎，糖尿病，小儿久热不退。

【用法用量】用量15~30 g。

【附　方】

❶急性肾炎，浮肿：金丝草、车前草、地锦草、爵床（鲜品）各30 g，水煎服。

❷发热口渴，泄泻，热淋：鲜金丝草60~120 g，水煎服。

❸小儿烦热不解：金丝草30 g，水煎服。

❹糖尿病：金丝草60 g，白果12枚，水煎服。

❺黄疸型肝炎：金丝草30 g，龙胆草、栀子各15 g，水煎服。

❻尿路感染：金丝草、海金沙各15 g，水煎服。

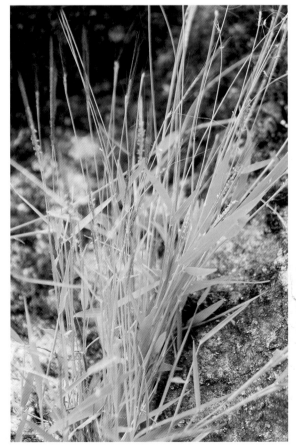

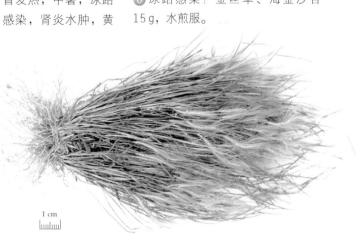

1 cm

金钱草

【别　名】对座草、路边黄、遍地黄、四川金钱草。

【来　源】本品为报春花科植物过路黄 **Lysimachia christinae** Hance 的全草。

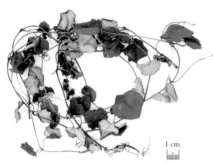

【植物特征】多年生草本。茎柔弱，匍匐，长20~60 cm，节上生根。单叶对生，卵形或近圆形，长2~6 cm，宽1~4 cm，先端圆或钝，基部心形或近圆，全缘，两面无毛；叶柄长2~4 cm。花夏季开放，黄色，单生叶腋，花梗长约4 cm；萼5裂，花萼长4~10 mm，分裂近达基部，裂片披针形，先端锐尖或稍钝，无毛，被柔毛或仅边缘具缘毛，宿存；花冠黄色，长14~18 mm，5裂，裂片狭卵形，先端锐尖或钝，有黑色腺条；雄蕊5，长7~9 mm，花丝基部合生成筒；花药卵圆形，长1~1.5 mm；花粉粒具3孔沟，近球形，表面具网状纹；蒴果球形，棕色，直径约2.5 mm，无毛，有稀疏黑色腺条。花期6—7月；果期7—10月。

【生　境】生于荒地、路旁、沟边湿润处。

【分　布】长江流域各地及山西。

【采集加工】夏、秋季采收，将全草洗净，晒干。

【药材性状】本品常卷缩成团。茎扭曲，棕色或暗棕红色，有纵纹，无毛，直径约1 mm，下部节上有淡黄色须根；断面实心，外圈深红色。叶多皱缩，展平后呈宽卵形或心形，长1~3.5 cm，宽1~3.5 cm，基部微凸，全缘，上面灰绿色或棕褐色，下面色较浅，用水浸后，对光透视可见黑色或褐色条纹。花黄色，单生叶腋，具长梗。蒴果球形。气微，味淡。以叶大、须根少者为佳。

【性味归经】味苦、酸，性凉。归肝、胆、肾、膀胱经。

【功能主治】利湿退黄，利尿通淋，解毒消肿。用于湿热黄疸，胆胀胁痛，石淋，热淋，小便涩痛，痈肿疔疮，蛇虫咬伤。治疗肝、胆结石，胆囊炎，黄疸型肝炎，泌尿系统结石，药物中毒。外用治化脓性炎症，烧、烫伤。

【用法用量】用量15~60 g（鲜品120~150 g）。外用适量，鲜品捣烂敷患处或取汁涂患处。

【附　方】

①胆结石：金钱草60~120 g，水煎服。每日1剂，连服2~3个月。

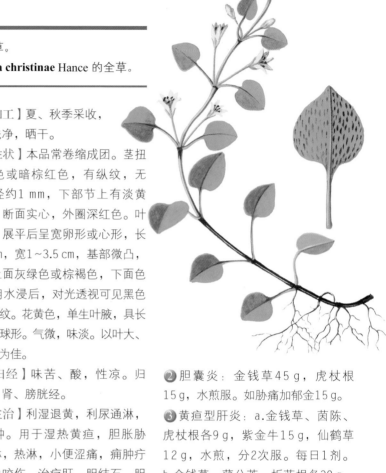

②胆囊炎：金钱草45 g，虎杖根15 g，水煎服。如胁痛加郁金15 g。

③黄疸型肝炎：a.金钱草、茵陈、虎杖根各9 g，紫金牛15 g，仙鹤草12 g，水煎，分2次服。每日1剂。b.金钱草、蒲公英、板蓝根各30 g，水煎，分2次服。每日1剂。

④梗阻性黄疸：金钱草60 g，郁金15 g，广木香、枳壳、黄芩各9 g，水煎服。若大便秘结可加生大黄6~9 g一起水煎，另取芒硝6 g，冲服。

⑤肾结石：金钱草、车前草各15 g，滑石30 g，地黄、川断、桑寄生各12 g，补骨脂、杜仲、丹参、香附各9 g，水煎服。

⑥输尿管结石：金钱草、车前草、地黄、萹蓄、萆薢各15 g，牛膝、冬葵子、王不留行、当归、丹参各9 g，滑石30 g，水煎服。

⑦腹水胀：鲜金钱草适量，捣烂敷脐部。

⑧疟疾：鲜金钱草适量，搓成小丸，于发作前1~2小时，塞入鼻腔内。

⑨乳腺炎：鲜金钱草适量，红糟、红糖各少许，同捣烂敷患处。

⑩肿毒：鲜金钱草、鲜苦参适量，捣烂敷患处。

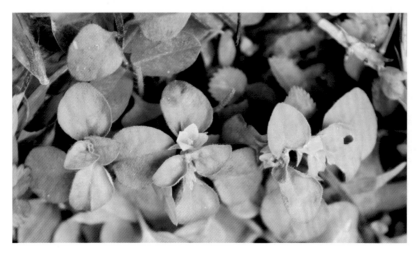

鱼腥草

【别　名】狗帖耳。

【来　源】本品为三白草科植物蕺菜**Houttuynia cordata** Thunb. 的全草。

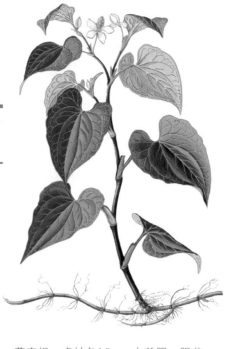

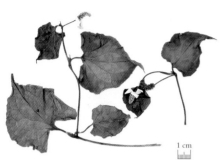

【植物特征】多年生草本。高15~50 cm。全株有腥臭味。茎上部直立，常呈紫红色，下部匍匐，节上轮生小根。叶互生，薄膜质，具腺点，背面更多，卵形或阔卵形，长4~10 cm，宽2.5~6 cm，基部心形，全缘，背面常紫红色；掌状叶脉5~7条；叶柄长1~3.5 cm，无毛；托叶膜质，长1~2.5 cm，下部与叶柄合生成鞘。花小，无花被，排成与叶对生、长约2 cm的穗状花序；总苞片4片，生于总花梗之顶，白色，花瓣状，

长1~2 cm；雄蕊3，花丝长，下部与子房合生；雌蕊由3个合生心皮所组成。蒴果近球形，直径2~3 mm，先端开裂。花期4—7月。

【生　境】生于低湿沼泽地、沟边、溪边或森林旁。

【分　布】我国中南部各省区，北至陕西、甘肃。亚洲东部及东南部也有分布。

【采集加工】夏季茎叶茂盛、花穗多时采收。拔取全草，除去杂质，晒干。

【药材性状】本品长15~50 cm。茎呈扁圆柱形，稍扭曲，直径2~3 mm，红棕色，具纵棱数条，节明显，下部节上具残存须根；质脆，易折断，断面黄棕色。叶互生，叶片常卷折皱缩，展开后呈心形，长3~7 cm，宽3~6 cm，全缘，上表面暗黄绿色至暗红棕色，密生腺点，下表面灰绿色或灰棕色；质脆易碎；托叶与叶柄基部合生成鞘状。穗状花序顶生，黄棕色。搓碎有鱼腥气，味微涩。以叶多、色灰绿、有花穗、鱼腥气浓者为佳。

【性味归经】味酸、辛，性凉。归肺经。

【功能主治】清热解毒，消痈排脓，利水消肿。用于扁桃体炎，肺脓肿，肺炎，气管炎，肾炎水肿，肠炎，痢疾，乳腺炎，蜂窝组织炎，中耳炎。外用治痈疖肿毒，毒蛇咬伤。

【用法用量】用量15~30 g。外用适量，鲜品捣烂敷患处。

【附　方】

❶细菌性肺炎：鲜鱼腥草、鸭跖草、半枝莲各30 g，野

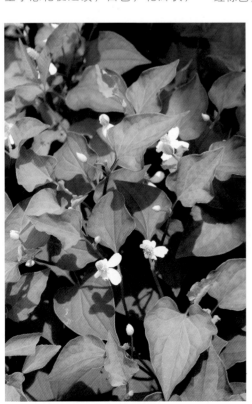

荞麦根、虎杖各15 g，水煎服。服药后2日内退热，对某些使用抗生素治疗无效的肺炎患者有较好的疗效。但个别患者有强烈的胃肠道反应。

❷慢性气管炎：鲜鱼腥草30 g，虎杖9 g，胡颓子叶15 g。先将虎杖、胡颓子叶加水约500 mL，煮沸4小时，加入鱼腥草再煮沸1小时，过滤，加白糖适量。分2~3次服，每日1剂，10日为1个疗程。

❸小儿腹泻：鱼腥草15 g，炒山药6 g，炒白术4.5 g，茯苓6 g，水煎服。每日1剂。

❹子宫颈糜烂：鱼腥草蒸馏液。用10%呋喃西林溶液清洗阴道及宫颈分泌物后，以消毒棉球（棉球系一粗线，以便患者自己拉出）蘸鱼腥草蒸馏液，塞入子宫颈处，24小时后再换药，10日为1个疗程。

❺痢疾：鱼腥草18 g，山楂炭6 g，水煎服。

❻热淋：鱼腥草18~30 g，水煎服。

❼尿道炎，膀胱炎：鱼腥草根6~9 g，灯心草3~6 g，水煎服。

❽食积腹胀：鲜鱼腥草30 g，水煎服。

❾荨麻疹：鲜鱼腥草捣烂敷患处。

【附　注】本品含癸酰乙醛（鱼腥草素），对金黄色葡萄球菌、白色葡萄球菌、痢疾杆菌等均有较强的抑制作用。果实含槲皮鼠李苷，有较强的利尿作用。

狗肝菜

【别　名】路边青、青蛇仔。

【来　源】本品为爵床科植物狗肝菜Dicliptera chinensis
（L.）Juss. 的地上部分。

【植物特征】一年生或二年生草本。高达1 m。茎基部外倾，具6钝棱和同数的浅纵沟，常膝曲状弯拐，近无毛或于明显肿胀的节部被疏柔毛。叶对生，有柄，叶片薄膜质，卵形或阔卵形，长2.5~7 cm，宽1.5~4 cm，先端渐尖或短渐尖，基部阔楔形，全缘，两面无毛或下面中脉上被疏柔毛。花序腋生和顶生，由3~4个头状聚伞花序组成，聚伞花序有花数朵，但通常仅1朵发育；总苞状苞片2，一大一小，长6~10 mm，先端具凸尖，被柔毛；萼小，深5裂，长3~4 mm；花冠粉红色，长10~12 mm或稍过之，被柔毛，檐部二唇形；雄蕊2，生于喉部，药室2，卵形，一上一下，均无距。蒴果卵形，长约6 mm，开裂时胎座连同珠柄钩自蒴底弹起。花、果期秋、冬季。

【生　境】生于疏林、溪边、村边、路旁较阴处。

【分　布】广东、广西、香港、澳门、海南、福建、台湾、云南等地。越南也有分布。

【采集加工】夏、秋季采收，将全草洗净，晒干。

【药材性状】本品呈灰绿色。茎多分枝，膝状弯曲，长30~80 cm，直径0.2~0.3 cm，有6条钝棱，节膨大，下部节上有淡黄色不定根。叶多皱缩或破碎，完整者展平后呈卵形或宽卵形，长2.5~7 cm，宽1.5~3.5 cm，基部宽楔形或稍下延，全缘，两面近无毛或下面中脉上被疏柔毛。花序有时可见，腋生，数个头状花序排列成聚伞状或圆锥状；总苞片2片，对生，叶状，宽卵形或近圆形，一大一小，其内含花数朵，但仅1朵发育。气微，味淡、微甘。以叶多、色绿者为佳。

【性味归经】味甘、淡，性凉。归心、肺、肝、小肠经。

【功能主治】清热解毒，凉血利尿。用于感冒高热，斑疹发热，流行性乙型脑炎，风湿性关节炎，眼结膜炎，小便不利。外用治线状疱疹，疔肿。

【用法用量】用量15~30 g。外用适量，鲜品捣烂敷患处。

【附　方】

❶感冒发热：狗肝菜、牡荆叶、岗梅叶各400 g，积雪草、香薷、青蒿、甘草各300 g，晒干，共研细粉，分装，每包6 g，每次1~3包，每日3次，开水冲服。

❷流行性乙型脑炎：狗肝菜30 g，地胆草、积雪草、刺针草、车前草各15 g（鲜品加倍），水煎服。根据病情，每日服1~3剂。

❸大便下血，赤痢：狗肝菜30 g，水煎服。

❹肺热咳嗽：狗肝菜60~120 g，水煎服。

❺喉痛：狗肝菜20~30 g，水煎服。

❻肝热目赤：狗肝菜60~120 g，猪肝、羊肝或鸡肝适量，水煎，药液一半内服，一半熏洗患眼。

❼小儿惊风：鲜狗肝菜、地桃花各30 g，鲜牛膝叶10 g，鲜车前草9 g，共捣烂，取汁服。

❽小便淋沥：鲜狗肝菜500 g，蜜糖30 g，鲜狗肝菜捣烂取汁，冲蜜糖和开水服。

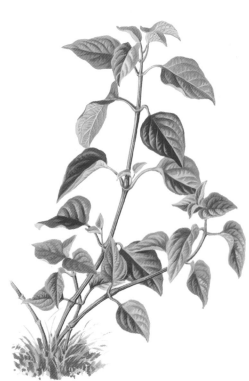
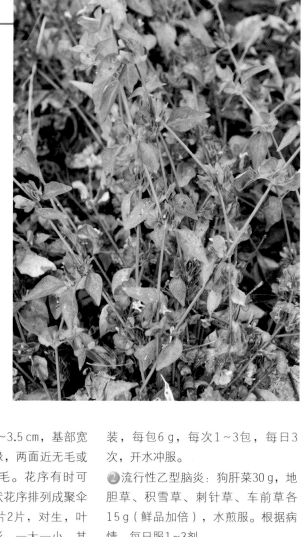

泽兰

【别　名】地笋、草泽兰、方梗泽兰。

【来　源】本品为唇形科植物地瓜儿苗**Lycopus lucidus** Turcz. var. **hirtus** Regel 的地上部分。

【植物特征】多年生草本。高达1.3 m。根茎横走，具节，节上生许多须根。茎直立，方柱形，通常不分枝，节部紫色，节上被短硬毛。叶对生，具极短柄或近无柄，长圆状披针形，稍呈镰状弯曲，长4~8 cm，宽1.2~2.5 cm，先端渐尖，基部渐狭，边缘有锐尖的牙齿状钝齿和缘毛，亮绿色，叶面密被刚毛状硬毛，背面脉上被刚毛状硬毛和腺点；侧脉每边6~7条。花白色，排成无总梗、稠密多花的轮伞花序；小苞片多层，卵圆形至披针形，外层者长5 mm，有3脉，内层者长2~3 mm，1脉；花萼钟状，长约3 mm，外面有腺点；花冠长约5 mm，冠檐不明显二唇形，上唇近圆形，下唇3裂，中裂最大；发育雄蕊2，伸出，不育雄蕊棒状，生于上唇下方。小坚果倒卵圆状四边形，边缘增厚，腹面有棱。花期6—7月；果期8—11月。

【生　境】生于山谷、沟边或沼泽地。

【分　布】台湾、福建、江西、浙江、江苏、安徽、湖南、湖北、甘肃、陕西、山西、山东、河北、内蒙古、辽宁、吉林、黑龙江、广西、广东、云南、贵州、四川等地。日本和朝鲜也有分布。

【采集加工】夏、秋季采收，将全草洗净，晒干。

【药材性状】本品长50~100 cm。茎呈方柱形，每面均有浅纵沟1条，直径2~6 mm，通常不分枝，黄绿色，节部紫色，且有白色短硬毛；质脆，断面黄白色，髓部中空。叶片多皱缩，展平后为披针形或长圆形，长4~8 cm，上面黑绿色，下面灰绿色，密具腺点，两面均有短硬毛，边缘有钝齿。花簇生叶腋成轮状，花冠多脱落，苞片及花萼宿存，黄褐色。气微，味淡。以质嫩、叶多、色绿者为佳。

【性味归经】味苦、辛，性微温。归肝、脾经。

【功能主治】活血调经，祛瘀消痈，利水消肿。用于月经不调，经闭，痛经，产后瘀血腹痛，疮痈肿毒，水肿腹水。

【用法用量】用量6~12 g。

【附　方】

❶ 产后子宫恢复不良：泽兰15~30 g，水煎服，砂糖为引。每日1剂。

❷ 产后瘀血腹痛：泽兰、赤芍、延胡索、蒲黄各9 g，丹参12 g，水煎服。

❸ 经闭：泽兰、铁刺菱各9 g，马鞭草、益母草各15 g，土牛膝3 g，水煎服。

❹ 产后恶露不尽，腹痛往来，兼胸闷少气：泽兰、生干地黄、当归各1 g，芍药、生姜各3 g，甘草2 g，大枣14枚，水煎，分3次服。

❺ 产后气血暴虚，未得安静，血随气上，迷乱心神；极甚者，口噤，神昏，气冷者：泽兰叶、人参各0.3 g，荆芥穗30 g，川芎15 g，研为粉末。取上述粉末3 g，以温酒、热汤各半盏喂服。

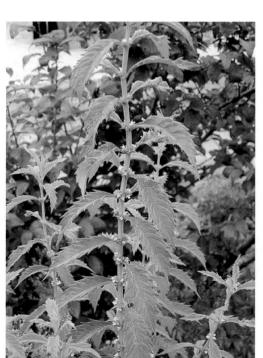

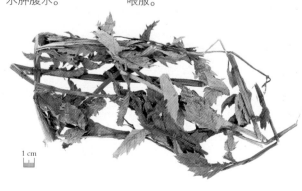

1 cm

珍珠草

【别　名】叶后珠、日开夜闭、珠子草

【来　源】本品为大戟科植物叶下珠**Phyllanthus urinaria** L. 的全草。

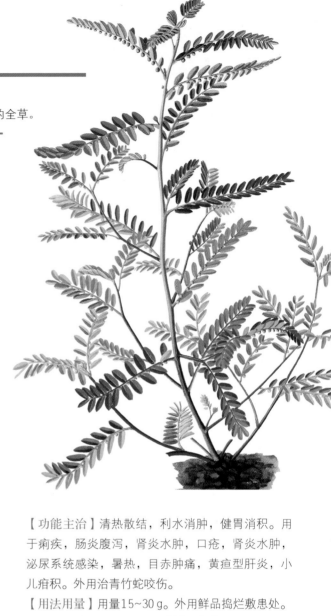

【植物特征】一年生草本。高10~40 cm。茎直立或基部平卧而后上升，常多分枝；小枝具翅状棱角，被短硬毛。叶互生，排成二列，形似复叶，叶片膜质，长椭圆形，长5~10 mm，宽2~5 mm，先端钝而具小凸尖，基部不等侧，边缘具短硬毛；叶柄极短。花小，具短梗，单性同株，无花瓣；雄花2~3朵簇生于小枝上部叶腋；萼片6片，长圆形；雄蕊3，花丝合生；花盘腺体6，分离；雌花单生于小枝中、下部；萼片披针形或长圆形，中部紫红色。果扁球形，直径1~2 mm，粗糙。花期4—6月；果期7—11月。

【生　境】生于旷野草地、山坡、旱田、村旁等处。

【分　布】我国秦岭以南各省区。世界泛热带地区也有分布。

【采集加工】夏、秋季采收，拔取全株，洗净泥沙，晒干。

【药材性状】本品全草长10~40 cm，基部生有须状根。茎圆柱形，直径2~3 mm，有纵纹，下部灰褐色，嫩枝有翅状锐棱，灰褐色至棕红色；质脆，易折断，断面中空。叶互生，排成二列，长圆形至倒卵形，灰绿色，易脱落；花细小，腋生，常藏于叶下。气微，味微苦。以叶多、灰绿色者为佳。

【性味归经】味甘、微苦，性凉。归肝、脾、肾经。

【功能主治】清热散结，利水消肿，健胃消积。用于痢疾，肠炎腹泻，肾炎水肿，口疮，肾炎水肿，泌尿系统感染，暑热，目赤肿痛，黄疸型肝炎，小儿疳积。外用治青竹蛇咬伤。

【用法用量】用量15~30 g。外用鲜品捣烂敷患处。

【附　方】

❶肝炎：鲜珍珠草、鲜黄胆草各60 g，母螺7粒，鸭肝1个，冰糖60 g，水炖服。

❷痢疾，肠炎，腹泻：珍珠草、铁苋菜各30 g，水煎，加糖适量服，或配老鹳草水煎服。

❸黄疸：鲜珍珠草60 g，水煎服。

❹小儿疳积：鲜珍珠草、葫芦茶各30 g，白马骨根15 g，猪肝或猪瘦肉适量，水炖服。

❺青竹蛇咬伤：鲜叶下珠叶洗净，捣烂敷伤处。

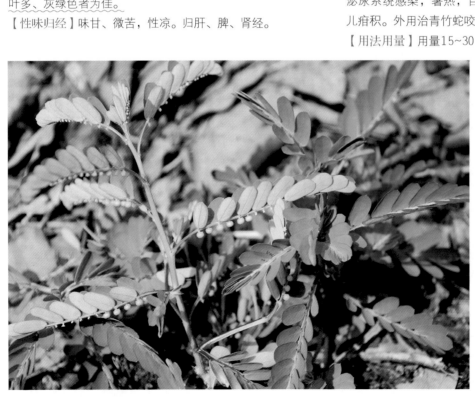

茵陈

【别　名】猪毛蒿、白蒿、绒蒿、猴子毛、扫把艾。

【来　源】本品为菊科植物茵陈蒿**Artemisia capillaris** Thunb. 或猪毛蒿
Artemisia scoparia Waldst. et Kit. 的地上部分。春季采收的习称
"绵茵陈"，秋季采割的习称"花茵陈"。

◎茵陈蒿

【植物特征】亚灌木状草本。高50~100 cm。茎常数个丛生，基
部直径5~8 mm；第一年生长者常单生。叶通常二回羽状分裂，
下部叶裂片较阔短，中部叶轮廓为阔卵形或近圆形，小裂片狭线
形，通常细直，不弧曲，长8~12 mm，上部叶羽状分裂、3裂或
不裂。头状花序小，直径1.5~2 mm，多数于枝顶作总状或复总状
式排列；总苞球形，无毛，总苞片3~4层，卵形，边缘膜质，淡
绿色，无毛；花黄色，外层有6~10朵能育雌花，内层花较少，不
育。瘦果长圆形，长约0.8 mm，无毛。花、果期7—10月。

【生　境】生于海拔300~1000 m的山坡、旷野、路旁。

【分　布】湖南、广东、广西、四川、福建、陕西、云南、江
西、湖北、内蒙古等地。亚欧大陆温带及亚热带地区也有分布。

◎猪毛蒿

【植物特征】多年生草本。全株有浓烈香气。主根单一，多垂
直。茎单生或2~3枝集生，高40~90 cm，红褐色或褐色，分枝多
而长；茎、枝幼时被灰白色或灰黄色绢毛，后脱落。基生叶与营
养枝叶被灰白色绢毛，花期叶凋谢；茎下部叶与中部叶初时被短

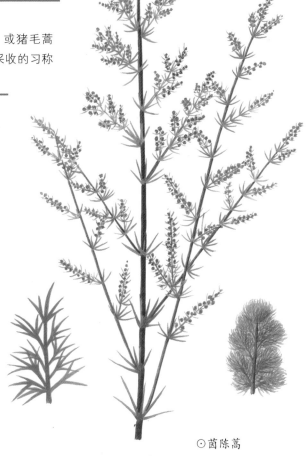

⊙茵陈蒿

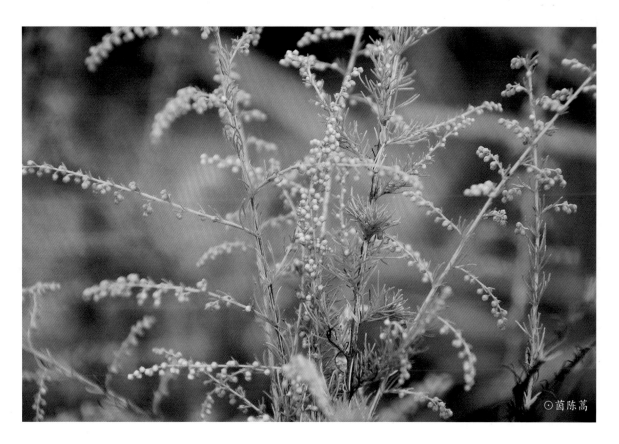

⊙茵陈蒿

柔毛，后脱净，长卵形或椭圆形，长1.5~3.5 cm，宽1~3 cm，二至三回羽状全裂，每侧裂片3~4，再次羽状全裂，小裂片狭线形，长3~5 mm，宽0.5~1 mm；上部叶与苞片叶一至二回羽状全裂。头状花序近球形，多数，直径1~1.5 mm。总苞片3~4层，草质至半膜质，边缘干膜质；雌花5~7朵；两性花4~10朵，子房退化。瘦果小。花、果期7—10月。

【生　境】生于山坡、路旁、林缘、旷地等处。

【分　布】遍布全国。亚欧大陆温带及亚热带地区均有分布。

【采集加工】春季幼苗高6~10 cm时采收嫩枝叶，除去老茎及杂质，晒干，即为绵茵陈。

【药材性状】本品多卷缩成团状，灰白色或灰绿色，全体密被白色茸毛，绵软如绒。茎细小，直径0.1~0.2 cm，除去茸毛后可见明显纵纹；质脆，易折断。叶具柄，展平后叶片呈一至二回羽状分裂，叶片长1~3 cm，宽约1 cm；小裂片倒披针形或线形，先端锐尖。气清香，味微苦。以质嫩、绵软、色灰白、香气浓者为佳。

【性味归经】味苦、辛，性微寒。归脾、胃、肝、胆经。

【功能主治】清热利湿，利胆退黄。用于黄疸尿少，湿疹瘙痒，疔疮火毒。

【用法用量】用量9~15 g。

【注　意】脾虚血亏而致的虚黄、萎黄者不宜使用。

【附　方】

❶预防肝炎：茵陈30 g，水煎，分2次服。每日1剂，连服3日。

❷黄疸型肝炎（热重型）：茵陈30 g，山栀、生大黄、滑石各9 g，海金沙、板蓝根各15 g，水煎服。

❸肝细胞性黄疸：茵陈60 g，蒲公英30 g，板蓝根15 g，山栀子9 g，黄连3 g，水煎服。若大便秘结可加生大黄9 g。

❹慢性胆囊炎急性发作：茵陈、蒲公英各30 g，黄芩、山栀子、生大黄、枳壳、海金沙、泽泻各9 g，郁金12 g，玄明粉6 g，水煎服。

❺小儿急性传染性肝炎：a.茵陈24 g，熟大黄3 g，栀子、六曲、麦芽、山楂各9 g，谷芽12 g，甘草6 g，水煎服。b.茵陈24 g，栀子6 g，甘草9 g，大枣4枚，水煎服。

❻急性传染性肝炎：a.复方茵陈糖浆，每次服20 mL，每日2次。20~25日为1个疗程。b.传肝冲剂（黄疸茵陈汤），成人每次服1袋（20 g），每日两次，小儿每次服半袋（10 g），每日两次。

❼热病发斑：茵陈60 g，川大黄（碾碎，微炒）、玄参各30 g，栀子仁1 g，生甘草15 g，捣细。每次服12 g。

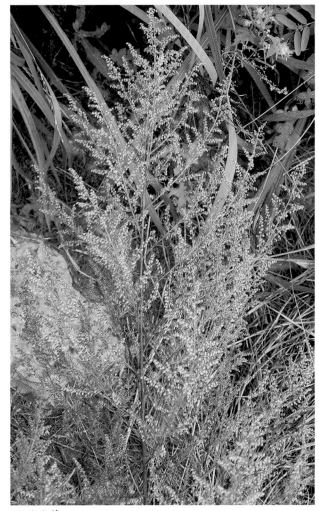

⊙猪毛蒿

❽黄疸，遍身悉黄而小便如浓栀子汁：茵陈120 g，黄芩、大黄各90 g，灸枳实60 g，捣碎，以蜜为丸。空腹，以米汤服20丸，每日1次。忌食热面、蒜、荞麦和黏性食物。

❾胆囊感染：茵陈、忍冬藤各30 g，蒲公英12 g，大黄10 g，水煎服。

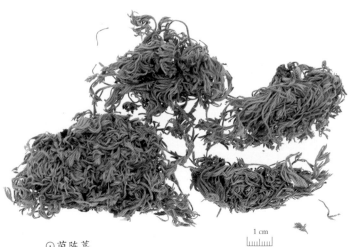

⊙茵陈蒿

1 cm

鬼羽箭

【别　名】黑骨草、羽箭。

【来　源】本品为玄参科植物鬼羽箭**Buchnera cruciata** Buch.-Ham. 的全草。

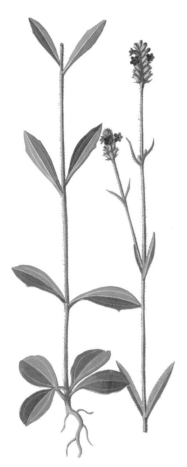

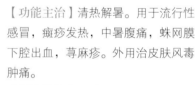

【植物特征】一年生直立草本。高15~60 cm。全体被弯曲短毛，干后变黑色。茎圆柱形，单一或上部有时分枝。基生叶扩展，通常4~6对成莲座状簇生，倒卵形，长2~5 cm，宽1.5~2 cm；茎生叶对生、近对生或互生，疏离，倒披针形、长圆形或线形，长1.5~4.5 cm，宽3~12 mm，下部的较大，常具少数钝齿，上部的渐渐变小，全缘。花两性，紫蓝色，排成顶生、密集、穗状花序圆柱形而略带四棱形，长2~3 cm；苞片披针形，长约5 mm；小苞片2，生于萼管基部，钻状，长2~3 mm；萼管与苞片近等长，裂齿5，狭披针形；花冠高脚碟状，冠管长6~8 mm，露出部分

和内面均被柔毛；裂片5，倒卵形，近等大、扩展；雄蕊4，内藏，花药1室。蒴果长圆形，长4~5 mm，室背开裂，果片厚，全缘；种子多数，略具螺旋状条纹。花、果期4月至翌年1月。

【生　境】生于荒地或山野间的草坡上。

【分　布】广东、香港、海南、福建、湖南、湖北、江西、广西、贵州、云南等省区。南亚、东南亚也有分布。

【采集加工】秋季采收。采后，晒至七八成干，堆闷1~2日，扎成小把，再晒至足干。

【药材性状】本品长25~50 cm。茎中部以下圆柱形，上部略带方柱形，不分枝或间有分枝，黑色或黑褐色，被稀疏短毛。质稍硬而脆，易折断，断面中空。基生叶卵圆形或倒卵形，常数片丛生，干缩成团而附于根头处或脱落；茎生叶长圆形至披针形，疏离，对生，长2~4 cm，上部叶稍小，互生，黑褐色，全缘，常紧贴于茎枝。穗状花序或果序顶生，长2.5~3.5 cm，四棱形如箭羽，因花序柄长而突出于全草之上，黑色或黑褐色。气微，味微苦。以全草乌黑色、茎幼嫩、有光泽、花序长而多者为佳。

【性味归经】味淡、微苦，性凉。归肝经。

【功能主治】清热解暑。用于流行性感冒、瘰疬发热，中暑腹痛，蛛网膜下腔出血，荨麻疹。外用治皮肤风毒肿痛。

【用法用量】用量9~15 g。

【附　注】

①《中华人民共和国药典》所载的鬼箭羽与本品在药材性状和功能主治方面都完全不同。鬼箭羽为卫矛科植物卫矛Euonymus alatus (Thunb.) Sieb. 的带翅茎枝。

②孕妇忌服。

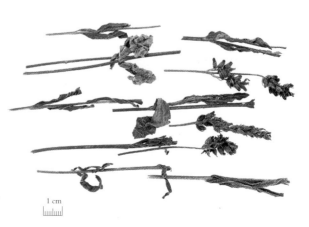

1 cm

穿心莲

【别　名】榄核莲、一见喜、苦草、四方草。

【来　源】本品为爵床科植物穿心莲**Andrographis paniculata**（Burm. f.）Nees 的地上部分。

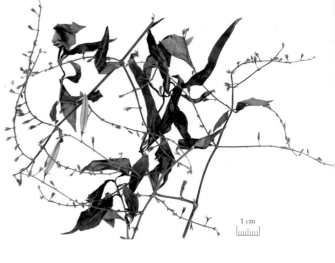

1 cm

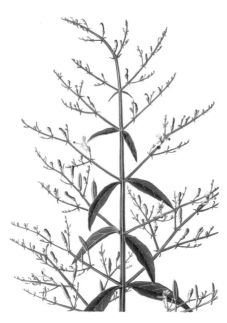

【植物特征】一年生草本。茎直立，具4棱，多分枝，节处稍膨大。叶对生，柔软膜质，披针形或狭披针形，长通常2~8 cm，宽0.5~2.5 cm，先端渐尖，基部楔形，全缘；侧脉每边3~5条。除花外全株无毛。花夏、秋季开放，白色或淡紫色，排成顶生或腋生的总状花序，集成大型的圆锥花序，纤细；花梗长3~6 mm；花萼深5裂，裂片线形或线状披针形，长约1.5 mm，被腺毛；花冠长1~1.2 cm，檐部二唇形，上唇外曲，齿状2裂，下唇近直立，3裂，裂片近卵形；雄蕊伸出，花丝被一列柔毛，花药2室，药室一大一小，大的基部被髯毛。蒴果线状长圆形，压扁，长约1.5 cm，每室有种子3至多数。花期7~9月；果期8~10月。

【生　境】栽培植物。

【分　布】我国南部各省区均有栽培。原产印度、中南半岛。

【采集加工】秋季花未开放时采收。割取地上部分，洗净，晒干。

【药材性状】本品茎方柱形，成对分枝，灰绿色至深绿色，节稍膨大；质脆，易折断，断面黄白色，中央有白色髓心。叶片多破碎，完整者长卵形至椭圆形，长3~8 cm，宽1~3 cm，先端渐尖，基部渐狭，无柄或下部叶有柄，上面深绿色或灰绿色，下面色稍浅。花白色带紫，多已脱落。气微，味极苦。以叶片多、深绿色、不带花枝者为佳。

【性味归经】味苦，性寒。归心、肺、大肠、膀胱经。

【功能主治】清热解毒，消肿止痛，凉血。用于扁桃体炎，咽喉炎，流行性腮腺炎，支气管炎，肺炎，百日咳，肺脓肿，细菌性痢疾，急性胃肠炎，中毒性消化不良，肠伤寒，泌尿系统感染，急性盆腔炎，眼结膜炎，钩端螺旋体病。外用治痈疖疮疡，脓疱疮，化脓性中耳炎，伤口感染，毒蛇咬伤。

【用法用量】用量9~15 g；或焙干研末，取1.5~3 g，温开水送服；可制成丸剂、片剂使用。外用适量。

【附　方】

❶多种炎症及感染：a.穿心莲9~15 g，水煎服。b.穿心莲片，每服4~6片，每日3~4次。

❷支气管肺炎：穿心莲、十大功劳叶各15 g，陈皮9 g，水煎，浓缩至100 mL，分2次服。

❸流行性乙型脑炎：a.穿心莲、狗肝菜各6 g，水煎，加白糖服（2~4岁）。b.穿心莲12 g，狗肝菜15 g，水煎，加白糖服（5~10岁）。

❹急性细菌性痢疾：穿心莲9~15 g，水煎服。

❺热淋：穿心莲叶10~15片，捣烂，加蜂蜜，开水冲服。

❻肠伤寒：穿心莲60 g，如意花根30 g，一枝黄花180 g，水煎服。每日1剂，退热后3日停药。

❼高血压：穿心莲叶5~7片，开水泡服。

❽急慢性喉炎：穿心莲96 g，薄荷脑2 g，冰片2 g。穿心莲焙干，研成细粉，薄荷脑、冰片研匀，与穿心莲细粉混匀，喷喉或涂患处。

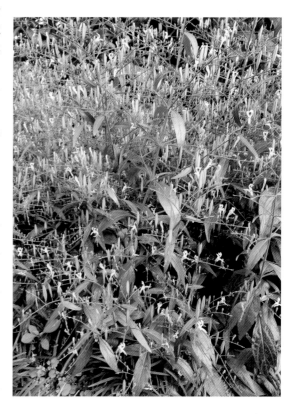

孩儿草

【别　名】甲虫草、蓝色草。

【来　源】本品为爵床科植物孩儿草 **Rungia pectinata**（L.）Nees 的全草。

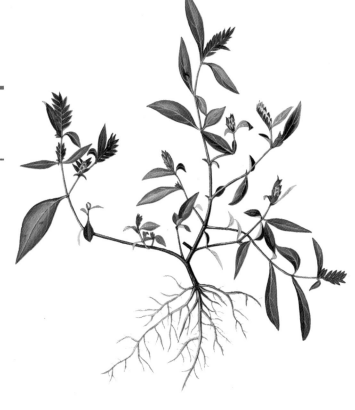

【植物特征】一年生细弱草本。高10~30cm。茎圆柱形上部多分枝，干时变黄色。叶对生，薄膜质，下部叶常卵形，长1.8~2.2cm，上部叶长圆状披针形或长圆状卵形，长2~5cm，稀达6cm，先端钝，基部渐狭或楔尖，两面被贴伏的疏柔毛；侧脉不很明显。花淡蓝色或白色，排成顶生、密花、偏向一侧的穗状花序；苞片4，仅2列有花，有花的苞片近圆形或阔卵形，直径约4mm，背面被长柔毛，膜质边檐宽0.5mm，被缘毛，无花苞片长圆状披针形，膜质边檐很狭，先端具硬尖；萼裂片长约3mm；花冠长约5mm，檐部二唇形。蒴果长约3mm，每室具2颗种子。花期3—4月。

【生　境】生于草地、路旁或荒地。

【分　布】云南、广东、广西、海南、台湾等地。斯里兰卡、印度和中南半岛也有分布。

【采集加工】夏、秋季采收全草，洗净，晒干。

【药材性状】本品长10~30cm。茎细弱，多分枝，灰绿色，具纵沟纹，近基部数节生具须根，节稍膨大。质脆，易折断，断面黄白色，髓部小。叶对生，灰绿色，薄膜质，长圆状披针形，长2~5cm或稍过之，宽1~2cm。穗状花序短，顶生，青绿色，压扁，长1.5~2.5cm，形似蟑螂。气微，味淡。以叶多、带花穗、色青绿者为佳。

【性味归经】味辛、苦，性凉。归肺、肝、脾经。

【功能主治】清热利湿，消积导滞。用于小儿疳积，消化不良，肝炎，肠炎，感冒，喉痛，眼结膜炎，颈淋巴结结核。外用治疖肿。

【用法用量】用量15~30g。外用适量，捣烂敷患处。

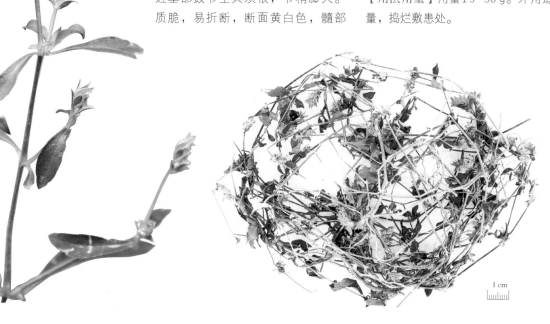

1 cm

荷莲豆

【别　名】串钱草、水蓝草。

【来　源】本品为石竹科植物荷莲豆**Drymaria diandra** Blume [*Drymaria cordata* auct non （L.）Willd.] 的全草。

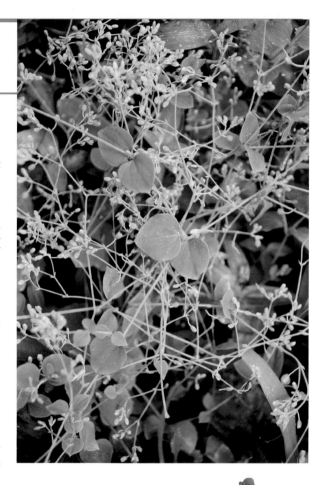

【植物特征】一年生披散草本。根纤细。茎匍匐，丛生，纤细。全株无毛，近基部分枝，节常生不定根。枝柔弱，长50~90 cm。叶对生，具短柄，膜质，卵形或近圆形，长1.5~2 cm，宽1~1.5 cm，先端短尖，基部阔楔形或截平，具弧状主脉3~5条，干时两面粉绿色；叶柄短；托叶数片，干膜质，深裂成刚毛状。花细小，绿色，组成腋生或顶生的聚伞花序；苞片针状披针形，边缘膜质；花梗细弱，短于花萼，被白色腺毛；萼片狭长圆形，长3~5 mm，草质，边缘膜质，具3条脉，被腺柔毛；花瓣白色，5片，均2裂至中部以下，裂片狭，较萼短。蒴果小，卵形，长2.5 mm，宽1.3 mm，开裂成2~3个果瓣。种子近圆形，长1.5 mm，宽1.3 mm，表面具小疣。花、果期春、秋季。

【生　境】常生于山谷、溪边或潮湿的荒地、田沟旁等处。

【分　布】福建、台湾、四川、贵州、云南、广西、广东、湖南等地。热带亚洲、非洲和美洲也有分布。

【采集加工】夏、秋季拔取全草，除去泥沙等杂质，晒干。

【药材性状】本品常卷缩缠结成团块，展开后长可达100 cm。茎纤细柔弱，略扁，光滑，茎节处有刚毛，淡黄棕

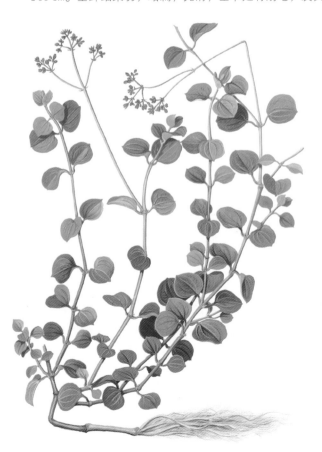

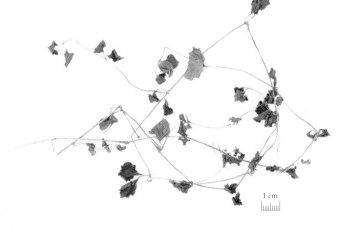

1 cm

色或黄绿色。叶对生，皱缩，绿色或黄绿色，完整叶片展平呈圆形至近圆形，宽1~2.5 cm，膜质，叶柄短。气微，味微苦、涩。

【性味归经】味淡、微酸，性凉。归肝、胃、膀胱经。

【功能主治】清热解毒，利尿通便，活血消肿，退翳。用于急性肝炎，慢性肾炎，胃痛，呃逆，翼状胬肉，腹水，疟疾，便秘，小儿疳积等症。外用治骨折，疮痈，蛇咬伤。

【用法用量】用量30~50 g。外用适量，鲜草捣烂敷患处。

【附　注】一般用干品，鲜品易引起呕吐。

透骨消

【别　名】连钱草、金钱草、金钱薄荷。

【来　源】本品为唇形科植物活血丹**Glechoma longituba**（Nakai）Kupr [*Glechoma brevituba* Kupr.] 的全草。

【植物特征】多年生匍匐草本。茎纤细，方柱状，长10~30 cm，下部常匍地，节上生根，上部斜升或近直立，仅嫩部被稀疏长柔毛。叶对生，有长柄，叶片草质，圆心形或近肾形，上部叶长1.8~2.6 cm，宽2~3 cm，先端钝，边缘有圆齿，两面被柔毛或硬毛，背面常紫色。花蓝色或紫色，具短梗，通常单生叶腋，很少2或3朵簇生；萼管状，长9~11 mm，具15条纵脉，被长柔毛，萼裂片与萼管近等长或较短，具芒状尖头；花冠有长筒和短筒二型，长筒花长1.7~2.2 cm，短筒花长1~1.4 cm，外面稍被毛，冠管下部圆筒状，上部明显扩大呈钟形，檐部二唇形，上唇直立，下唇斜展，中裂特大，先端凹；雄蕊4，内藏。小坚果长圆状卵形，长约1.5 mm，深褐色，藏于宿萼内。花期4—5月；果期5—6月。

【生　境】生于山地疏林下、溪边或村边、路旁等湿润处。

【分　布】除西北及内蒙古外，全国各地均产。俄罗斯远东地区、朝鲜也有分布。

【采集加工】夏、秋季采收，将全草晒干。

【药材性状】本品常缠绕成团状，全草长15~30 cm。茎多分枝，直径1~2 mm，黄白色，具四棱，常相互缠绕，下部茎节上生有须根；质柔韧，不易折断。叶片圆形或肾状心形，宽2~3 cm，黄绿色，边缘具圆齿，膜质，常皱缩卷曲；叶柄长约3 cm。气微香，味微辛。以叶多、黄绿色者为佳。

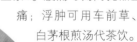

【性味归经】味苦、辛，性凉。归肝、肾、膀胱经。

【功能主治】清热解毒，利湿通淋，利尿排石，散瘀消肿。用于尿路感染，尿路结石，胃、十二指肠溃疡，黄疸型肝炎，肝胆结石，感冒，咳嗽，风湿关节痛，月经不调；雷公藤中毒。外用治跌打损伤，骨折，疮疡肿毒。

【用法用量】用量9~30 g。外用适量，鲜品捣烂敷患处。

【附　方】

❶急性肾炎：透骨消、地稔、海金沙藤、马兰各30 g，水煎，分2次服。每日1剂。

❷肾及膀胱结石：鲜透骨消30 g，水煎服。连服1~2个月，逐日增加药材量，增至180 g为止。

❸雷公藤中毒：鲜透骨消150~500 g，洗净绞汁，分3~4次服，其渣可煎汤代茶饮，可结合输液及补充维生素B、维生素C。腹痛可用阿托品止痛；浮肿可用车前草、白茅根煎汤代茶饮。

❹跌打损伤：鲜透骨消60 g，捣汁调白糖内服。另取鲜全草适量，捣烂敷患处。

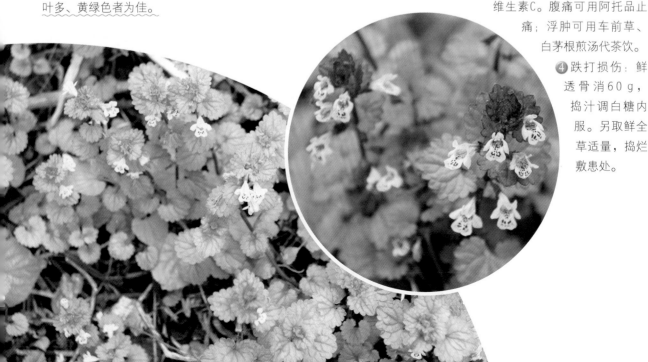

倒扣草

【别　名】倒叶草、倒刺草、倒钩草。

【来　源】本品为苋科植物土牛膝**Achyranthes aspera** L. 的全草。

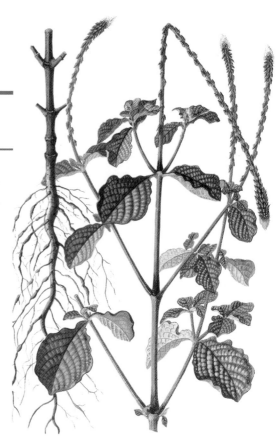

【植物特征】一年生或二年生草本。高达1 m，直立或披散。茎多分枝，方柱形，节膨大，绿色或入秋后带暗红色，被短柔毛。单叶对生，倒卵圆形或长倒卵形，长5~10 cm，宽1.5~5 cm，先端骤尖或钝，基部钝或楔形，两面被柔毛，脉上的毛更密。花两性，多数排成顶生的穗状花序，开花前直立向上，开花后反折紧贴花序总轴；小苞片2，淡红色，刺状，基部两侧具膜质翅；花被片5，披针形，长4~5 mm，近革质；发育雄蕊5，花丝中部以下与退化雄蕊连合成管；退化雄蕊膜质，先端截平，流苏状。胞果卵形，长2.5~3 mm，有种子1颗。花期5—8月；果期9—11月。

【生　境】生于山坡疏林、村边路旁、园地及空旷草地上。

【分　布】广东、海南、广西、云南、四川、台湾。印度、斯里兰卡也有分布。

【采集加工】夏、秋季采收全草，除去杂质，晒干。

【药材性状】本品长60~100 cm。根呈圆柱形，稍粗壮，弯曲不直，灰黄色。茎呈方柱形，有分枝，直径5~8 mm，紫棕色或褐绿色，有纵棱，节膨大，嫩枝被短柔毛；质脆，易折断，断面黄绿色，有白色的髓。叶片皱缩卷曲，展平后呈倒卵圆形或长椭圆形，长3~10 cm，宽1.5~5 cm，先端短尖或钝，基部楔形，全缘，上表面深绿色，下表面灰绿色，两面均被柔毛。穗状花序或果序细长，果反折如倒生钩刺。胞果卵形，黑色。气微，味甘。以根粗、带花果者为佳。

【性味归经】味微苦，性凉。归肺、肾、膀胱经。

【功能主治】通经利尿，清热解毒，活血化瘀。用于感冒发热，扁桃体炎，白喉，流行性腮腺炎，疮痈，疟疾，风湿性关节炎，泌尿系统结石，肾炎水肿，经闭，痛经，月经不调，跌打损伤。

【用法用量】用量15~30 g。

【注　意】孕妇慎用。

【附　方】

❶感冒发热，小儿高热：倒扣草、狗肝菜、刺针草各30 g（小儿酌减），水煎服。每日1剂。

❷百日咳：倒扣草、鹅不食草、马兰各30 g，用米酒汁（酒酿）共煮。分3次服（可加糖适量）。每日1剂。

❸流行性腮腺炎：（1）倒扣草适量，捣烂敷患处。（2）全草适量，水煎服。

❹白喉：倒扣草60 g，板蓝根、大青叶（或沙氏鹿茸草）各30 g，水煎，浓缩至200 mL。成人每日量200 mL，1次服下；青少年150 mL；幼儿50~100 mL。

❺风湿痹痛，跌打损伤：倒扣草9~15 g，水煎服。

❻月经不调：鲜倒扣草、月季花根、小蓟根各30 g，水煎，冲红糖服。

❼淋病：倒扣草20~30 g，水煎，每日2次，饭前服。

❽肝硬化水肿：倒扣草20~30 g（鲜品30~50 g），水煎，每日2次，饭前服。

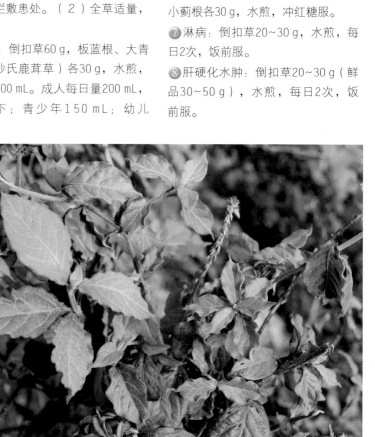

浮萍

【别　名】水萍、小萍子、田萍。

【来　源】本品为浮萍科植物紫萍**Spirodela polyrrhiza**（L.） Schleid. [*Lemma polyrrhiza* L.] 的全草。

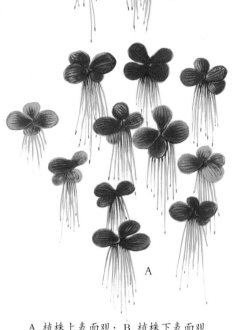

A. 植株上表面观；B. 植株下表面观

【植物特征】多年生细小草本，漂浮水面。叶状体扁平，单生或2~5簇生，阔倒卵形或圆形，长4~10 mm，宽4~6 mm，上面深绿色，下面通常紫色，有时绿色，有不明显的掌状脉5~11条。常以叶状体侧边芽殖新个体。须根5~11条束生，纤维状，长3~5 cm，生于叶状体的下面。花单性，雌雄同株，佛焰苞袋状， 二唇形；雄花有雄蕊2，花药2室；雌花有雌蕊1，子房无柄，1室，具直立胚珠2。花期6—7月。

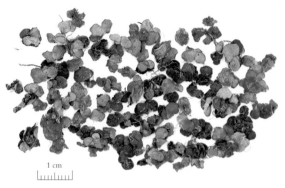

【生　境】生于水田、池塘、沼泽、湖泊或静水中。

【分　布】我国南北各地。全球温带及热带地区均有分布。

【采集加工】夏、秋季采收全草，洗净，除去杂质，晒干。

【药材性状】本品为扁平叶状体，呈卵形或卵圆形，长2~5 mm。单一或2~3个连生。上表面淡绿色至灰绿色，偏侧有1小凹陷，边缘整齐或微卷曲。下表面紫绿色至紫棕色，着生数条须根。体轻，质松软，手捻易碎。气微，味淡。以上表面色绿、下表面紫色者为佳。

【性味归经】味辛，性寒。归肺、膀胱经。

【功能主治】宣散风热，透疹，利尿。用于风热瘙痒，麻疹不透，荨麻疹，水肿尿少。

【用法用量】用量3~6 g。外用适量，煎汤熏洗。

【附　方】

❶浮肿、小便不利：浮萍9 g，泽泻、车前子各12 g，水煎服。

❷麻疹透发不尽：a. 浮萍6 g，煎汤代茶饮。b. 用浮萍适量，水煎，趁热洗胸背及手足。

❸急性肾炎：浮萍9~12 g，研末，白糖调服。

❹风热感冒：浮萍、防风各9 g，牛蒡子、薄荷、紫苏叶各6 g，水煎服。

❺中蛇毒：鲜浮萍捣烂取汁服。

❻小儿阴囊水肿：浮萍研末，每次1.5 g，水送服。

【附　注】清代黄宫绣编著的《本草求真》指出，浮萍"古人谓其发汗胜于麻黄，下水捷于通草，一语括尽浮萍的功效。故凡风湿内淫，瘫痪不举，在外见于肌肤瘙痒，一身暴热，在内而见水肿不消，小便不利，用此药疏肌通窍，俾风从外散，湿从下行"。

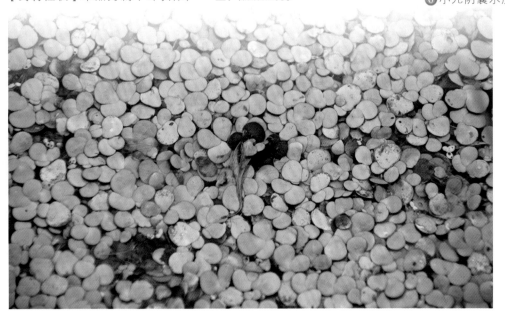

崩大碗

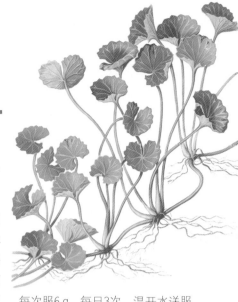

【别　名】雷公根、钱凿菜。

【来　源】本品为伞形科植物积雪草Centella asiatica（L）Urban. 的全草。

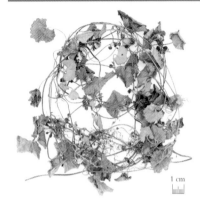

1 cm

【植物特征】多年生匍匐草本。茎柔弱，匍地生长，逐节生根，无毛或微被毛。叶互生，膜质，肾形或近圆形，直径1~4 cm或过之，基部深心形，边缘具宽钝齿，两面无毛，或疏生短柔毛，具掌状脉；叶柄长5~15 cm，基部略成鞘状；无托叶。花3~6朵排成伞形花序，此花序单生或2~3个腋生，总花梗长2~8 mm；花萼筒杯状，萼裂片5片；花瓣5片，紫红色；雄蕊5；子房下位，心皮2，2室，先端有短圆锥状花柱基。双悬果扁圆形，长2~2.5 mm，具纵棱与网纹。花、果期4—10月。

【生　境】生于潮湿路旁、田边或草地上。

【分　布】我国长江以南各省区。全世界各热带及亚热带地区广布。

【采集加工】夏、秋季采收，将全草洗净、晒干。

【药材性状】本品长20~40 cm，常卷缩成团。茎细长弯曲，黄棕色，有细纵皱纹，节上常着生须状根。叶数片簇生节上，叶片多皱缩或破碎，完整者展平后近圆形或肾形，直径1~4 cm，灰绿色，边缘有粗钝齿；叶柄长3~6 cm，扭曲。伞形花序腋生，短小，单生或几个族生。双悬果扁圆形，有明显隆起的纵棱及细网纹，果梗甚短。气微，味淡。以叶多、色绿者为佳。

【性味归经】味甘、微苦，性凉。归肝、脾、肾经。

【功能主治】清热解毒，活血，利尿。用于高热感冒，中暑，扁桃体炎，咽喉炎，胸膜炎，泌尿系统感染，结石，传染性肝炎，肠炎，痢疾，跌打损伤。也可以解断肠草、砒霜、毒蕈之毒。外用治毒蛇咬伤，疔疮肿毒，线状疱疹，外伤出血。

【用法用量】用量15~60 g。外用适量，鲜草捣烂敷或绞汁涂患处。

【附　方】

①外感暑热鼻衄：鲜崩大碗、鲜墨旱莲、鲜青蒿各适量，共捣烂取汁，用凉开水冲服。

②外感风热、烦渴：鲜崩大碗60 g，白颈蚯蚓4条，共捣烂，水煎0.5~1小时，分2次服。

③扁桃体炎：a.鲜崩大碗适量，捣烂绞汁，调醋少许，含口内慢慢咽下。b.崩大碗、地耳草、白花蛇舌草各15 g，水煎服。

④传染性肝炎：崩大碗、天胡荽、茅根各30 g，鸡矢藤15 g，香附子6 g，水煎2次，合并煎液，浓缩至30 mL，分3次服。

⑤新旧外伤疼痛：崩大碗适量，晒干研末，每日3~4.5 g，分3次服。

⑥泌尿系结石：鲜崩大碗、鲜天胡荽、鲜海金沙、鲜车前草各30 g，水煎，分2次服。每日1剂。

⑦痢疾：崩大碗适量，洗净，晒干研末，每次服6 g，每日4次。7日为1个疗程。

⑧肠炎，痢疾：崩大碗、车前草、马兰、鱼腥草等量。晒干，共研细末，每次服6 g，每日3次，温开水送服。

⑨中暑腹泻：鲜崩大碗60 g，煎汤代茶饮。

⑩跌打损伤：鲜崩大碗60 g，捣汁或浸酒服；药渣敷患处。

⑪疔疮疖肿：（1）鲜崩大碗适量，洗净，捣烂敷患处。（2）用鲜崩大碗9~30 g，水煎服。

⑫皮肤湿疹瘙痒：崩大碗12 g，野菊花30 g，地肤子全草15 g，水煎服。

⑬食物中毒或木薯中毒：鲜崩大碗250 g，蕹菜根250 g，共捣烂取汁，冲开水服。

⑭感冒头痛：崩大碗30 g，生姜9 g。捣烂敷额上。

⑮肺炎咳嗽：崩大碗、地麦冬、白茅根各30 g，枇杷叶、桑叶各15 g，水煎服。

⑯哮喘：崩大碗30 g，黄疸草、薜荔藤各15 g，水煎服。

【附　注】据《岭南采药录》记载，崩大碗四两（125 g），胆矾一钱（3 g），煎水服，可解砒霜及其他食物中毒。

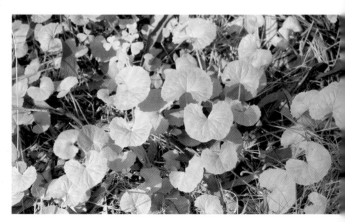

萹蓄

【别　名】网基菜、乌蓼。

【来　源】本品为蓼科植物萹蓄 Polygonum aviculare L. 的全草。

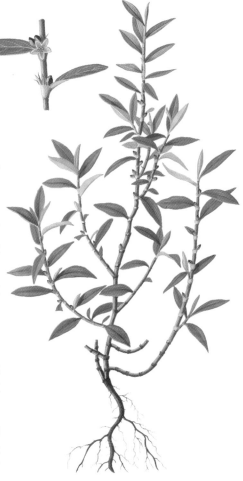

【植物特征】一年生草本。高15~50 cm。茎斜升，基部多分枝，嫩枝具棱。叶互生，披针形至长圆形，长5~30 mm，先端钝或短尖，基部楔形，全缘，两面无毛；叶柄长2~3 mm或近无柄；托叶抱茎，膜质，有不明显脉纹，先端有丝状附属物。花1~10朵簇生于叶腋，花梗短，顶部具关节；花萼5深裂，绿色，宿存，结果后变粉红色；无花瓣；雄蕊8；花柱短，柱头3。瘦果卵形，藏于宿萼内，仅先端外露，具3棱，黑色或棕色。花期5—7月；果期6—8月。

【性味归经】味苦，性微寒。归膀胱、大肠经。

【功能主治】清热利尿，杀虫止痒。用于输尿管结石，肾炎，黄疸，细菌性痢疾，蛔虫病，蛲虫病，湿疹，妇女赤白带，阴道滴虫，疥癣湿痒。

【用法用量】用量6~15 g。外用适量，煎水洗患处。

【附　方】

①尿频、尿急：萹蓄、瞿麦各15 g，滑石30 g，大黄12 g，车前子、木通、山栀子、甘草梢各9 g，灯心草3 g，水煎服。孕妇忌服。

②输尿管结石伴肾盂积水：萹蓄、地黄、萆薢各15 g，续断、补骨脂、杜仲、丹参、泽泻、海金沙各9 g，滑石50 g，水煎服。有感染者加虎杖、金银花各15 g。

③细菌性痢疾：萹蓄糖浆（100%），每服50 mL，每日2~3次。

④疥癣湿痒，妇女外阴部瘙痒：萹蓄适量，煎汤外洗患处。

⑤尿道炎，膀胱炎：鲜萹蓄60 g、鲜车前草30 g。捣烂绞汁。分2次服。

⑥尿路结石：a.萹蓄、活血丹各15 g，水煎服。b.萹蓄、海金沙、车前草各30 g，水煎服。

⑦泻痢：萹蓄、仙鹤草各30 g，水煎服。

⑧腮腺炎：鲜萹蓄30 g，生石灰水适量，鸡蛋清一个。将鲜萹蓄洗净后切细捣烂，加入适量生石灰水，再调入鸡蛋清。涂敷患处。

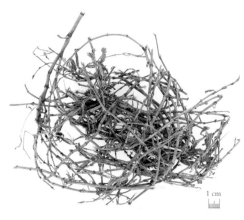

【生　境】生于田野、荒地和水边湿地上。

【分　布】全国各地。欧、亚、美洲温带及亚热带地区均有分布。

【采集加工】夏季叶茂盛时采收全草，除去根及杂质，晒干。

【药材性状】本品全长15~50 cm。茎圆柱形而略扁，直径1.5~3 mm，有分枝，灰绿色或棕红色，有细密的纵纹，节部稍膨大，有浅棕色膜质的托叶鞘；质硬，易折断，断面有白色髓部。叶互生，近无柄或具短柄，叶片多脱落，或皱缩破碎，完整者展平后呈披针形，全缘，无毛，两面均呈棕绿色或灰绿色。气微，味微苦。以质嫩、叶多、色灰绿者为佳。

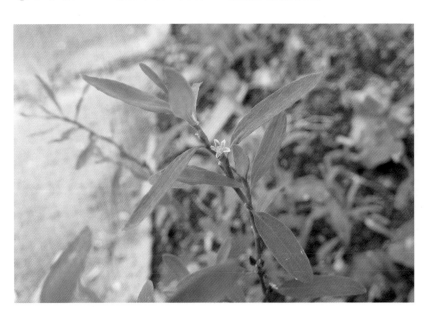

鹅不食草

【别　名】球子草、地胡椒、三牙戟、小拳头。

【来　源】本品为菊科植物石胡荽 Centipeda minima（L.） A. Br. et Aschers 的全草。

【植物特征】一年生矮小草本。茎匍匐状，多分枝，长5~20 cm，直径2~3 mm，薄被蛛丝状毛或有时无毛。叶互生，无柄，倒卵形，长7~18 mm，宽3~6 mm，先端钝，基部楔形，边缘有少数钝齿，背面略被蛛丝状毛或无毛；侧脉通常2~3对。头状花序扁球形，直径约3 mm，无花序梗或有极短的花序梗，单生于叶腋；总苞半球形，总苞片2层，绿色，狭披针形，边缘透明，膜质，外层的较大；花异型，盘状，外围雌花多层，黄绿色，花冠细管状，先端具2~3细齿，中央两性花数朵，淡紫色，花冠管状，檐部显著扩大，卵状4深裂。瘦果近圆柱形，基部略狭，长约1 mm，被柔毛。冠毛不存在。花、果期4—10月。

【生　境】生于田野、河岸、路旁、荒野阴湿地。

【分　布】我国东北、华北、华东、华中、华南、西南等各地。朝鲜、日本、印度、马来西亚、大洋洲也有分布。

【采集加工】夏、秋二季花开时采收全草，除去泥沙，晒干。

【药材性状】本品常扭曲缠结成团。根纤细，淡黄色。茎细瘦，多分枝；质脆，易折断，断面黄白色。叶小，近无柄，叶片多皱缩或破碎，完整者展平后呈倒卵形或匙形，灰绿色或棕褐色，边缘有3~5个钝齿。头状花序黄褐色。气微香，久闻有呛鼻感，味苦、微辛。以色灰绿、刺激性气味强烈者为佳。

【性味归经】味辛，性温。归肺、肝经。

【功能主治】通窍散寒，祛风利湿，散瘀消肿。用于感冒鼻塞，急、慢性鼻炎，过敏性鼻炎，百日咳，慢性支气管炎，目赤翳膜，疟疾，痢疾，蛔虫病，跌打损伤，风湿关节痛，毒蛇咬伤。

【用法用量】用量5~9 g（鲜品9~15 g）。外用适量，捣烂塞鼻或敷患处。

【附　方】

❶百日咳：a.鹅不食草6 g，野甘草（冰糖草）9 g，蜂窝草12 g，天冬、百部各15 g，水煎，分2~3次服。为小儿1日量。b.鲜鹅不食草500 g，加水1000 mL，水煎，浓缩至500 mL，过滤，加入0.3%苯甲酸钠和适量矫味剂，备用。1岁以下每次服3~4 mL，1~2岁每次服5~7 mL，3~4岁每次服8~10 mL，5~6岁每次服11~15 mL，7~8岁每次服10~20 mL，每日3次。

❷慢性气管炎：鲜鹅不食草、鲜石韦各60 g，鲜枇杷叶（去毛）30 g。先用蒸馏器蒸馏鹅不食草，得浅棕色挥发油。再将石韦、枇杷叶（均切细）用水浓煎2次，合并煎液，过滤，静置4~8小时，取澄清液，浓缩到90 mL，冷后按1%比例加入鹅不食草挥发油，密封。每次服30 mL，每日3次。10日为1个疗程。

❸伤风头痛、鼻塞：搓揉鹅不食草，嗅其气，即打喷嚏，每日2次。

❹鼻炎，鼻窦炎，鼻息肉，鼻出血：a.鹅不食草、辛夷花各3 g，研末吹入鼻孔，每日2次。b.鹅不食草、辛夷花各3 g，研末，加凡士林20%，做成膏状涂鼻。

❺支气管哮喘：鹅不食草、瓜蒌、莱菔子各9 g，水煎服。

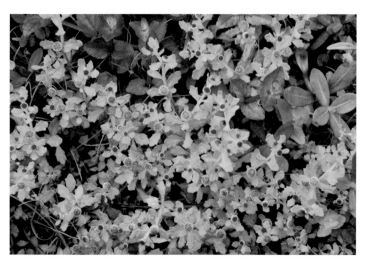

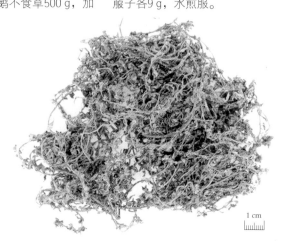

1 cm

塘葛菜

【别　名】印度蔊菜、辣豆菜、野油菜。

【来　源】本品为十字花科植物蔊菜**Rorippa indica**（L.）Hiern. [*Nasturtium indicum*（L.）DC.] 的全草。

【植物特征】一年生草本。高15~50 cm。茎粗壮，具纵条纹，有时淡紫色，无毛或被疏毛。叶形变化大，基生叶和茎下部叶，卵形或卵状披针形，长5~13 cm，宽1~4 cm，不分裂或大头羽状深裂，有羽片3~7片，顶生羽片较大，卵形或长圆形，先端钝圆，边缘有牙齿，侧生羽片向下渐小，近全缘；叶柄基部扩大呈耳状抱茎，上部的叶常无柄。花黄色，小，排成顶生总状花序；萼片4，长圆形，长约2 mm；花瓣4片，匙形，与萼片等长；雄蕊6，2枚稍短。长角果圆柱形，长1~2 cm，宽1~1.5 mm；种子2列，小而多数，卵圆形，褐色，表面有网纹。花期4—6月；果期6—8月。

【生　境】生于路旁、河边、田边等处。

【分　布】山东、河南、陕西、甘肃、江苏、浙江、江西、湖南、广东、广西、福建、台湾等地。日本、朝鲜、菲律宾、印度尼西亚、印度也有分布。

【采集加工】夏、秋季采收，拔取全草，除去泥沙，晒干。

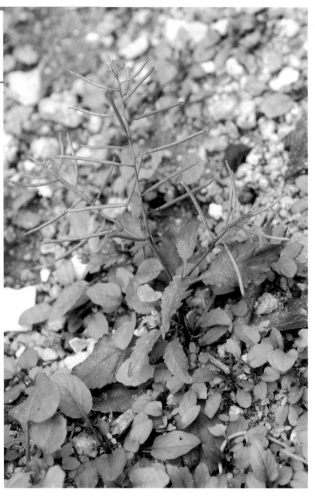

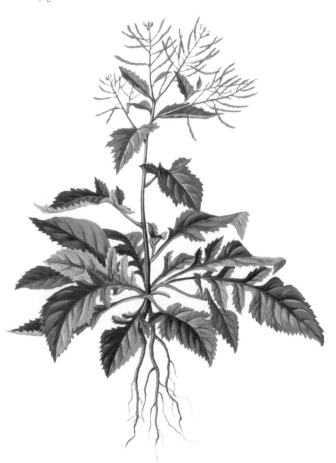

【药材性状】本品长15~45 cm。根细长，弯曲不直，灰黄色或黄白色，有不规则纵皱纹及须根痕。质脆，易折断，断面灰白色，木质部黄色。茎纤细，不分枝或近基部分枝，淡绿色或带紫色。叶多卷缩或破碎，完整叶片长椭圆形至卵形，黄绿色，羽状分裂，裂片有疏齿或全缘。总状花序顶生；花黄色。长角果细圆柱形，长1~2 cm。气微，味淡。以色绿、带花果者为佳。

【性味归经】味甘、淡，性凉。归肺、膀胱经。

【功能主治】清热利尿，凉血解毒。用于感冒发热，肺炎，肺热咳嗽，咯血，咽喉肿痛，失音，慢性气管炎，急性风湿性关节炎，小便不利，水肿，肝炎。外用治蛇咬伤，疔疮痈肿。

【用法用量】用量30~60 g。外用适量，鲜品捣烂敷患处。

【附　方】

❶感冒发热：塘葛菜、菊花各15 g，桑叶9 g，水煎服。

❷风寒感冒：塘葛菜10~30 g，葱白9~15 g，水煎服。

❸肺热咳嗽：塘葛菜15 g，水煎服。

❹小便不利：塘葛菜15 g，茶叶6 g，泡水代茶饮。

❺蛇头疔：鲜塘葛菜捣烂，用鸭蛋清调匀，外敷患处。

蒲公英

【别　名】公英、正公英。

【来　源】本品为菊科植物蒲公英**Taraxacum mongolicum** Hand.-Mazz. 的全草。

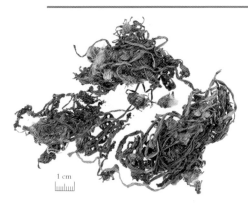

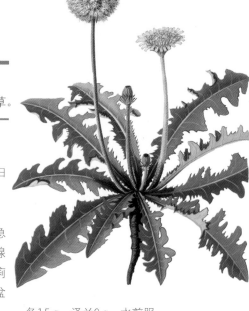

1 cm

【植物特征】多年生、无茎草本。具乳汁管。根单一，垂直生，多成狭长纺锤形。叶数枚排列成莲座状，叶片椭圆状倒披针形或倒卵状椭圆形，长4~18 cm，宽1.5~5.5 cm，近无毛，边缘倒向羽状或提琴状深裂或浅裂，裂片每边4~6，三角形或浅三角形，叶基部渐狭成柄。头状花序直径2~3 cm，每花葶顶生花序一个，内含同开型、两性的舌状花数朵至10余朵，舌片黄色，花葶与叶近等长或略比叶长，疏被蛛丝状毛；总苞片2~3层，线形或披针形，具狭窄、膜质边檐。瘦果卵形，上端具短喙并有白色冠毛。花期4—9月；果期5—10月。

【生　境】生于荒坡、田野、路旁。

【分　布】黑龙江、吉林、辽宁、内蒙古、河北、山西、陕西、甘肃、青海、山东、江苏、安徽、浙江、福建北部、台湾、河南、湖北、湖南、广东、海南、四川、贵州、云南等省区。朝鲜、蒙古、俄罗斯也有分布。

【药材性状】本品呈皱缩卷曲的团块。根略呈圆锥状，多弯曲，长4~10 cm；表面棕褐色；根头部直径3~7 mm，有棕褐色或黄白色的茸毛，有的已脱落，有不规则纵皱纹；质脆易断。叶多皱缩破碎，完整的叶片呈倒披针形，边缘倒向羽状深裂，表面灰绿色。常有具长梗的黄白色头状花序或果序。气微，味微苦。以叶多、色鲜、根完整、花少者为佳。

【性味归经】味苦、甘，性寒。归肝、胃经。

【功能主治】清热解毒，消肿散结，利尿通淋。用于上呼吸道感染，急性扁桃体炎，眼结膜炎，流行性腮腺炎，急性乳腺炎，胃炎，肠炎，痢疾，肝炎，胆囊炎，急性阑尾炎，盆腔炎。

【用法用量】用量10~15 g。外用适量，鲜品洗净捣烂敷患处。

【附　方】

❶上呼吸道感染，扁桃体炎：a.蒲公英片，每次服4~8片，每6~8小时1次，儿童酌减。b.服蒲公英糖浆，每次服8 mL，每日3次，儿童酌减。

❷流行性腮腺炎：鲜蒲公英洗净，捣烂敷患处。

❸急性乳腺炎（早期未化脓阶段）：（1）鲜蒲公英60 g（干品30 g），水煎服。每日1~2剂。（2）鲜蒲公英适量，洗净捣烂敷患处。

❹慢性胃炎：蒲公英15 g，水煎2次，加入1食匙米酒，混匀，饭后分3次服。

❺肠炎，痢疾：蒲公英、板蓝根、生石膏各15 g，黄连3 g，黄柏6 g，金银花9 g。将板蓝根、生石膏、蒲公英、黄柏水煎煮3次，滤过，浓缩成浸膏；将黄连、银花研成细粉，然后与浸膏混合，拌匀，60℃烘干，研成细粉，过80目筛，分装胶囊，每粒0.5 g，每次服4粒，每日4次。

❻急、慢性阑尾炎：蒲公英30 g，地耳草、半边莲各15 g，泽兰9 g，水煎服。

❼急性胆道感染：蒲公英、刺针草各30 g，海金沙、连钱草各15 g，郁金12 g，川楝子6 g。水煎2次，浓缩至150 mL，每次服50 mL，每日3次。胆绞痛严重者配合耳针或小剂量阿托品穴位注射。

❽黄疸型肝炎：蒲公英、地耳草、金钱草、板蓝根各30 g，水煎服。

❾急性结膜炎：蒲公英60 g，煎取浓汁一碗，口服一半，余下一半用纱布蘸洗患眼。每日一次。

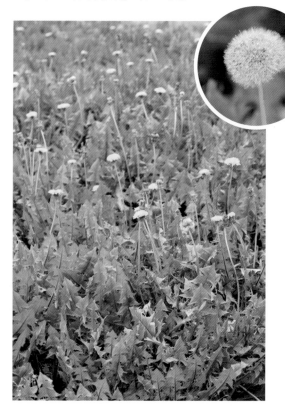

锦地罗

【别　名】一朵芙蓉、落地金钱。

【来　源】本品为茅膏菜科植物锦地罗**Drosera burmanni** Vahl 的除去花葶的全草。

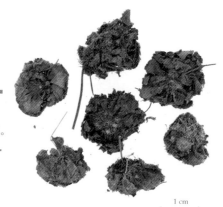

1 cm

【植物特征】草本。不具球茎。叶莲座状密集着生，楔形或倒卵状匙形，长6~15 mm，绿色或变红色至紫红色，上面密被腺毛，下面被柔毛或无毛；无柄或具短柄；托叶膜质，棕色，长约4 mm，5~7深裂。花葶1~3条，从叶腋长出，长6~22 cm，无毛，红色或紫红色，具花2~19朵排成总状花序；苞片戟形，被腺毛；花梗长1~7 mm，被腺毛或无毛；花萼钟形，5深裂，宿存；花瓣5，倒卵形，长约4 mm，白色或变红色。蒴果近球形；种子多数，棕黑色，具脉纹。花期几乎全年。

【生　境】生于山谷、水旁等低湿的草地上。

【分　布】云南、广东、广西、福建和台湾等地。亚洲、非洲和大洋洲热带和亚热带也有分布。

【采集加工】夏、秋季采收，将全草拔起，剪去花葶，晒干。

【药材性状】本品似一重瓣花朵，红

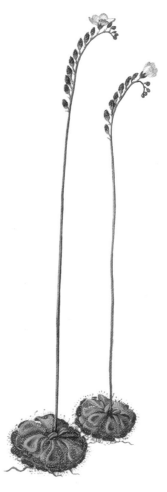

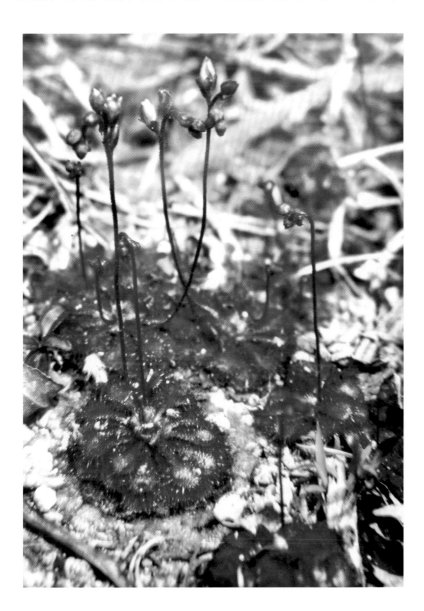

色，直径1.8~2.5 cm，厚约0.6 cm。叶旋叠状多层排列，叶片常卷缩，展开后为倒卵状匙形，长0.6~1 cm，薄而柔软，黄棕色至红棕色，边缘密生红色腺毛，基部渐狭；托叶膜质。中央有剪除后的花茎残迹，且常为叶片所遮盖。气微，味淡。以朵大、色红者为佳。

【性味归经】味甘、微苦，性凉。归肺、大肠经。

【功能主治】清热利湿，凉血解毒，化痰消积。用于肠炎，痢疾，咽喉肿痛，肺热咳嗽，咯血，衄血，小儿疳积。

【用法用量】用量15~30 g。

矮地茶

【别　名】矮茶风、矮脚樟、平地木、地青杠、不出林。
【来　源】本品为紫金牛科植物紫金牛**Ardisia japonica**
（Thunb.）Bl. 的全草。

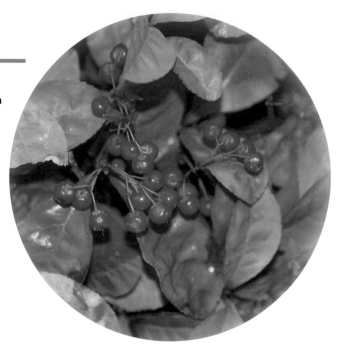

【植物特征】蔓生亚灌木。根茎匍匐生根；直立茎高
25~40 cm，不分枝，嫩部被微柔毛。叶对生或近轮生，
具短柄，叶片厚膜质或近革质，椭圆形或椭圆状倒卵
形，长4~7 cm，宽1.5~4 cm，先端短尖，基部楔形，
边缘有小钝齿，两面无毛或仅下面中脉上被微柔毛。
花粉红色或白色，常3~5朵组成腋生聚伞花序；花梗长
达1 cm；萼片5，卵形，长约1.5 mm，被缘毛；花冠5深
裂，裂片阔卵形，长4~5 mm，具腺点；花药背部有腺
点。浆果核果状，球形，直径5~6 mm，近成熟时红色，
后变黑色。花期5—6月；果期11—12月。
【生　境】生于林下阴湿处。
【分　布】我国西起云南、四川、贵州，东至江苏、浙
江、福建，南至广西等省区。日本、朝鲜也有分布。
【采集加工】夏、秋二季茎叶茂盛时采挖全株，除去泥
沙，干燥。

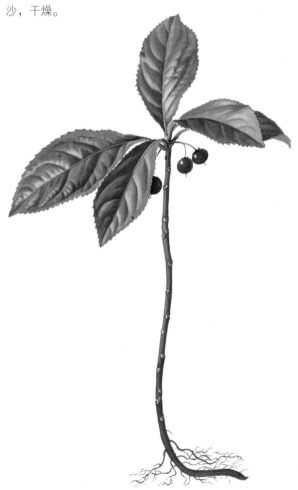

【药材性状】本品根茎呈匍匐状，灰色，生有少数须
根。茎圆柱形，略扁，稍扭曲，长10~40 cm，直径
2~5 mm，有细纵纹，棕红色，叶痕及节明显可见；质
硬，易折断，断面棕红色，无明显的髓。叶集生于茎近
顶部，叶片卷曲或破碎，完整者展平后呈椭圆形，灰绿
色、棕褐色或浅红棕色，基部楔形，边缘具细钝齿，下
面有腺点。茎顶偶有红色球形浆果。气微，味微涩。以
茎红棕色、叶绿色者为佳。
【性味归经】味辛，性平。归肺、肝经。
【功能主治】止咳化痰，祛风解毒，活血止痛。用于支
气管炎，大叶性肺炎，小儿肺炎，肺结核，肝炎，痢
疾，急性肾炎，尿路感染，跌打损伤，风湿筋骨酸痛。
外用治皮肤瘙痒。
【用法用量】用量15~60 g。外用适量，煎水洗患处。
【附　方】
① 慢性支气管炎：矮地茶12 g，胡颓子叶、鱼腥草各
15 g，桔梗6 g，水煎，分3次服，每日1剂。
② 小儿肺炎：矮地茶30 g，枇杷叶7片，陈皮15 g，水
煎，分2次服，每日1剂。如有咯血或痰中带血者加墨旱
莲15 g。
③ 肺结核：矮地茶60 g，菝葜、白马骨各30 g，加水
300 mL，水煎，浓缩到150 mL，每次服50 mL，每日3次。
④ 溃疡病出血：矮地茶100 g，水煎，浓缩成煎剂（药材
量：药液量＝1：2），分3~4次服。
⑤ 急性黄疸型肝炎：矮地茶30 g，红枣10枚，水煎，加
入红糖适量，混匀后服用。每日1剂，连服1个月。

豨莶草

【别　　名】感冒草、镇静草。

【来　　源】本品为菊科植物豨莶**Siegesbeckia orientalis** L.、
毛梗豨莶**Siegesbeckia glabrescens** Makino或腺梗
豨莶**Siegesbeckia pubescens** Makino的地上部分。

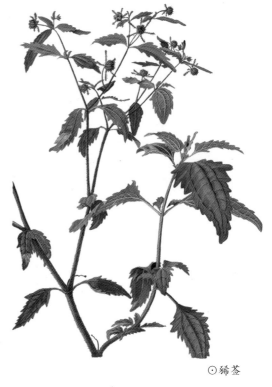

⊙豨莶

◎豨莶

【植物特征】一年生草本。高0.3~
1 m。茎直立，有纵纹，密被灰白色
长柔毛和腺毛。叶对生，膜质，卵
状三角形至披针形，长4~10 cm或过
之，宽2~6.5 cm，先端短尖，基部楔
形，略下延，边缘有粗钝齿，两面被
柔毛；基部三出脉，侧脉与网脉明
显；叶柄长3 cm或更长。头状花序直
径6~12 mm，于枝顶排列成二歧聚伞
花序式；总花梗细长，有腺毛；总苞
2层，外层长匙形，开展，内层长圆
形，直立，二者均被腺毛；花托的鳞
片半包瘦果；花春、夏季开，异型，
外围雌花1层，舌状，中央两性花
数朵，管状，檐部5裂；花柱枝先端
扁而短尖。瘦果倒圆形，具4棱，肿
胀，黑色，通常弯曲，长约3 mm，无
冠毛。花期4—9月；果期6—11月。

【生　　境】生于路旁、旷野草地上。

【分　　布】广西、广东、湖南、湖
北、四川、云南、福建、贵州、安
徽、辽宁、甘肃、陕西、江苏、浙
江、江西、台湾。越南、朝鲜、印
度、澳大利亚和欧洲国家及北
美洲国家也有分布。

◎毛梗豨莶

【植物特征】一年生草本。茎
直立，较细弱，高30~80 cm，
通常上部分枝，被平伏短柔
毛，有时上部毛较密。基部叶
花期枯萎；中部叶卵圆形、三
角状卵圆形或卵状披针形，
长2.5~11 cm，宽1.5~7 cm，基部宽
楔形或钝圆形，有时下延成具翼的
长0.5~6 cm的柄，先端渐尖，边缘
有规则的齿；上部叶渐小，卵状披
针形，长1 cm，宽0.5 cm，边缘有疏
齿或全缘，有短柄或无柄；全部叶两
面被柔毛，基出三脉，叶脉在叶下面
稍突起。头状花序径10~18 mm，多
数头状花序在枝端排列成疏散的圆
锥花序；花梗纤细，疏生平伏短柔
毛。总苞钟状；总苞片2层，叶质，
背面密被紫褐色头状有柄的腺毛；外
层苞片5，线状匙形，长6~9 mm，内
层苞片倒卵状长圆形，长3 mm。托片
倒卵状长圆形，背面疏被头状具柄腺

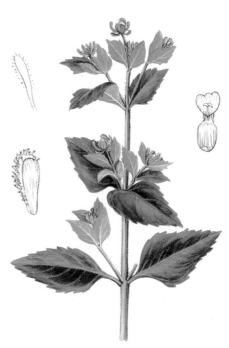

⊙毛梗豨莶

毛。雌花花冠的管部长约0.8 mm，两
性花花冠上部钟状，先端4~5齿裂。
瘦果倒卵形，4棱，长约2.5 mm，有
灰褐色环状突起。花期4~9月；果期
6~11月。

【生　　境】生路边、旷野荒草地和山
坡灌丛中，海拔300~1000 m。

【分　　布】浙江、福建、安徽、江
西、湖北、湖南、四川、广东及云南
等省区。日本、朝鲜也有分布。

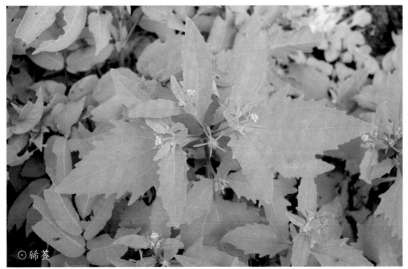

⊙豨莶

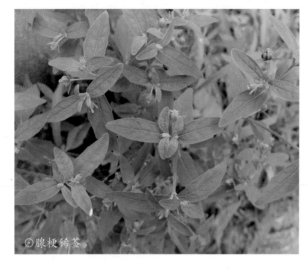

◎腺梗豨莶

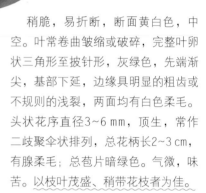

◎腺梗豨莶

◎腺梗豨莶

【植物特征】一年生草本。茎直立，粗壮，高30~110 cm，上部多分枝，被开展的灰白色长柔毛和糙毛。基部叶卵状披针形，花期枯萎；中部叶卵圆形或卵形，开展，长3.5~12 cm，宽1.8~6 cm，基部宽楔形，下延成具翼而长1~3 cm的柄，先端渐尖，边缘有尖头状规则或不规则的粗齿；上部叶渐小，披针形或卵状披针形；全部叶上面深绿色，下面淡绿色，基出三脉，侧脉和网脉明显，两面被

平伏短柔毛，沿脉有长柔毛。头状花序直径18~22 mm，多数生于枝端，排列成松散的圆锥花序；花梗较长，密生紫褐色头状具柄腺毛和长柔毛；总苞宽钟状；总苞片2层，叶质，背面密生紫褐色头状具柄腺毛，外层线状匙形或宽线形，长7~14 mm，内层卵状长圆形，长3.5 mm。舌状花冠管部长1~1.2 mm，舌片先端2~3齿裂，有时5齿裂；两性管状花长约2.5 mm，冠檐钟状，先端4~5裂。瘦果倒卵圆形，4棱，先端有灰褐色环状突起。花期5~8月；果期6~10月。

【生 境】生于山坡、山谷林缘、灌丛林下的草坪中、河谷、溪边、河槽潮湿地、旷野、耕地边等处也常见，海拔160~3 400 m。

【分 布】吉林、辽宁、河北、山西、河南、甘肃、陕西、江苏、浙江、安徽、江西、湖北、四川、贵州、云南及西藏等地。

【采集加工】夏、秋季采割，切小段，晒干。

【药材性状】豨莶 本品长60~ 100 cm。茎近方柱形，多分枝，淡青黄色至紫棕色，有细纵条纹和直沟，密被短柔毛及腺毛。体轻，质

稍脆，易折断，断面黄白色，中空。叶常卷曲皱缩或破碎，完整叶卵状三角形至披针形，灰绿色，先端渐尖，基部下延，边缘具明显的粗齿或不规则的浅裂，两面均被白色柔毛。头状花序直径3~6 mm，顶生，常作二歧聚伞状排列，总花柄长2~3 cm，有腺柔毛；总苞片暗绿色。气微，味苦。以枝叶茂盛、稍带花枝者为佳。

毛梗豨莶 花梗和枝上部疏生平伏的短柔毛。

腺梗豨莶 花梗和分枝的上部被紫褐色头状具柄的密腺毛和长柔毛。

【性味归经】味苦，性寒；有小毒。归肝、脾、肾经。

【功能主治】祛风湿，通络，降血压。用于风湿关节痛，腰膝无力，四肢麻木，半身不遂，高血压，神经衰弱，急性黄疸型传染性肝炎，疟疾。外用治疮疖肿毒。

【用法用量】用量9~20 g。外用适量，鲜品捣烂敷患处。

【附 方】

❶风湿性关节炎：豨莶草、防风、老鹳草、白术、薏苡仁、骨碎补各15 g，秦艽、苍术、五加皮各12 g，羌活、独活各9 g，水煎，分3次服（空腹）。每日1剂。高烧者勿用。

❷急性黄疸型传染性肝炎：（1）普通型：豨莶草30 g，山栀子9 g，车前草、广金钱草各15 g，加水1 000 mL，煎煮并浓缩成300 mL，分2次服，每日1剂。（2）重型（接近肝坏死）：豨莶草、地耳草各60~120 g，黑栀子9 g，车前草、广金钱草各15 g，一点红30 g。加水3 000 mL，煎煮并浓缩成300~400 mL，分2次服。每日1剂。

❸疟疾：豨莶草30 g，水煎，分2次服。每日1剂，连服3日。

A. 植株上部；B. 舌状花；C. 苞片

辣蓼

【别　名】辣蓼草、蓼子草。

【来　源】本品为蓼科植物水蓼Polygonum hydropiper L. 的全草。

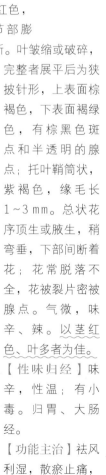

【植物特征】直立或披散草本。高30~100 cm。茎无毛，多分枝，常呈褐红色，有腺点，节部膨大。单叶互生，膜质，狭披针形，长4~7 cm，宽7~20 mm，无毛或仅中脉和边缘疏被短毛，两面均有腺点；叶柄长达15 mm；托叶鞘状，长8~11 mm，具缘毛。花小，绿白色或淡红色，疏离，排成腋生或顶生的总状花序，很少为顶生圆锥花序，花序轴常弯垂；苞片斜漏斗形，有腺点和缘毛；花被5深裂，裂片长圆形或倒卵圆形，长2.5~3 mm，密生腺点。瘦果三角状卵形，全部为宿存花萼包着。花期5—9月；果期6—10月。

【生　境】生于田边、路旁、沟边、河岸等湿润处。

【分　布】东北、华北，河南、陕西、甘肃、江苏、浙江、湖南、湖北、福建、云南、贵州、广西、广东、海南等地。全球温带及热带地区也有分布。

【采集加工】夏、秋季采收，挖取全草，除去杂质，晒干。

【药材性状】本品长30~100 cm。根须状，紫褐色。茎圆柱形，有分枝，灰绿色或红色，有细直线纹，节部膨大，质脆，易折断。叶皱缩或破碎，完整者展平后为狭披针形，上表面棕褐色，下表面褐绿色，有棕黑色斑点和半透明的腺点；托叶鞘筒状，紫褐色，缘毛长1~3 mm。总状花序顶生或腋生，稍弯垂，下部间断着花；花常脱落不全，花被裂片密被腺点。气微，味辛、辣。以茎红色、叶多者为佳。

【性味归经】味辛，性温；有小毒。归胃、大肠经。

【功能主治】祛风利湿，散瘀止痛，解毒消肿，杀虫止痒。用于痢疾、胃肠炎，腹泻，风湿关节痛，跌打肿痛，功能性子宫出血。外用治毒蛇咬伤，皮肤湿疹。

【用法用量】用量15~30 g。外用适量，煎水洗。

【附　方】

① 急性肠炎：a. 辣蓼适量，研细粉装入胶囊，每次服0.5~0.75 g，每日4次，小儿酌减。b. 干水蓼根60 g，水煎2次，浓缩至100 mL，分3次服。每日1剂。

② 阿米巴痢疾：辣蓼9 g，白花蛇舌草、仙鹤草各15 g，水煎服。每日1剂。

③ 脚癣：鲜辣蓼60 g，切碎，加水150 mL，煎煮30~40分钟，过滤，备用。每日用药液涂患部数次。

④ 胃气痛，痧气腹胀痛：鲜辣蓼嫩叶9 g，捣烂，加凉开水一小碗，捣汁服。

⑤ 痢疾，肠炎：辣蓼60 g，水煎服。连服3日。

⑥ 扁桃体炎：鲜辣蓼茎叶适量，捣烂取汁，加温开水含漱。

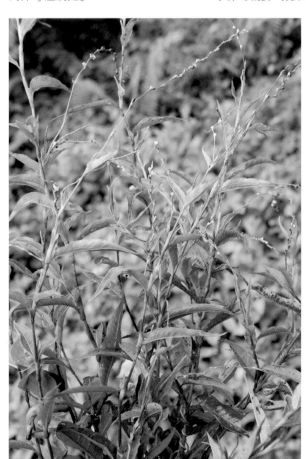

墨旱莲

【别　名】旱莲草、水旱莲、白花蟛蜞草、墨汁草。
【来　源】本品为菊科植物鳢肠 **Eclipta prostrata**（L.）的全草。

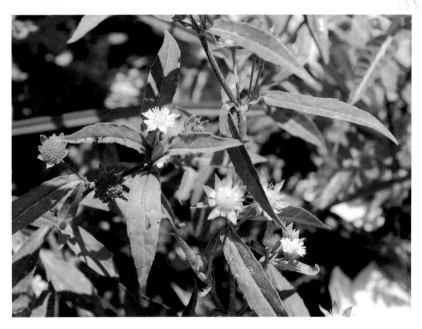

1 cm

服。

❷ 胃、十二指肠溃疡出血：墨旱莲、灯心草各30 g，水煎服。

❸ 功能性子宫出血：鲜墨旱莲、鲜仙鹤草各30 g，血余炭、槟榔炭各3 g（研细粉）。将前二味煎水，冲服后二味药粉。

❹ 水田皮炎：墨旱莲适量，捣烂外搽手脚，搽至皮肤稍发黑色，稍等干后即可下水劳动。每日进水田前、后各搽一次，即可预防此病。

❺ 血痢：墨旱莲、铁苋菜各15 g，水煎服。

【附　注】

❶ 本品含鳢肠素ecliptine，是一种滋养性收敛止血物质。

❷ 鳢肠鲜草揉烂后的液汁为黑色，故称墨旱莲或墨菜。

❸ 寒泻者忌服。

【植物特征】一年生草本。高15～60 cm。茎直立、斜升或基部的分枝有时平卧，被贴生的糙毛。叶对生，厚膜质，长圆形或披针形，长3～8 cm，宽0.7～2 cm，边缘有细钝齿或全缘，两面密被糙硬毛；侧脉3～5对，斜升，离缘网结；叶柄极短或无叶柄。头状花序顶生和腋生，具2～4 cm的总花梗，直径5～8 mm；总苞阔钟形，总苞片2层，草质，绿色，长圆形或长圆状披针形，背面被贴生的糙硬毛。花白色，放射状，外围雌花2层，舌状，中央两性花多数，管状，檐部4齿裂。瘦果略扁，黑色，长约3 mm，表面有疣状凸起。冠毛退化为2～3个小鳞片。花、果期6—11月。

【生　境】生于路旁、耕地、田边湿润处。

【分　布】广东、香港、海南、湖北、云南、江苏、福建、浙江、陕西、四川、江西等地。日本和热带、亚热带地区也有分布。

【采集加工】花开时采挖全草，洗净，晒干。

【药材性状】本品长15～60 cm，被白色茸毛。茎呈圆柱形，有纵棱，直径2～5 mm；表面绿褐色或墨绿色。叶对生，叶片皱缩卷曲或破碎，完整者展平后呈长披针形，全缘或具浅齿，墨绿色，密被糙硬毛。头状花序直径5～8 mm。瘦果椭圆形而扁，长2～3 mm，棕色或浅褐色。气微，味微咸。以色墨绿、叶多者为佳。

【性味归经】味甘、酸，性凉。归肝、肾经。

【功能主治】凉血止血，滋补肝肾，清热解毒。用于吐血、衄血、尿血、便血、血崩、慢性肝炎、肠炎、痢疾、小儿疳积、肾虚耳鸣、须发早白、神经衰弱。外用治脚癣、湿疹、疮疡、创伤出血。

【用法用量】用量15～30 g。外用适量，鲜品捣敷或搽患处。

【附　方】

❶ 衄血，咯血：墨旱莲30 g，荷叶15 g，干侧柏叶9 g，水煎，分3次

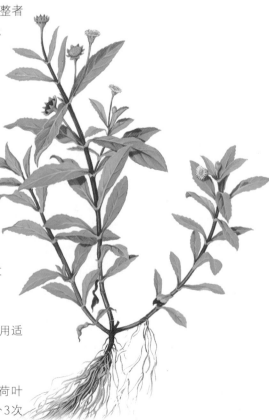

寮刁竹

【别　名】山勺竹、鬼督邮。

【来　源】本品为萝藦科植物徐长卿Cynanchum paniculatum
（Bunge）Kitagawa ex Hara [*Pycnostelma paniculatum*
（Bunge）K. Schum.] 的全草。

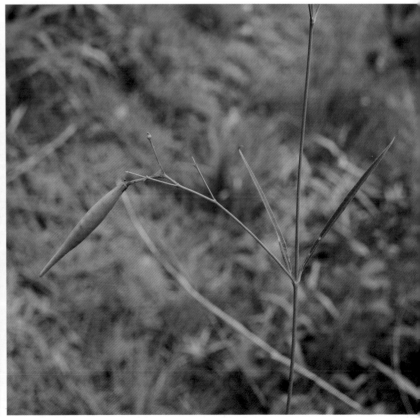

【植物特征】多年生、直立草本。高0.3~1 m，有乳汁。须根多数，多50余条。茎纤细，单生或偶尔从根部生少数分枝。单叶对生，膜质，线形或披针形，长5~13 cm，宽0.5~1.5 cm，两端渐尖，全缘，略反卷，两面无毛或上面被稀疏柔毛；侧脉不明显；叶柄极短或无。花黄绿色，较小，排成顶生、少花圆锥状聚伞花序，花序长约7 cm；萼裂片小，披针形；花冠5深裂，裂片长圆形，长达4 mm，外反，无毛；副花冠杯状，5裂，生于合蕊冠上。蓇葖果单生，牛角形，长约6 cm；种子长圆形，长约3 mm，先端具白色、丛生绢质种毛，毛长约1 cm。花期5—7月；果期9—12月。

【生　境】生于阳坡草丛中。

【分　布】辽宁、山东、河北、西南、中南、华南地区。日本、朝鲜也有分布。

【采集加工】夏、秋季采收，将全草切段，晒干。

【药材性状】本品长30~100 cm。须根丛生，着生于短的根头部。根细长圆柱形或绳索状，弯曲不直，长10~18 cm，直径1~1.5 mm；表面棕黄色、灰黄色至淡棕褐色，有细的纵皱纹；干燥时质脆，稍潮变柔韧，断面白色，中央有细小黄色木质心，粉性，存放稍久常见析出闪光的结晶。茎圆柱形，单一，极少有分枝，直径0.2~0.3 cm，少数0.5 cm，有细纵棱和纵沟，灰绿色；质硬而脆，断面中空。叶对生、远生，叶片披针形至线形，青绿色，无毛或有稀疏的柔毛。具浓郁芳香气味，根部尤浓郁，味辛苦而麻舌。以根多、茎枝少、色灰黄、气芳香浓郁、味辛麻舌者为佳。

【性味归经】味辛，性温。归肝、胃经。

【功能主治】祛风寒，消肿解毒，通

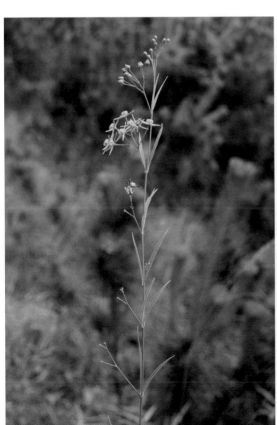

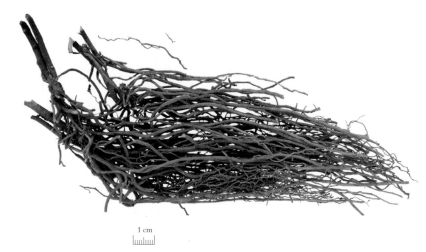

1 cm

⑤跌打损伤：寮刁竹9g，水煎，黄酒兑服。另取鲜品捣烂敷患处。

⑥慢性腰痛：寮刁竹、虎杖各9g，红四块瓦5g，研末，每次服0.6~1g，每日2~3次。

⑦寒气腹痛：寮刁竹9g，小茴香6g，水煎服。

⑧血虚经闭：寮刁竹6~9g，煨甜酒内服或炖肉吃，或研末吞服3g。

⑨小儿高抽搐：寮刁竹9g，钩藤4g，水煎服。

经活络，止痛。用于风寒湿痹，风湿关节痛，腰痛，胃痛，牙痛，痛经，毒蛇咬伤，跌打损伤。外用治神经性皮炎，荨麻疹，线状疱疹。

【用法用量】用量3~12g。外用适量，鲜品捣烂或干品研粉敷患处。

【附　方】

①风湿关节痛：寮刁竹24~30g，米酒250g，浸泡7日，每日服药酒60g。

②牙痛：a.寮刁竹15g，水煎服。服时先用药液漱口1~2分钟再咽下。b.寮刁竹适量，烘干，粉碎成细粉，每次1.5~3g，每日2次。

③毒蛇咬伤：a.寮刁竹500g，广西蛇总管（全草）5000g，阴干，粉碎成细粉，加适量淀粉浆，制粒，干燥，压片，每片含生药材0.5g。首次服10~15片，以后每次5~8片，每日3~4次，连服2~4日。b.制备蛇药酒：寮刁竹30g，广西蛇总管（全草）500g，阴干，切小段，用米酒2.5kg浸3周，备用。首次服90~120g，以后每次服30~90g，每日3~4次，连服3~4日。a方法和b方法可单用，也可交替使用。c.寮刁竹30g，山梗菜15g，金线莲2~3株，捣烂，取汁调蜜服。多用于治疗五步蛇咬伤。

④神经性皮炎，荨麻疹，湿疹：寮刁竹500g，水煎，浓缩至适量，加入0.3%苯甲酸钠适量，备用。每日2~4次，涂患处。

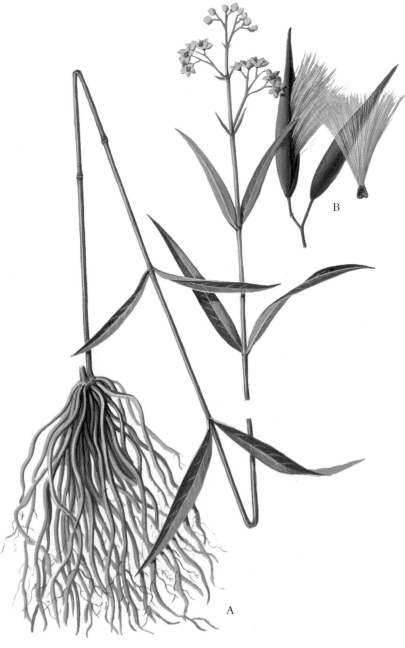

A.植株；B.果实和种子

磨盘草

【别　名】耳响草、磨仔草。

【来　源】本品为锦葵科植物磨盘草**Abutilon indicum**（L.） Sweet 的全草。

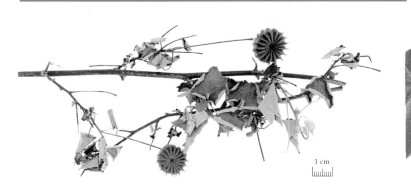

1 cm

【植物特征】一年生或多年生亚灌木状草本。直立，高0.5~2.5 cm。分枝多，全株均被灰白色柔毛。单叶互生，卵形至阔卵形，长3~10 cm，宽3~8 cm，先端短尖或渐尖，基部心形，边缘具粗钝齿，两面均被灰色星状柔毛。叶柄长2~4 cm，被灰色短柔毛或疏丝状长毛；托叶钻形，外弯。花单生叶腋，黄色，花梗长达4 cm，近先端具节，被灰色星状柔毛；花萼浅盘状，宽约1 cm，内外两面被柔毛，5深裂，裂片阔三角形；花瓣5片；雄蕊多数，花丝下部连成被星状毛的雄蕊管。蒴果呈磨盘状，高约1.5 cm，宽约2 cm，果皮膜质，被灰黄色星状毛；分果爿15~20爿；种子肾形，具白色斑点。花期7—10月；果期9—11月。

【生　境】生于村庄附近及荒郊旷地上。

【分　布】长江以南各省区。越南、老挝、柬埔寨、泰国、斯里兰卡、缅甸、印度、印度尼西亚等热带地区也有分布。

【采集加工】夏、秋季采收，晒干。

【药材性状】本品长60~120 cm，主根粗壮，常有细小侧根。茎下部木质，圆柱形，直径1.5~2 cm，有网纹；上部草质，多分枝，灰绿色，被白色短柔毛，直径5~8 mm。叶多皱缩破碎，完整叶片阔卵形，粗糙，两面均被短毛，灰绿色。果柄长，腋生，蒴果圆盘形，直径约2 cm，高约1.6 cm，分果爿15~20，排列成齿轮状。气微，味淡微涩。以主根粗、带蒴果者为佳。

【性味归经】味甘、淡，性平。归肺、肾、膀胱经。

【功能主治】疏风清热，益气通窍，祛痰利尿。用于感冒，久热不退，流行性腮腺炎，耳鸣，耳聋，肺结核，小便不利。

【用法用量】用量15~30 g。

【附　方】

❶痔疮：磨盘草根500 g，水煎，浓缩至500 mL，内服150 mL，余药液熏洗肛门，一日熏洗5次。

❷跌打损伤或体虚乏力：磨盘草根100 g，猪脚1只，黄酒100 mL，共炖，食肉喝汤。

❸手足关节炎，疮毒后期筋肉痿痹：磨盘草根50 g，酒水各半炖服。

❹喉蛾：鲜磨盘草根50 g，水煎服。

❺慢性中耳炎：磨盘草根15~50 g，瘦猪肉（或豆腐）适量，吃肉（或豆腐）喝汤。

【附　注】广东潮汕一带称本品为流行草。主要用途仍是治耳鸣和耳聋，故可视为本品的一个地方性别称，不应与王不留行混淆。

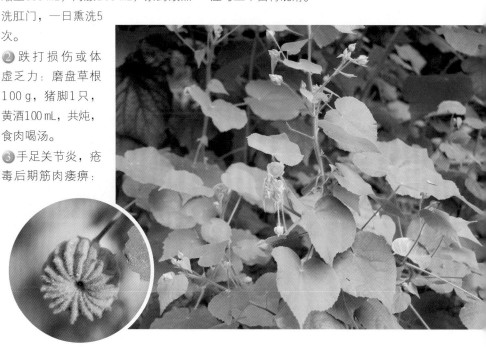

瞿麦

【别　名】十样景花、洛阳花。

【来　源】本品为石竹科植物瞿麦Dianthus superbus L. 或石竹Dianthus chinensis L. 的地上部分。

◎瞿麦

【植物特征】多年生草本。高达1 m。茎丛生，直立，无毛，上部二歧分枝，节明显。叶对生，线形或线状披针形，长1.5~9 cm，宽1~4 mm，先端渐尖，基部成短鞘状包茎，全缘，两面均无毛。花夏、秋季开放，单生或数朵集成稀疏二歧式分枝的圆锥花序；花梗长约4 cm；小苞片4~6，排成2~3轮；花萼圆筒形，长达4 cm，先端5裂，裂片披针形，边缘膜质，有细毛；花瓣5，淡红色、淡紫红色或白色，先端深裂成细丝条，基部有须毛；雄蕊10；子房1室，花柱2，细长。蒴果长圆形；种子扁卵圆形，边缘有宽翅。花期6—9月；果期8—10月。

【生　境】生于山野草丛或岩石缝中。

【分　布】全国各地。欧亚大陆温带地区也有分布。

◎石竹

【植物特征】多年生草本植物。株高30~50 cm，全株无毛。茎簇生，直立，有节，多分枝。叶对生，条形或线状披针形。花单朵或数朵簇生于茎顶，形成聚伞花序；花大，直径2~3 cm，花萼筒圆形，花色有大红、粉红、紫红、纯白、红色或杂色，单瓣5枚或重瓣，先端钝齿状，微具香气，喉部有斑纹，疏生有髯毛；雄蕊露出喉部外，花药蓝色；子房长

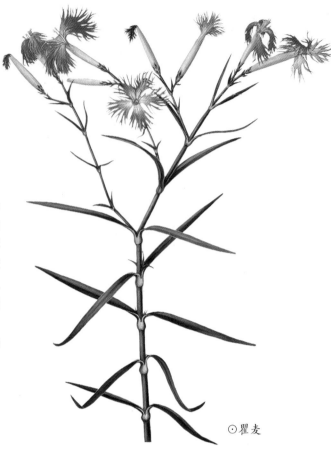

⊙瞿麦

圆形，花柱线形。蒴果长圆形，包裹于缩萼内；种子扁圆形，黑褐色。花期5—6月；果期7—9月。

【生　境】栽培植物。

【分　布】东北、华北、西北、西南及长江流域以南各

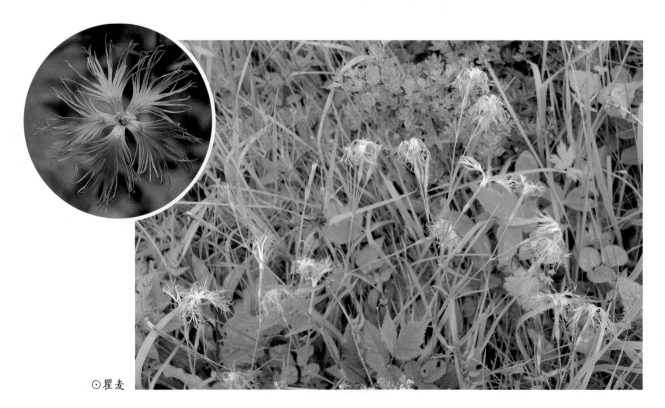

⊙瞿麦

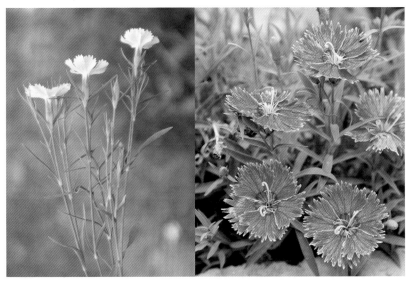

⊙石竹

省区均有栽培。原产我国。

【采集加工】春、夏二季花、果期时采割地上部分，除去杂质，晒干。

【药材性状】本品长30~70 cm。茎呈圆柱形，上部有分枝，淡绿色或黄绿色，光滑无毛，节明显，略膨大；质轻而脆，易折断，断面中空。叶多皱缩，展平后线形至线状披针形，基部抱茎。花和果实均生枝顶，花萼筒状，长2.7~3.7 cm，其下有苞片4~6片，宽卵形，长约为萼筒的1/4；花瓣棕紫色或棕黄色，卷曲，先端撕裂成细条状。蒴果长筒形，与宿萼等长。种子细小，多数。气微，味淡。以色黄绿、带萼筒者为佳。

【性味归经】味苦，性寒。归心、肝、小肠、膀胱经。

【功能主治】清热利尿，破血通经。用于泌尿系统感染，血淋，小便不利，经闭，皮肤湿疹。

【用法用量】用量全草3~9 g；根24~30 g。

【附　方】

①泌尿系统感染：瞿麦、萹蓄各12 g，蒲公英30 g，黄柏9 g，灯心草3 g，水煎服。

②食管癌，直肠癌：a.鲜瞿麦根30~60 g（干根24~30 g），将鲜根用米泔水洗净，水煎，分2次服。b.瞿麦根晒干，研末，撒于直肠癌肿瘤创面。

③经血不通：瞿麦、木通、大黄各60 g，研末。餐前用温酒送服。

④血淋：鲜瞿麦30 g，仙鹤草15 g，炒栀子9 g，甘草梢6 g，水煎服。

【附　注】

①下焦虚寒，小便不利以及妊娠、新产患者禁服。

②瞿麦根主治肿瘤。

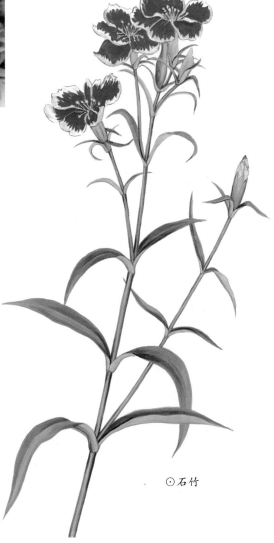

⊙石竹

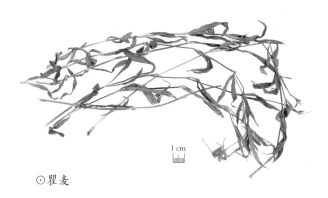

1 cm

⊙瞿麦

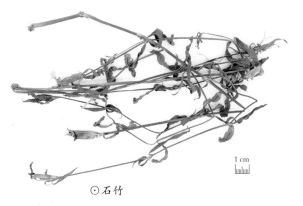

1 cm

⊙石竹

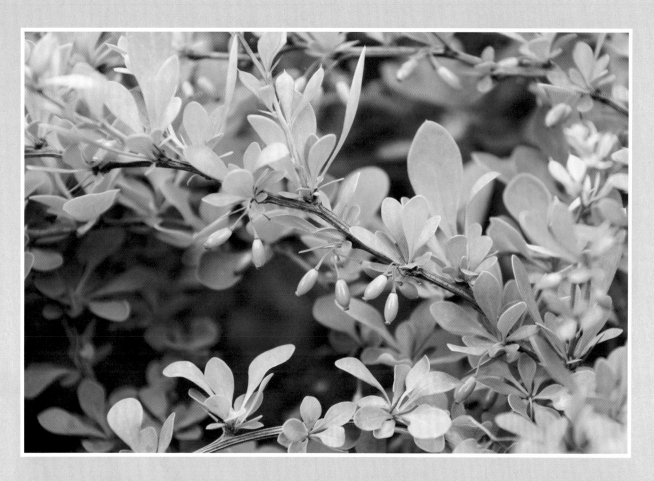

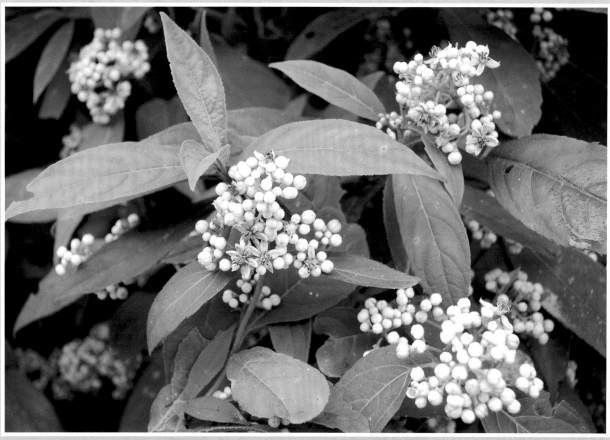

二

根及根茎类

GEN JI GENJING LEI

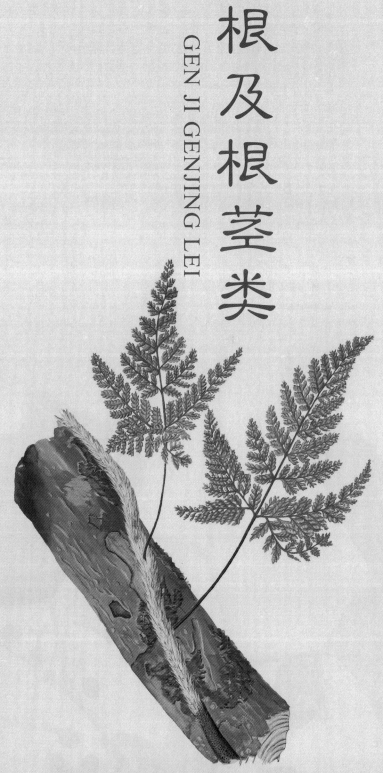

八角枫

【别　名】大枫树、八角王。

【来　源】本品为八角枫科植物八角枫Alangium chinense（Lour.）Harms的根和须根。

【植物特征】落叶乔木或大灌木。高3~12 m。树皮灰褐色，平滑。嫩枝和嫩叶被黄褐色短茸毛。叶互生，膜质，卵形至近圆形，长13~18 cm，宽4~15 cm，先端渐尖，基部心形至截平，两侧不对称，全缘、有角或分裂，背面脉腋内有簇毛；叶柄长达3.5 cm。二歧聚伞花序腋生，长与叶柄近相等，有花8~30朵，白色；萼钟状，长2~3 mm，檐部6齿裂；花瓣6~8片，线形，长10~12 mm，盛开时背卷；雄蕊与花瓣同数，且与之近等长，花药线形，比花丝长很多。核果卵形，长不超过1 cm，深蓝色。花期5—8月；果期7—11月。

【生　境】生于较阴湿的山谷、山坡的杂木林中。

【分　布】我国长江流域及以南各地。越南、泰国也有分布。

【采集加工】夏、秋二季采收，挖取根部，收摘带须根的细根，除去泥沙，晒干。

【药材性状】本品根呈长圆柱形，略弯曲，有分枝，长短不一，直径2~8 mm，黄棕色或灰褐色，具细纵纹，外皮有时纵裂。须根纤细。质硬而脆，断面黄白色。气微，味淡。以须根多者为佳。

【性味归经】味辛，苦，性微温；有毒。归肝、肾、心经。

【功能主治】祛风除湿，舒筋活络，活血止痛。用于风湿关节痛，四肢麻木，跌打损伤，精神分裂症。

【用法用量】根3~6 g，用量由小逐渐加大，切勿过量；须根一般不超过3 g，宜在餐后服。

【注　意】孕妇忌服；小儿和年老体弱者慎用。

【附　方】

❶风湿关节痛：八角枫侧根30 g，白酒1000 g。浸7日，每日早晚各饮酒15 g。

❷精神分裂症：八角枫须根适量，干燥，粉碎成细粉。每次服1.5~2.4 g（切勿过量），每日3次。

❸筋骨疼痛：八角枫须根1.2 g，白牛膝9 g，与猪蹄一起炖，吃肉喝汤。

❹风湿瘫痪：八角枫根9 g，红活麻9 g，岩白菜30 g，炖肉，吃肉喝汤。

❺小儿惊风：八角枫须根1.5 g，水煎服。

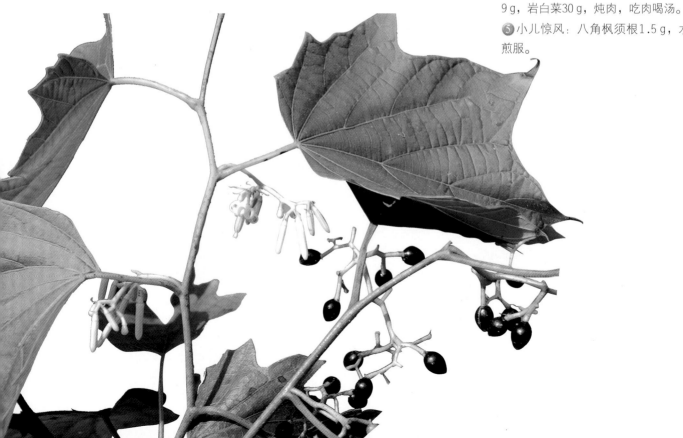

三颗针

【别　名】刺黄连、土黄连。

【来　源】本品为小檗科植物庐山小檗**Berberis virgetorum** Schneid. 或豪猪刺**Berberis julianae** Schneid. 等多种小檗属
植物的根。

◎庐山小檗

【植物特征】落叶灌木。高1.5~2 m。枝暗黄色，不分
枝的利刺长1~2.5 cm。叶互生，薄革质，长椭圆形，长
3~8 cm，宽1.5~3.5 cm，先端近渐尖，有时钝头，基部
渐狭，全缘或有时浅波状，叶面黄绿色，背面有白霜；
叶柄长1~2 cm。总状花序或有时缩短呈伞状，腋生，长
1.5~3.5 cm，有花3~15朵；花梗纤细，长5~6 mm；萼
片外轮长圆状卵形，内轮长圆状倒卵形，比花瓣略长；
花瓣长约3 mm，不裂。浆果狭椭圆形，长9~12 mm，无
宿存花柱。花期4—5月；果期6—10月。

【生　境】生于山地灌丛、山谷林下。

【分　布】广东、广西、湖南、江西、浙江等地。

◎豪猪刺

【植物特征】常绿灌木。高1.2~2 m。枝黄色，有棱
角；利刺三叉状，长达3.5 cm，质坚硬，黄色。叶
片革质，披针形或倒披针形，长圆形或椭圆形，长
3~7 cm，宽1~3 cm，先端锐尖，边缘有长1~1.5 mm
的刺状钝齿；叶脉明显；叶柄通常长1.5~4 mm。花黄

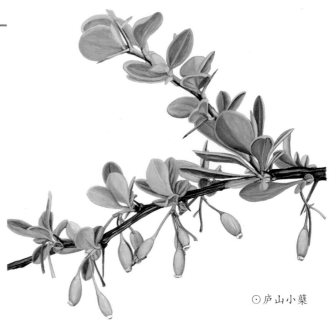

⊙庐山小檗

色，直径6~7 mm，常10~25朵簇生于叶腋；花梗不等长，
常8~15 mm，有3片卵形至披针形的小苞片；萼片2轮，每
轮3片，花瓣状；花瓣6片，近长圆形，长5~6 mm，先端凹
入。浆果椭圆状，长7~8 mm，蓝黑色，覆有白霜。花期

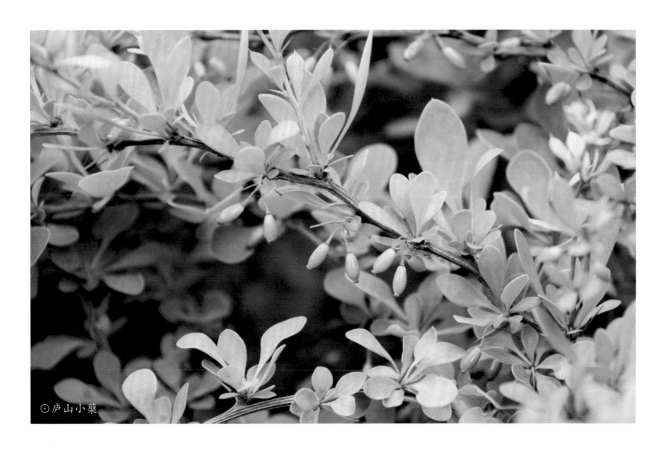

⊙庐山小檗

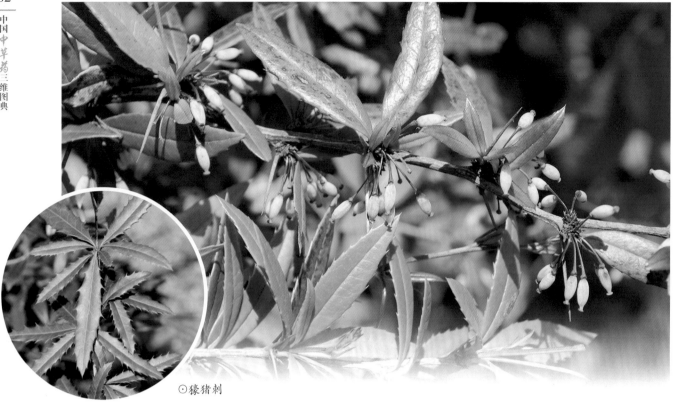

⊙獴猪刺

3—4月；果期5—11月。

【生　境】生于海拔1000 m以上的山地矮林中。

【分　布】湖北、湖南、广东、广西、贵州、四川等地。

【采集加工】夏、秋季采挖根，洗净，晒干。

【药材性状】本品近圆柱形，稍弯曲，有少数分枝，长10~
15 cm，直径1~3 cm。根头粗大，向下渐小；栓皮灰棕色，有
细皱纹，易剥落。质坚硬，不易折断，断面不平整，鲜黄色。
横切面近圆形或长椭圆形，有放射状纹理，髓部棕黄色。气
微，味苦。以色黄、苦味浓者为佳。

【性味归经】味苦，性寒。归肺、肝、大肠经。

【功能主治】清热解毒，泻火。用于湿热疾病。治疗细菌性痢
疾，胃肠炎，副伤寒，肝硬化腹水，急性肾炎，扁桃体炎，口
腔炎，支气管肺炎。外用治中耳炎，目赤肿痛，疮疡溃烂。可
预防流行性脑脊髓膜炎。

【用法用量】用量9~15 g。外用适量，研粉调敷患处。

【附　方】

❶细菌性痢疾，胃肠炎：三颗针15 g，水煎服。

❷副伤寒：三颗针200 g，加水1000 mL，煎至500 mL，每次服
70~100 mL，每日服2~3次。

❸慢性气管炎：三颗针30 g，桑白皮15 g，麻黄12 g，桔梗9 g
（1日量），水煎，分3次服。每日1剂，10日为1个疗程。

【附　注】

❶小檗属的多种植物的根可作三颗针入药。这些植物的茎也
可入药，性味功能与三颗针相同，但药效稍逊。

❷小檗属的多种植物的根和茎含有较多的小檗碱，因此是提
取小檗碱的重要原料。

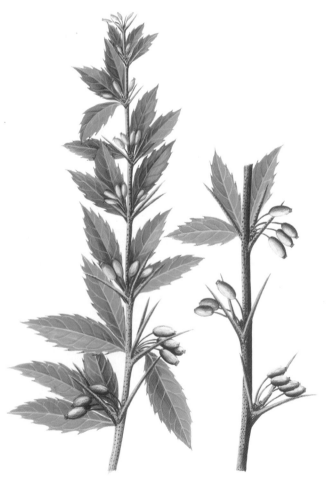

⊙獴猪刺

干姜

【别　名】白姜、均姜。

【来　源】本品为姜科植物姜**Zingiber officinale** Rosc. 的干燥根茎。

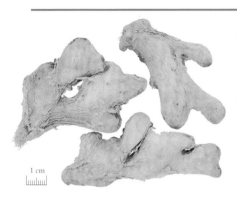

1 cm

【植物特征】多年生草本。株高0.5~
1 m。根茎肥厚，多分枝，有芳香及
辛辣味。叶2列，叶片披针形或线状
披针形，长15~30 cm，宽2~2.5 cm，
无毛，无柄；叶舌膜质，长2~4 mm。
穗状花序球果状，长椭圆形，长
4~5 cm，总花梗长达25 cm，苞片卵
形，长约2.5 cm，淡绿色或边缘淡
黄色，先端有小尖头；花萼管长约
1 cm；花冠黄绿色，裂片3；唇瓣中
裂片长圆状倒卵形，有紫色条纹及淡
黄色斑点，侧裂片卵形，长约6 mm；
雄蕊1，花药长约9 mm；药隔附属体
钻状，长约7 mm。花期秋季。

【生　境】为栽培植物。

【分　布】我国中部、东南部至西南
部各省区广为栽培。全世界热带、亚

热带地区均有栽培。

【采集加工】冬季采挖，除
去须根及泥沙，置沸水煮
透，晒干，或趁鲜切
成薄片晒干。

【药材性状】本品
呈不规则的扁平块
状，具指状分枝，长
3~7 cm，厚1~2 cm。表
面灰棕色或浅黄棕色，粗糙，具纵皱
纹及明显的环节。分枝处常有鳞叶残
存，分枝顶端有茎痕或芽。质坚实，
断面黄白色或灰白色，粉性或颗粒
性，维管束散生，可见黄色油点。有
特异香气，味辛辣。以质坚实、断面
黄白色、粉性强者为佳。

【性味归经】味辛，性热。归脾、
胃、肾、心、肺经。

【功能主治】温中散寒，回阳通脉，
温肺化饮。用于胃腹冷痛，呕吐泄
泻，肢冷脉微，寒饮喘咳。

【用法用量】用量3~10 g。

【注　意】孕妇忌服。

【附　方】

❶风寒感冒：a. 生姜9 g，水煎，
红糖适量，搅匀后趁热服。b. 生姜

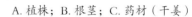

A. 植株；B. 根茎；C. 药材（干姜）

9 g，紫苏叶6 g，葱白2根，水煎服。

❷呕吐腹泻，四肢厥冷：干姜9 g，
制附子15 g，甘草3 g，水煎服。

❸脾胃虚寒腹泻：干姜、白术各
9 g，党参12 g，甘草6 g，水煎服。

❹十二指肠球部溃疡（虚寒型）：干
姜、吴茱萸、炙甘草各4.5 g，白芍、
白术各9 g，香附、砂仁各3 g，九香
虫6 g，水煎服。待疼痛减轻后改用党
参、黄芪、白芍各9 g，桂枝、甘草各
3 g，生姜6 g，大枣5枚，水煎服。

❺功能性子宫出血：炮姜、棕榈炭、
乌梅肉炭等各等量，共研细末。每次
6 g，开水送服。

❻水肿：姜皮、陈皮、茯苓皮、大腹
皮、冬瓜皮各9 g，水煎服。

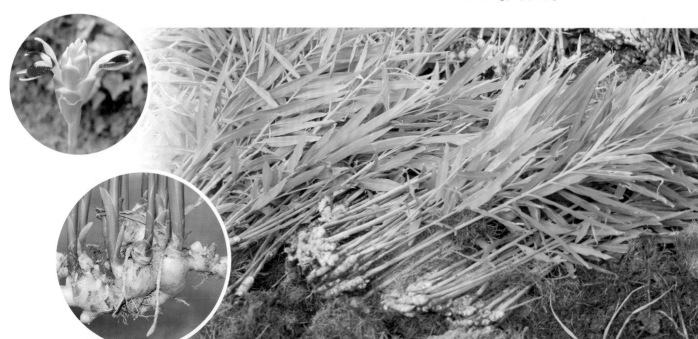

土茯苓

【别　名】禹余粮、白余粮、草禹余粮、饭团根、土苓、光叶菝葜。
【来　源】本品为百合科植物土茯苓**Smilax glabra** Roxb. 的根茎。

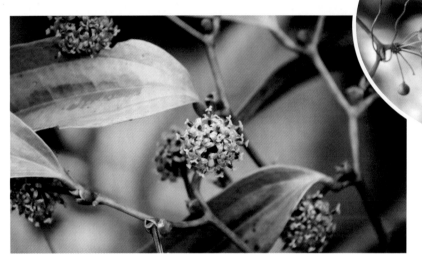

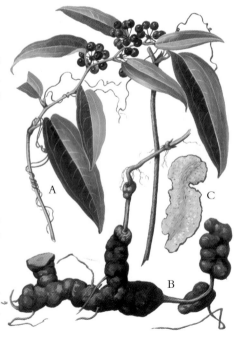

【植物特征】攀缘状灌木。具根茎，茎无刺。叶革质，椭圆形、卵状披针形或披针形，长3~13 cm，宽1.5~6 cm，先端渐尖，基部圆钝；叶柄长5~15（~20）mm；掌状脉5条，最外边的一对紧贴边缘且增厚；叶柄上常有2条纤细的卷须。雌雄异株，伞开花序单生于叶腋；总花梗长1~6 mm，通常明显短于叶柄；花序托膨大，连同多数宿存的小苞片稍呈莲座状，宽2~5 mm；花蕾三棱形，花被6片，排成2轮，外轮的倒心形，内轮的圆形；雄蕊6，近无花丝；花丝极短；雌花中有3枚退化雄蕊。浆果球形，直径7~8 mm，熟时紫黑色，具粉霜。花期7—11月；果期11月至翌年4月。
【生　境】生于林下灌丛中或河岸林缘、山坡上。
【分　布】甘肃和长江流域以南各地，直至台湾、海南和云南。越南、泰国和印度也有分布。
【采集加工】秋、冬季挖取根茎，除去须根，洗净，晒干，或趁鲜切成薄片，晒干。
【药材性状】本品略呈圆柱形，稍扁或呈不规则条块，结节隆起，长5~22 cm，直径2~5 cm。表面黄棕色或灰褐色，有坚硬的须根残基，分枝先端有圆形芽痕。质坚硬，难折断。切片呈长圆形或形状不规则，厚1~5 mm，边缘不整齐；切面灰白色至淡红棕色，粉性，可见点状维管束及多数小亮点；质略韧，折断时有粉尘飞扬，以水湿润后有黏滑感。气微，味微甘、涩。以断面淡白色、粉性足者为佳。
【性味归经】味甘、淡，性平。归肝、脾、胃经。
【功能主治】解毒，除湿，通利关节。用于钩端螺旋体病，梅毒，风湿关节痛，痈疖肿毒，湿疹，皮炎，带下，瘰疬，疥癣，汞粉、银朱慢性中毒。
【用法用量】用量15~100 g。
【注　意】肾功能不全者应慎用。
【附　方】
❶预防钩端螺旋体病：土茯苓、鱼腥草、夏枯草、海金沙、车前草、大青叶、贯众、马兰各9 g，煎汤代茶饮。疾病流行季节，每日1剂。
❷钩端螺旋体病：土茯苓60 g，甘草9 g，水煎服。每日1剂。病情较重而体质较好者，土茯苓可加至150 g。
❸布鲁菌病慢性期：土茯苓30 g，防风3 g，木瓜、没药、当归各9 g，金银花12 g，水煎，早晚各服1次。每日1剂，10日为1个疗程。隔5~7日继服第二个疗程。
❹痈疽疮疖：土茯苓25~50 g，瘦猪肉150 g，加水同炖，喝汤吃肉。
❺血淋：土茯苓、茶叶树根各25 g，白糖为引，水煎服。
❻流行性腮腺炎：鲜土茯苓适量，洗净，用醋研磨，取药汁。将浸透了药汁的纱布敷于肿胀腮腺部位，每日换纱布4次。
❼皮炎：土茯苓100~150 g，煎汤代茶饮。

A. 果枝；B. 根茎；C. 药材（土茯苓）

土党参

【别　名】野党参、土人参、土参、土洋参。

【来　源】本品为桔梗科植物大花金钱豹**Campanumoea javanica** Bl.或金钱豹**Campanumoea javanica** Bl. subsp. *japonica* （Makino）Hong 的根。

◎大花金钱豹

【植物特征】多年生缠绕草质藤本。全株光滑无毛，有白色乳汁。根肥大，肉质，有分枝，外皮淡黄色。叶对生，极少互生的，具长柄；叶片卵状心形，边缘有浅钝齿，极少全缘的，长3~11 cm，宽2~9 cm。花1~2朵腋生；花萼与子房分离，5裂至近基部，裂片卵状披针形或披针形，长1~1.8 cm；花冠上位，钟状，白色或黄绿色，5裂近中部，裂片卵状三角形，向外反卷，外面淡黄绿色，内面下部紫色，；雄蕊5；柱头4~5裂，子房和蒴果5室。浆果近球形，成熟时黑紫色。种子不规则，常为短柱状，表面有网状纹理。花期8—9月；果期9—10月。

【生　境】生于海拔160~1800 m的向阳草坡或丛林中。

【分　布】广东、香港、海南、福建、江西、江苏、湖南、湖北、广西、贵州、云南、四川。印度、不丹、印度尼西亚也有分布。

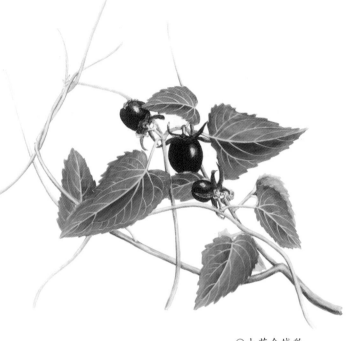

⊙大花金钱豹

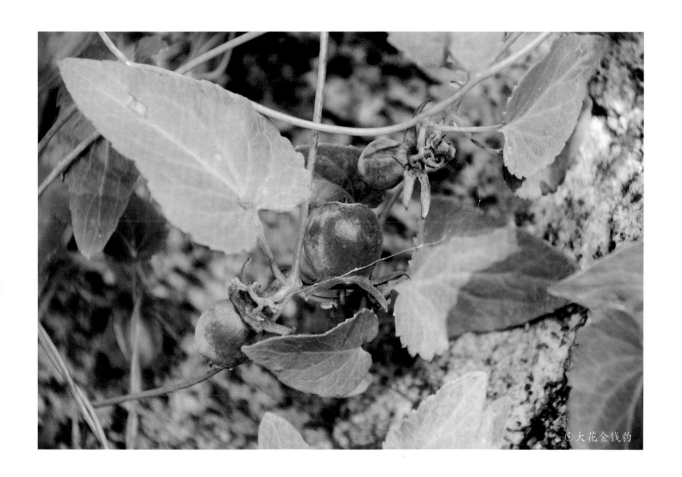

⊙大花金钱豹

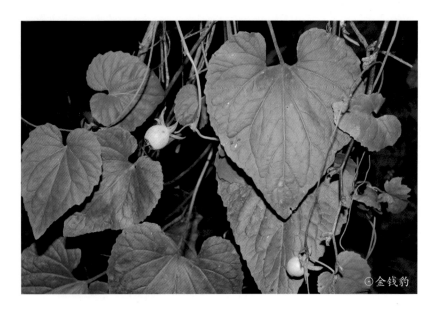

◎金钱豹

◎金钱豹

【植物特征】多年生缠绕草质藤本。全株含有白色乳汁。根肥大，肉质，外皮米黄色，须根少；茎细瘦，浅绿色，光滑无毛。叶对生；卵状心形或卵圆状心形，长2~8 cm，宽1~5 cm，

先端渐尖，基部心形，两面无毛，背面略粉白，边缘有钝齿；叶柄与叶片近等长。花1~2朵腋生，两性；花萼基部合生，5裂，裂片披针形或卵状披针形，长约1.5 cm；花冠钟状，外面深绿色，内面青紫色，花

冠管长1.2~2 cm，裂片长1~2 cm；雄蕊5，与花冠裂片互生；子房上位，4~5室。浆果半球形，成熟时紫红色，直径1~2 cm。花期7—9月；果期8—10月。

【生 境】生于山地、山谷、疏林下或沟边灌丛中。

【分 布】广东、广西、福建、台湾、浙江、安徽、江西、湖南、贵州、湖北、四川、云南等地。日本也有分布。

【采集加工】9~10月采挖，除去须根，洗净，晒干。

【药材性状】大花金钱豹　呈圆柱形，少分枝，扭曲不直，长10~25 cm，直径0.5~1.5 cm。顶部有密集的点状茎痕。表面灰黄色，全体具纵皱纹。质硬而脆，易折断，断面较平坦，可见明显的形成层。木质部黄色，木化程度较强。气微，味淡而微甜。

金钱豹　呈不规则圆柱形，下部有分枝，常具四棱，稍弯曲，长8~20 cm，直径1~2 cm。表面灰黄色，有不规则的纵皱纹及多数疙瘩状突起。质硬，易折断，断面颗粒状，黄白色。气微，味微甜。以根条粗、断面色白者为佳。

【性味归经】味甘，性平。归肺、脾、胃经。

【功能主治】健脾益气，润肺生津，下乳。用于虚劳内伤，气虚乏力，心悸，多汗，脾虚泄泻，肺虚咳嗽，小儿疳积，乳汁稀少，遗尿，白带。

【用法用量】用量9~15 g。

【附　方】

❶脾虚泄泻：土党参15~30 g，山药、大枣各9~15 g，水煎服。

❷肺虚咳嗽：鲜土党参30 g，百部9 g，水煎服。

❸乳汁稀少：土党参、四叶参、薜荔果（均鲜品）各30 g，水煎服。

❹肺结核：土党参30 g，九头狮子草20 g，水煎服。

❺体虚自汗：土党参30 g，淫羊藿根20 g，水煎服。

⊙金钱豹

土茯苓

【别　名】肖菝葜。

【来　源】本品为百合科植物合丝肖菝葜**Heterosmilax gaudichaudiana**（Kunth）Maxim. 的块茎。

【植物特征】攀缘状灌木。茎无刺。叶膜质，卵形或卵状披针形，长6~20 cm，宽1.5~11 cm，基部心形、钝或近短尖；基出脉5~7条；叶柄下部有卷须和狭鞘。伞形花序单生于叶腋，总花梗扁平，长1~2 cm；花单性异株，雄花序有花5~20朵；花被管卵形，长3~4 mm，先端具3短齿；雄蕊3，花丝全部合生成柱状，药隔具小尖头；雌花中具3枚退化雄蕊。浆果球形，直径8~10 mm，紫黑色。花期6—8月；果期7—11月。

【生　境】生于山谷、山坡、路旁阳处或丛林下。

【分　布】香港、广东、海南、福建、台湾和广西。越南也有分布。

【采集加工】秋、冬季采挖块茎，切片，晒干。

【药材性状】本品为不规则的块状，无结节，表面灰黄色或灰白色，残留有多数坚硬的钉刺痕。质坚硬，不易折断，断面白色，稍带粉性。切面近白色，间有黄灰色，可散见黄色点状筋脉。质韧，粉性少。气微，味微甘。以粉性足、色白者为佳。

【性味归经】味甘，性平。归胃、膀胱经。

【功能主治】清热利湿，壮筋骨。用于腹泻，月经不调，腰膝痹痛，小便混浊，白带，湿热恶毒。

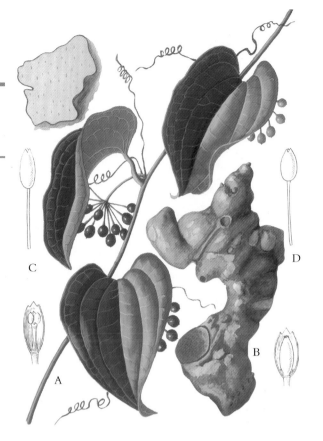

A. 果枝；B. 块茎；C. 雄花；D. 雌花

【用法用量】用量15~30 g。

【附　注】同属植物肖菝葜Heterosmilax japonica Kunth的块茎亦作土茯苓用。合丝肖菝葜与肖菝葜的外形极为相似，不同之处为肖菝葜的雄花花丝仅基部合生，花被管倒卵形，地理分布偏北。

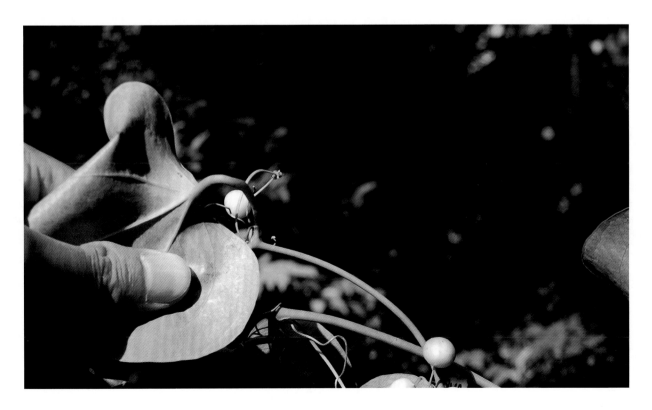

山芝麻

【别　名】山油麻、野芝麻。

【来　源】本品为梧桐科植物山芝麻**Helicteres angustifolia** L. 的根。

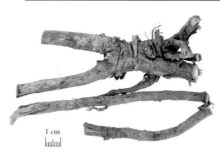

1 cm

【植物特征】小灌木。高50~100 cm。茎、枝被灰绿色短绒毛。叶互生，叶片条状披针形、披针形或狭长圆形，长3~8 cm，宽0.8~3 cm，全缘，先端钝或急尖，基部圆形，叶面疏生星状短柔毛或近无毛，背面被灰白色或淡黄色星状短柔毛；叶柄长3~8 mm。聚伞花序腋生，有花数朵；花萼筒状，长约6 mm，外面密被星状短柔毛；花瓣5，紫色，长约1 cm；雌雄蕊柄与萼筒近等长，先端具5裂齿；雄蕊10，退化雄蕊5，着生于蕊柄的裂齿间；子房着生于蕊柄先端，被短柔毛，5室，胚珠多数。蒴果长圆形或长椭圆形，长约1.5 cm，密被星状毛。花期5—7月；果期8—12月。

【生　境】生于干热的山地、丘陵灌丛或旷野、山坡草地上。

【分　布】广东、福建、江西、台湾、湖南、广西、云南、贵州等地。印度、缅甸、马来西亚、泰国、越南、老挝、柬埔寨、印度尼西亚、菲律宾也有分布。

【采集加工】夏、秋二季采挖，除去须根，洗净，晒干。

【药材性状】本品呈圆柱形，略扭曲，直径0.3~1.5 cm。表面灰棕色至黑褐色，偶有不规则的纵皱纹及细根痕。质坚硬，不易折断，断面不平整，皮部浅棕色，易剥落，纤维状，木质部黄白色。气微，味苦。以条粗、坚实、皮厚者为佳。

【性味归经】味苦、微甘，性寒；有小毒。归肺、胃、大肠经。

【功能主治】清热解毒。用于感冒高热，扁桃体炎，咽喉炎，腮腺炎，皮肤湿疹，咳嗽，疟疾。外用治毒蛇咬伤，外伤出血，痔疮，痈肿疔疮。

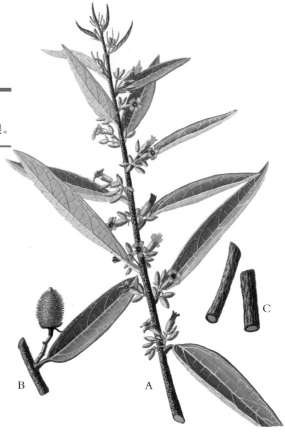

A. 花枝；B. 果枝局部；C. 药材（山芝麻）

【用法用量】用量9~15 g。外用适量，干燥根研粉外敷或米酒调敷患处。

【注　意】孕妇及体弱者忌服。

【附　方】

❶感冒发热：山芝麻9 g，青蒿、红花地桃花各6 g，两面针根1.5 g，水煎，分2次服。

❷感冒咳嗽：山芝麻15 g，两面针、古羊藤、枇杷叶各9 g，水煎，分2次服。每日1剂。

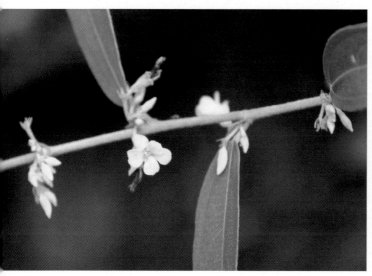

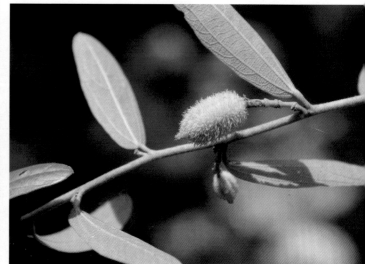

山豆根

【别　名】广豆根、苦豆根。

【来　源】本品为豆科植物越南槐 **Sophora tonkinensis** Gagnep. 的根和根茎。

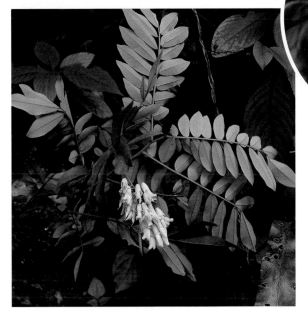

【植物特征】小灌木。高达 2 m。根圆柱形，外皮黄褐色。小枝圆柱形，被柔毛。奇数羽状复叶互生，有小叶 11～17 片；叶片长椭圆形或长卵形，长 1～4 cm，宽 5～15 mm，先端 1 片常较大，全缘，上表面深绿色，无毛或疏被短柔毛，下表面灰白色或灰黄色，密被灰白色丝质短柔毛。圆锥花序，顶生，长 8～13 cm；花淡黄色；花萼钟状，萼齿 5，短三角形，不等大；花冠蝶形，长 10～12 mm，旗瓣圆形，先端凹缺，具爪；翼瓣和龙骨瓣具尖长耳；雄蕊 10，1 组；子房被毛，花柱内弯，被毛，柱头头状。荚果长 3.5～4 cm，有荚节 1～3 个，成熟时开裂；种子黑色，有光泽。花期 5—7 月；果期 8—12 月。

【生　境】生于海滨沙丘及小灌木林中。

【分　布】广东、广西、贵州、云南等地。现广泛分布于全世界热带海岸及岛屿上。

【采集加工】夏、秋季采挖，洗净，晒干。

【药材性状】本品根茎呈不规则的结节状，顶端常残存茎基，下部簇生数条根。根呈长圆柱形，常分枝，长短不等，直径 0.7～1.5 cm。表面棕色至棕褐色，有不规则的纵皱纹及横长皮孔样突起。质坚硬，难折断，断面皮部浅棕色，木部淡黄色。嚼之有豆腥气，味极苦。以根条粗壮、质坚硬者为佳。

【性味归经】味苦，性寒；有毒。归心、肺、大肠经。

【功能主治】清热解毒，消肿止痛，通便。用于急性咽喉炎，扁桃体炎，牙龈肿痛，肺热咳嗽，湿热黄疸，痈疖肿毒，便秘。

【用法用量】用量 3～6 g。

【注　意】脾胃虚寒泄泻者忌用。

【附　方】扁桃体炎，咽喉肿痛：a. 山豆根 6 份，甘草 1 份，共研细粉，压片，每片含药材 0.1 g，每次服 3～6 片，每日 3～4 次。b. 山豆根 6 g，射干、玄参、桔梗、板蓝根各 9 g，水煎服。

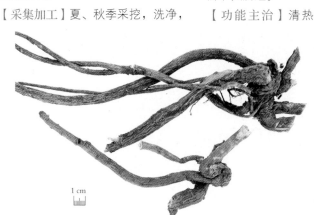

1 cm

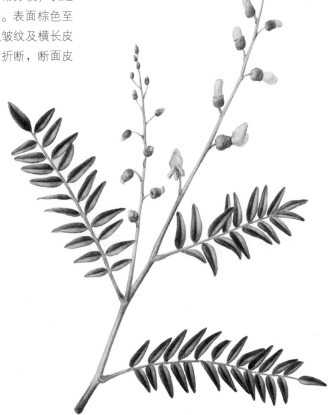

山药

【别　名】淮山、薯蓣、山芋。

【来　源】本品为薯蓣科植物薯蓣**Dioscorea opposita** Thunb. [*Dioscorea batatas* Decne.] 的根茎。

【植物特征】多年生缠绕草质藤本。根茎肥厚，肉质，长圆柱形，垂直生长，长可达1 m，表面褐红色，内面白色；茎右旋，无毛，具棱，幼时与嫩叶或老叶柄基部常呈紫红色。单叶，在茎下部的互生，中部以上的对生，很少3叶轮生，腋间常有珠芽，叶片膜质，形状多变，阔卵形、卵状三角形或戟形，长3~9 cm，宽2~7 cm，先端渐尖，基部深心形，边缘3浅裂至3深裂。花雌雄异株，排成腋生的穗状花序；雄花序2~4个聚生，近直立，花序轴常呈"之"字形弯曲；雄花小，绿白色或淡黄色，花被片6，阔卵形，长约1.7 mm，背面被棕色短毛和紫褐色腺点；雄蕊6；雌花序长达12 cm，下垂。蒴果三棱状扁圆形，长约2 cm，宽约3 cm；种子椭圆形，四周有膜质翅。花期6—9月；果期7—11月。

【生　境】生于山谷林缘或灌丛中。

【分　布】全国各地有栽培或野生。朝鲜、日本也有分布。

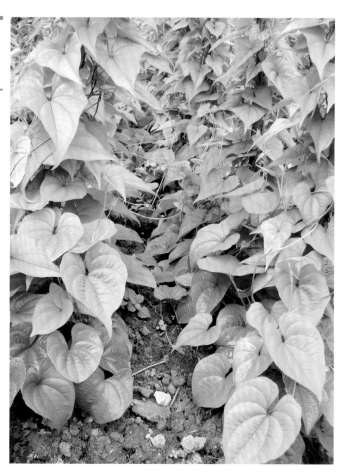

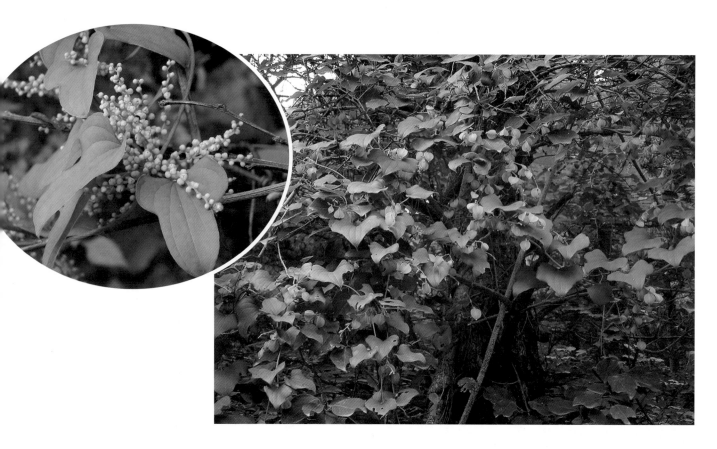

【采集加工】冬季茎叶枯萎后采挖，切去根头，洗净，除去外皮和须根，干燥，或趁鲜切厚片，干燥，即为"毛山药"。选择肥大顺直的干燥山药，置清水中，浸至无干心，闷透，切齐两端，用木板搓成圆柱状，晒干，打光，即为"光山药"。

【药材性状】略呈圆柱形，弯曲，长15~30 cm，直径1.5~5 cm。表面黄白色。体重，质坚实，不易折断，断面白色，粉性。气微，味甘、微酸，嚼之发黏。以质坚实而重、断面粉性、色白，无残存根皮者为佳（毛山药）。

　　呈圆柱形，长10~20 cm，直径1.5~4 cm，两端截平，外面黄白色或微带棕色，光滑圆润。质结实而重，断面白色，粉性，略显颗粒状。以粗细均匀、光滑圆润、质坚而重、白色者为佳（光山药）。

【性味归经】味甘，性平。归脾、肺、肾经。

【功能主治】健脾养胃，生津益肺，补肾涩精。用于脾虚食少，久泻不止，肺虚喘咳，肾虚遗精，带下，尿频，虚热消渴，慢性肾炎，慢性肠炎，糖尿病。

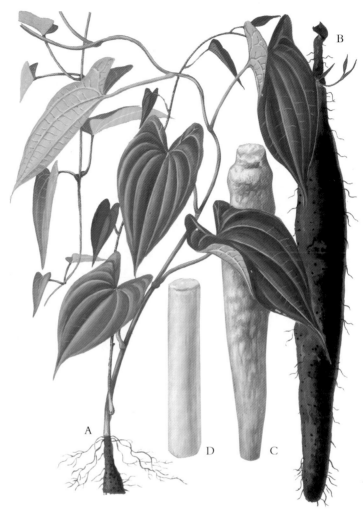

A. 枝；B. 根茎；C. 药材（毛山药）；D. 药材（光山药）

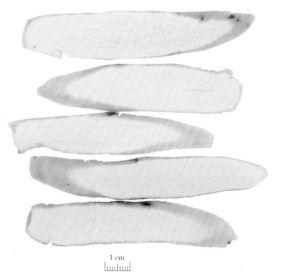

1 cm

【用法用量】用量10~30 g。

【附　方】

❶脾虚久泻：山药、党参各12 g，白术、茯苓各9 g，六曲6 g，水煎服。

❷小儿腹泻（水泻）：山药、白术各9 g，滑石粉、车前子各3 g，甘草1.5 g，水煎服。

❸糖尿病：山药、天花粉、沙参各15 g，知母、五味子各9 g，水煎服。

❹痰气喘急：鲜山药捣烂取汁半碗，与甘蔗汁半碗混匀，加热，顿服。

中国中草药三维图典
Zhongguo Zhongcaoyao Sanwei Tudian

山海螺

【别　名】四叶参、奶参、乳头薯。

【来　源】本品为桔梗科植物羊乳Codonopsis lanceolata（Sieb. et Zucc.）Trautv. 的根。

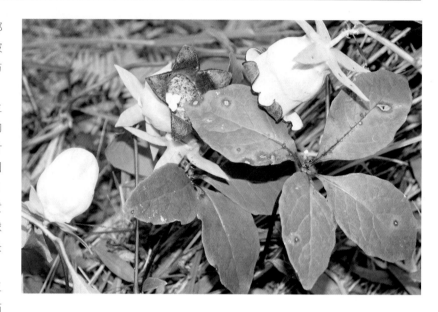

【植物特征】多年生缠绕草质或基部稍木质的藤本。全株无毛或茎叶偶被疏柔毛，含白色乳汁。根肥大，纺锤形，长10~20 cm，直径1~6 cm，灰黄色，散布横生皮孔。单叶，生于茎上的小，互生，生于小枝上的常3或4片簇生枝顶，具短柄，叶片柔软，菱状卵形、狭卵形或椭圆形，长3~10 cm，宽1.5~4 cm。花1或2朵生于枝顶，花梗长1~9 cm，黄绿色或白色，有紫斑；萼筒部半球状，檐部5裂，裂片卵状三角形，长1.3~3 cm；花冠阔钟状，长2~4 cm，直径2~3.5 cm，檐部5浅裂，裂片三角形，长0.5~1 cm，反卷；雄蕊具钻状花丝。蒴果下半部半球状，顶部有喙，直径2~2.5 cm；种子小，有翅。花、果期6—8月。

【生　境】生于山野、草地、灌丛、疏林中或沟边湿润处。

【分　布】自华南、西南至东北各省区。亚洲东部也有分布。

【采集加工】秋季采挖，除去须根及残茎，晒干或晒至半干时，每日搓揉一次，直至全干；或趁鲜切片，晒干。

【药材性状】本品呈纺锤形、倒卵状纺锤形或近圆柱形，不分枝或稍有分枝，长6~15 cm，直径2~6 cm，表面灰棕色或灰黄色，有深的皱缩纵纹和许多芽眼，上部残留茎痕，下部有密集而明显的环纹，向下环纹渐稀疏。质稍松脆，易折断，断面不平坦，多孔状裂隙。切片大小不一，切面灰黄色或浅棕色，皮部与木部无明显区分。气微，味甜、微苦。以个大、味甜者为佳。

【性味归经】味甘，性平。归肺、肝、脾、大肠经。

【功能主治】益气养阴，补肾通乳，排脓解毒。用于病后体虚，乳汁不足，乳腺炎，肺脓肿，痈疽疮疡，带下，瘰疬，毒蛇咬伤。

【用法用量】用量15~60 g（鲜品30~90 g）。

【注　意】外感初起，无汗者慎用。

【附　方】

❶病后体虚：山海螺60 g，猪瘦肉15 g，水炖，食肉喝汤。

❷乳汁不足：山海螺120 g，猪脚2个，共炖，食肉喝汤。连服2剂。

❸痈疽疮疡及乳腺炎：山海螺120 g，水煎服。连服3~7剂。

❹急性乳腺炎初起：山海螺、蒲公英各15 g，水煎服。

❺治肺脓肿：山海螺60 g，冬瓜子、芦根各30 g，薏苡仁15 g，野菊花、金银花各9 g，桔梗、甘草各6 g，水煎服。

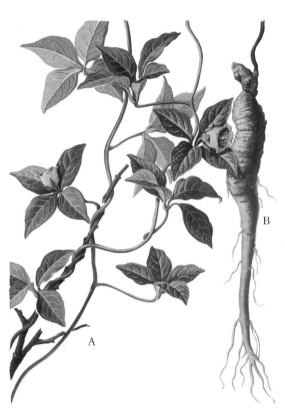

A. 花枝；B. 药材（山海螺）

千斤拔

【别　名】老鼠尾、一条根、牛顿头、大力黄。

【来　源】本品为豆科植物千斤拔**Flemingia prostrata** Roxb. f. ex Roxb. [*Moghania philippinensis* Merr. et Role] 或大叶千斤拔**Flemingia macrophylla**（Willd.） Prain的根。

◎千斤拔

【植物特征】直立或平卧亚灌木。幼枝具棱，被柔毛。三出复叶互生；顶生小叶椭圆形或卵状披针形，长6~10 cm，宽2~3 cm，先端钝，基部圆形，侧生小叶略小，基部常歪斜，叶上表面的毛稀疏，下表面密被柔毛和稀疏腺点；基出脉3条。花两性，总状花序腋生，长2~2.5 cm；苞片卵状披针形，长约6 mm，密被白色贴伏的长硬毛；萼管短，裂齿线状披针形，不等长，为萼管的2~3倍，被毛和腺点；花冠蝶形，紫红色，短于萼裂，旗瓣倒长卵形，基部略具耳和短爪；雄蕊二体；子房近无柄，有胚珠2颗。荚果椭圆形，长7~8 mm，宽约5 mm，被短柔毛，有种子2颗。花期10—11月；果期11—12月。

【生　境】生于较干旱的山坡草丛中。

【分　布】贵州、湖南、湖北、广西、福建、广东、海南、台湾。菲律宾也有分布。

◎大叶千斤拔

【植物特征】直立灌木，高0.8~2.5 m。幼枝有明显纵棱，密被紧贴丝质柔毛。叶具指状，3小叶，托叶大，披针形，长可达2 cm，先端长尖，被短柔毛，具腺纹，常早落；叶柄长3~6 cm，具狭翅，被毛与幼枝同；小叶膜质或薄革质，顶生小叶宽披针形至椭圆形，长8~15 cm，宽4~7 cm，先端渐尖，基部楔形；基出脉3条，两面除沿脉上被紧贴的柔毛外，通常无毛，背面被黑褐色小腺点，侧生小叶稍小，偏斜，基部一侧圆形，另一侧楔形；基出脉2~3条；小叶柄长2~5 mm，密被毛。总状花序常数个聚生于叶腋，长3~8 cm，常无总梗；花多而密集；花梗极短；花萼钟状，长6~8 mm，被丝质短柔毛，裂齿线状披针形，较萼管长1倍，下部一枚最长，花序轴、苞

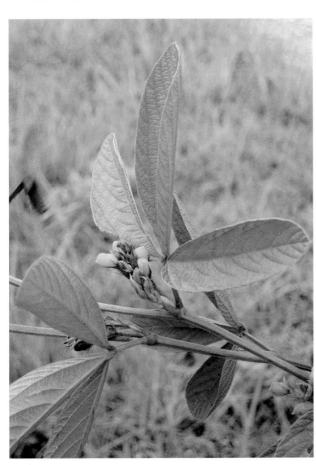

⊙千斤拔

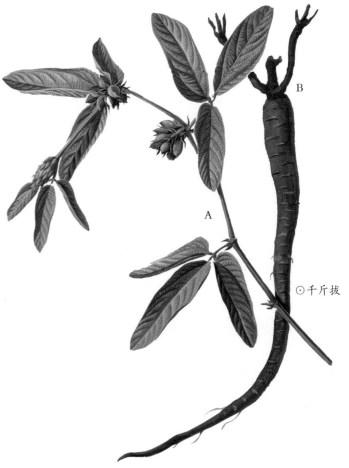

A. 果枝；B. 药材（千斤拔）

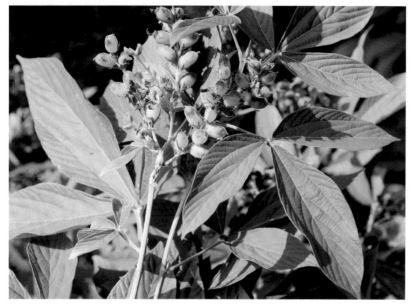

⊙大叶千斤拔

片、花梗均密被灰色至灰褐色柔毛；花冠紫红色，稍长于萼，旗瓣长椭圆形，具短瓣柄及2耳，翼瓣狭椭圆形，一侧略具耳，瓣柄纤细，龙骨瓣长椭圆形，先端微弯，基部具长瓣柄和一侧具耳；雄蕊二体；子房椭圆形，被丝质毛，花柱纤细。荚果椭圆形，长1~1.6 cm，宽7~9 mm，褐色，略被短柔毛，先端具小尖喙；种子1~2颗，球形，黑色，有光泽。花期6—9月；果期10—12月。

【生　境】常生长于海拔200~1 500 m的山坡草丛中。

【分　布】云南、贵州、四川、江西、福建、台湾、广东、海南、广西。印度、孟加拉、缅甸、老挝、越南、柬埔寨、马来西亚、印度尼西亚也有分布。

【采集加工】全年可采，除去地上部分和根须，晒干。

【药材性状】千斤拔　呈长圆柱形，通常不分枝，长25~70 cm，上粗下渐细，上部直径1~2.5 cm。表面灰黄色至棕褐色，先端有细小芦头，有稍突起的横长皮孔和细皱纹；栓皮薄，刮去栓皮可见棕褐色皮部。质坚韧，不易折断，切断面皮部棕红，易剥离，其余部分黄白色，有车辐状纹。气微，味微甘、涩。以根条粗壮而长、色黄白者为佳。

大叶千斤拔　较粗壮，有分枝，表面深红棕色，香气较浓厚，其余与千斤拔相同。

【性味归经】味甘、微涩，性平。归肝、肾经。

【功能主治】祛风湿，舒筋活络，强腰膝。用于风湿关节炎，腰腿痛，风湿骨痛，腰肌劳损，手足酸软，白带，跌打损伤。

【用法用量】用量15~30 g。

【附　方】

❶风湿性关节炎：千斤拔30 g，两面针根9~15 g，水煎服。

❷慢性腰腿痛：千斤拔、龙须藤（九龙藤）、杜仲各15 g，水煎服。

❸跌打内伤：千斤拔30 g，威灵仙12 g，水煎，兑适量酒服。

【附　注】

❶千斤拔根粗长，形似老鼠的尾，故有“老鼠尾”的别名。

❷同属的球穗千斤拔Flemingia strobifera（L.）R. Br. ex Ait. 的根在广东清远等地亦作千斤拔入药。其根香味浓郁，质量优于千斤拔（待考证）。球穗千斤拔为直立灌木，单叶，花包藏于叶状苞片内，根较短，肥壮，容易识别。

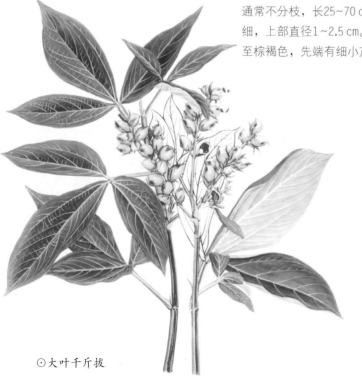

⊙大叶千斤拔

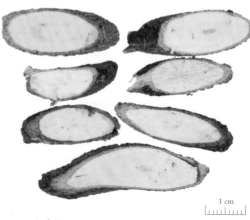

1 cm

⊙千斤拔

川芎

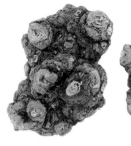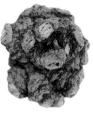

1 cm

【别　名】芎䓖、胡䓖、小叶川芎。

【来　源】本品为伞形科植物川芎 Ligusticum chuanxiong S. H. Qiu et al. 的根茎。

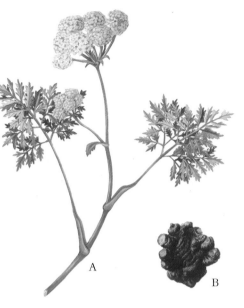

A. 花枝；B. 药材（川芎）

【植物特征】多年生草本。高35~70 cm。全株有浓烈香气。根茎呈不规则的结节状拳形团块，下端有多数须根。茎直立，圆柱形，表面具纵直沟纹，茎下部的节膨大成盘状（俗称苓子）。叶互生，茎下部叶具柄，柄长3~10 cm，基部扩大成鞘，茎上部叶的叶柄阔而短，鞘状；叶片轮廓卵状三角形，长12~15 cm，宽10~15 cm，二至三回羽状全裂；羽片4~5对，卵状披针形，长6~7 cm；末回裂片线状披针形至披针形，长2~5 mm，宽1~2 mm；茎上部叶渐简化。复伞形花序顶生或侧生；总苞片3~6，线形，长0.5~2.5 cm；伞辐7~20，不等长；萼小，檐部截平；花瓣白色，倒卵形至椭圆形，先端有短尖状突起；雄蕊5，花药淡绿色；花柱2，向下反曲。幼果两侧扁压；背棱槽内有油管1~5，侧棱槽内有油管2~3，合生面有油管6~8。花期7—8月；幼果期9—11月。

【生　境】为栽培植物，未见野生。

【分　布】我国北部、西北部、中部、东部、西南部和南部均有种植。

【采集加工】夏季当茎上的节盘显著突起，并略带紫色时采挖，除去泥沙，烘干或晒干，再去须根。

【药材性状】本品为不规则结节状拳形团块，长4~7 cm，直径2~7 cm。表面深棕色至棕褐色，粗糙皱缩，有多数平行隆起的轮节，顶端有凹陷的类圆形茎痕2~12个，下部及轮节上有多数小瘤状根痕。质坚实，不易折断，断面黄白色或灰黄色，可见多数不规则波状环纹或不规则多角形纹理，形成层上有黄色小点。气浓香，味苦、辛，微回甜，稍有麻舌感。以大而质坚实、断面纹理明显、香气浓郁者为佳。

【性味归经】味辛，性温。归肝、胆、心包经。

【功能主治】活血行气，祛风止痛。用于月经不调，经闭腹痛，癥瘕腹痛，胸胁胀痛，冠心病，心绞痛，感冒风寒，头晕，风湿痹痛。外用塞鼻治疟疾。

【用法用量】用量3~9 g。外用适量。

【附　方】

❶ 月经不调：川芎6 g，当归、白芍各9 g，熟地黄、香附、丹参各12 g，水煎服。

❷ 血虚头痛：川芎、当归各9 g，水煎服。

❸ 头痛眩晕：川芎6 g，蔓荆子、菊花各9 g，荆芥穗4.5 g，水煎服。

❹ 感冒引起的头痛：川芎、荆芥各4 g，白芷、羌活、甘草各2 g，薄荷8 g，细辛1 g，防风1.5 g，粉碎成细粉。饭后清茶冲服，一次3~6 g，一日2次（川芎茶调散）。

❺ 化脓性副鼻窦炎：川芎15 g，白芷、细辛、薄荷各6 g，辛夷、黄连各9 g，黄芩12 g，水煎服。每日1剂。

❻ 疟疾：川芎、白芷、桂枝、苍术各等量，粉碎成细粉。取药粉0.9 g，用棉花或纱布卷成条状，于疟疾发作前2小时，纳入一侧鼻孔，4小时后取出。小儿则将药粉撒于膏药上，于发作前4小时贴肚脐处。此药兼有预防疟疾作用。

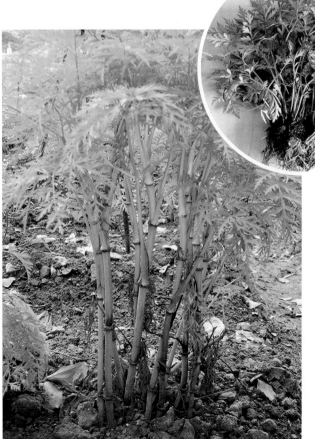

广东狼毒

【别　名】野芋头、痕芋头、狼毒。

【来　源】本品为天南星科植物海芋Alocasia macrorrhizos（L.）
Schott [Alocasia odora（Roxb.）C. Koch] 的根茎。

【植物特征】多年生大型草本。具匍匐根茎，有直立的
地上茎；茎粗壮，高达3m，基部长出不定芽。皮部茶
褐色，多黏液。叶聚生茎顶，螺状排列，卵状戟形，
粗厚，边缘波状，长30~90cm，基部连鞘宽5~10cm，
展开；侧脉9~12对；叶柄粗壮，盾状着生。夏、秋季
开花。肉穗花序圆柱形，短于佛焰苞，下部为雌花，白
色，中间为不孕部分，上部为雄花，淡黄色，先端附属
体淡绿至奶黄色，长3~6cm；花无花被，雄花具4个聚
药雄蕊；雌花子房1室。浆果红色，卵状，长8~10mm，
种子12。花期4—7月，但在茂密的林下常不开花。

【分　布】香港、广东、海南、台湾、福建、江西、湖
南、广西、云南、贵州、四川等地。孟加拉、印度、马
来半岛、中南半岛、菲律宾、印度尼西亚也有分布。

【采集加工】全年均可采收。挖出根茎，除去鳞片及须
根，洗净，切片，晒干。

【药材性状】本品为近圆形或不规则条形薄片或小块，

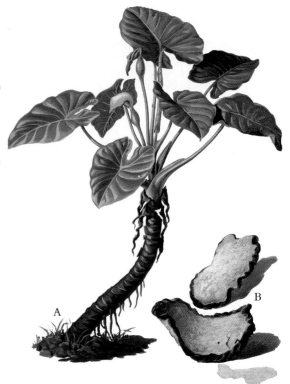

A. 植株；B. 药材（广东狼毒）

卷曲或皱缩，厚1~3mm。外皮薄，棕黄色，有的有残存的
鳞叶。切面白色或黄白色，有颗粒状突起及皱纹。质脆，
易折断，富粉性。气微，味淡，嚼之麻舌而刺喉。以断面
黄白色、粉性足者为佳。

【性味归经】味微辛、涩，性寒；有大毒。归心、肝、
脾、胃、大肠经。

【功能主治】清热解毒，消肿。用于肺结核，虫、蛇咬
伤，疮疡肿毒。

【用法用量】用量9~15g（鲜品15~30g）。久煎后方可内
服。外用适量，鲜品捣烂敷患处（不能敷正常皮肤）。

【附　方】

❶肺结核：广东狼毒500g，加水5L，久煎，浓缩至1.5
L，过滤，再浓缩至0.5L，加入适量的糖及防腐剂。每次
服10~15mL，每日3次，小儿酌减。15~30日为1疗程。

❷痈肿疮疖：广东狼毒适量，加酒30g，捣烂，用海芋叶包
裹后煨热，外敷患处。

❸口疮：广东狼毒适量，
明矾少许。同捣烂敷患
处。

❹斑秃：广东狼毒30g，
蒜头、生姜、白胡
椒各15g，共研
末，高粱酒
250mL，浸48
小时，取药酒
患处。

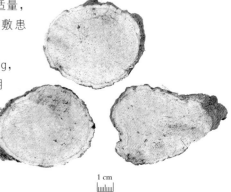

1 cm

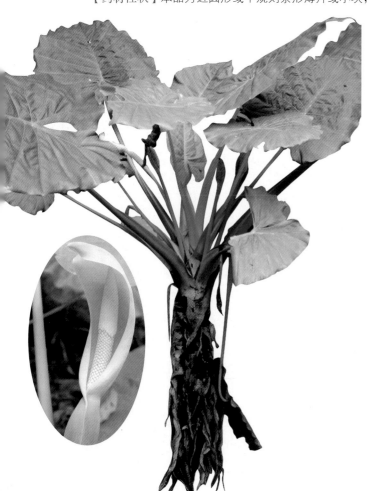

天南星

【别　名】虎掌南星、胆南星、一把伞南星。

【来　源】本品为天南星科植物天南星**Arisaema erubescens**（Wall.）Schott [*Arisaema consanguineum* Schott]、异叶天南星**Arisaema heterophyllum** Bl. [*Arisaema anbiguum* Engl.] 或东北天南星**Arisaema amurense** Maxim. 的块茎。

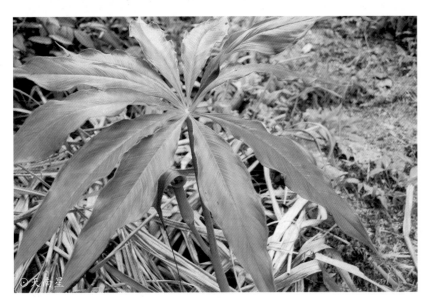

◎天南星

端具线形长尾尖；叶柄长40~80 cm。总花梗比叶柄短，佛焰苞绿色或紫色，有时具白色条纹；肉穗花序单性，雌花序具棒状附属器，下具多数中性花；子房卵圆形；雄花序的附属器下部光滑或有少数中性花；雄蕊2~4，药室近球形，顶孔开裂。浆果红色，球形。花期5—7月。

【生　境】生于山沟或阴湿的林下。

【分　布】除内蒙古、黑龙江、吉林、辽宁、山东、江苏、新疆外，我国其他各省区均有分布。自印度北部和东北部、尼泊尔至缅甸、泰国北部也有分布。

◎异叶天南星

◎天南星

【植物特征】多年生草本。块茎扁球形，直径可达6 cm，外皮黄褐色。叶单一，基生，叶片放射状分裂，裂片无定数，披针形、长圆形至椭圆形，长8~24 cm，先

◎异叶天南星

【植物特征】多年生草本。高15~30 cm。块茎扁球形，直径2~4 cm。叶常单一，叶片鸟趾状分裂，裂片13~19，长圆形或长圆状倒卵形，先端骤狭渐尖，基部楔形，全缘，侧裂片长7.7~24.2 cm，宽2~6.5 cm，中央裂片最小。

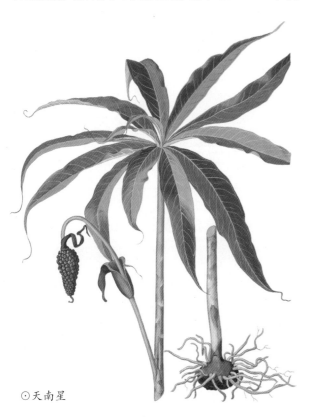

⊙天南星

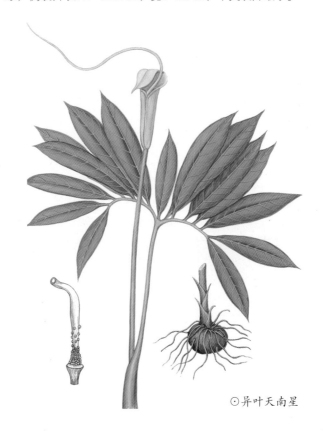

⊙异叶天南星

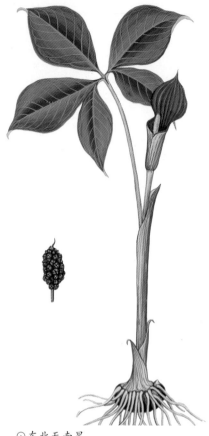

⊙东北天南星

花柄长30~55 cm，从叶鞘中抽出；佛焰苞绿色，下部管状，上部下弯近成盔状；肉穗状花序两性和单性，单性花序雄花在下部；两性花序下部为雌花，上部疏生雄花，花序轴先端的附属体鼠尾状，伸出。浆果熟时红色。花期4—5月；果期7—9月。

【生　境】生于山沟或阴湿的林下。

【分　布】黑龙江、吉林、辽宁、浙江、江苏、江西、广东、广西、湖北、四川、陕西等省份。

◎东北天南星

【植物特征】多年生草本。高35~60 cm。块茎近球状或扁球状，直径约2.5 cm，上方须根放射状分布。叶1片，鸟趾状全裂，裂片5（一年生裂片3），倒卵形或广倒卵形，长11~15 cm，宽6~8 cm，基部楔形，全缘或有不规则牙齿。花序柄长20~40 cm，较叶低；佛焰苞全长11~14 cm，下部筒状，口缘平截，绿色或带紫色；花序轴先端附属物棍棒状。浆果红色。花期7—8月。

【生　境】生于山沟或阴湿的林下。

【分　布】黑龙江、吉林、辽宁、河北，江西、湖北、四川等地。

【采集加工】秋、冬二季茎叶枯萎时采收。挖取块根，除去须根及外皮，晒干或焙干。

【药材性状】本品呈扁球形，高1~2 cm，直径1.5~6.5 cm。表面灰白色至淡棕色，较光滑或有皱纹，顶端有凹陷的茎痕，周围散生点状根痕，有的块茎周边有小扁球状侧芽。质坚硬，不易破碎，断面不平坦，白色，粉性。气微辛，味麻辣。以个大、色白、粉性足者为佳。

【性味归经】味苦、辛，性温；有大毒。归肺、肝、脾经。

【功能主治】祛风定惊，化痰散结。用于顽痰难咯，湿痰咳嗽，胸膈胀闷，风痰眩，中风痰壅而见口眼歪斜，面神经麻痹，半身不遂，小儿惊风，破伤风，癫痫。外用治疗疮肿毒，毒蛇咬伤。

【用法用量】用量2.4~4.5 g。外用适量，研粉，醋调敷患处。

【注　意】本品有大毒，内服需经炮制，宜水煎，且不能过量。

【附　方】

①小儿发热惊风，痰涎壅盛：天南星（炮制品）30 g，茯苓15 g，全蝎4.5 g，僵蚕9 g，天竺黄4.5 g。共研细粉兑入牛黄1.2 g，琥珀、雄黄各7.5 g，朱砂4.5 g，麝香0.6 g。上药和匀，炼蜜为丸，每丸重1.5 g。每服1丸，每日2次，温开水送下。

小儿3岁以下者酌情递减。

②面神经麻痹：鲜天南星、醋各适量，磨醋取汁，于睡前搽患侧颊部，覆盖纱布，次晨除去，每晚1次。慢性面神经麻痹加用黄花稀莶草30 g，射干9 g，水煎服。

③神经性皮炎：天南星适量，研粉加入醋调成糊状。涂搽患处，每日1~2次。

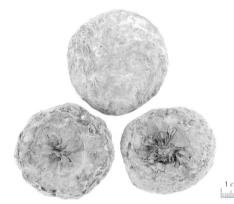

⊙天南星

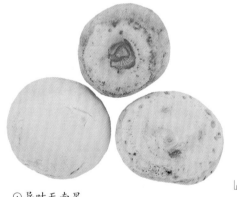

⊙异叶天南星

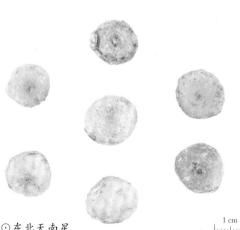

⊙东北天南星

天麻

【别　名】赤箭、神草。

【来　源】本品为兰科植物天麻Gastrodia elata Bl. 的块茎。

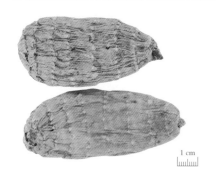

1 cm

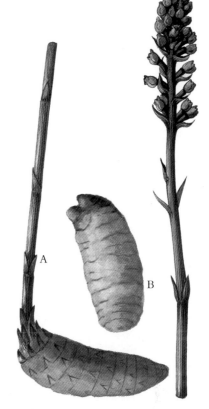

A. 植株；B. 药材（天麻）

【植物特征】多年生寄生草本。高达1 m。块茎肥厚，肉质，长椭圆形或长圆形，偶有哑铃形，常平卧，长8~10 cm，直径3~5 cm；节间短，节上有阔卵形的鳞片。地上茎直立，下部节上有筒状的鞘，颜色多样。总状花序顶生，长10~40 cm，有花30~50朵或更多；花黄赤色，苞片长圆状披针形，与子房近等高；萼片和花瓣合生成长约1 cm的花被管，檐部均3裂，唇瓣长圆状卵圆形，长约7 mm，上部边缘流苏状，狭窄的基部有一对胼胝体。蒴果倒卵状椭圆形，长约1.5 cm。花、果期5—7月。

【生　境】常生林缘。现多为栽培。

【分　布】台湾、江西、浙江、江苏、安徽、广东、湖南、湖北、河南、河北、山西、陕西、甘肃、内蒙古、吉林、辽宁、四川、贵州、云南、西藏。尼泊尔、不丹、印度、日本、朝鲜至西伯利亚也有分布。

【采集加工】4~5月采挖春麻，9~10月采挖冬麻，用清水或白矾水略泡，刮去外皮，蒸熟，压扁晒干。

【药材性状】本品呈长椭圆形，常压扁，稍弯曲，长3~13 cm，宽2~6 cm，厚0.5~2 cm。表面黄白色至淡黄棕色，有纵皱纹和横环纹。质坚硬，角质，不易折断，断面

较平坦，黄白色至淡棕色。气微，味甘。以个大、质坚实、色黄白、断面半透明、无空心者为佳。

【性味归经】味甘，性微温。归肝经。

【功能主治】息风止痉，平抑肝阳，祛风通络。用于眩晕，头痛，手足不遂，肢体麻木，口眼歪斜，风湿痹痛，小儿惊厥。

【用法用量】用量3~10 g。

【附　方】

❶高血压，眩晕，失眠：天麻、黄芩、川牛膝各9 g，钩藤、朱茯神、桑寄生、杜仲、益母草、夜交藤各12 g，石决明15 g，栀子6 g，水煎服。

❷小儿高热惊厥：天麻、全蝎各3 g，桑叶9 g，菊花6 g，钩藤12 g，水煎服。

❸手足不遂，筋骨疼痛：天麻60 g，地榆30 g，没药1 g，玄参、乌头（炮制）各30 g，麝香0.3 g。除麝香、没药分别细研外，余药一起粉碎，再将6味药拌匀，炼蜜，制成小蜜丸。每次20丸，晚饭前温酒送服。

【附　注】

❶药材市场上发现的天麻伪品有10余种，应注意鉴别。

❷本种因花和茎颜色的不同以及块茎是否被毛等情况，可分为6变型，即毛天麻、绿天麻、乌天麻、松天麻、红天麻和黄天麻。其块茎均作天麻入药。

❸血虚甚者慎用。

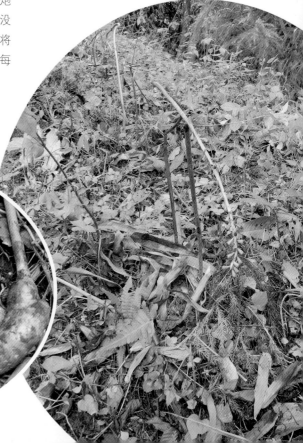

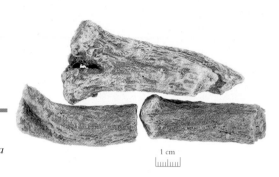

1 cm

木香

【别　名】广木香。

【来　源】本品为菊科植物云木香**Aucklandia costus** Falc. [*Aucklandia lappa* Decne.，*Saussurea lappa* C. B. Clarke] 的根。

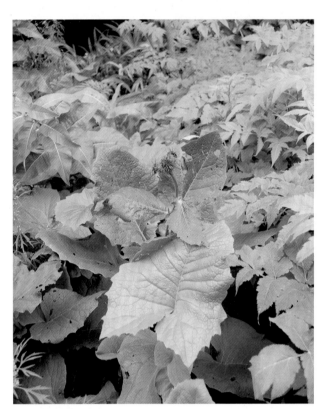

【药材性状】本品呈圆柱形或半圆柱形，长5~15 cm，直径1.2~2.5 cm。表面黄棕色至灰褐色，有明显的网状皱纹、纵沟纹及侧根痕。质坚，不易折断，断面平坦，灰黄色至暗褐色，皮部窄，灰黄色或浅棕黄色，形成层环状，木质部阔大，散生褐色油点，有车轮状射线。气香特异，味微苦。以质坚实、油性足、香气浓者为佳。

【性味归经】味辛、苦，性温。归脾、胃、大肠、三焦、胆经。

【功能主治】行气止痛，温中和胃。用于胸腹胀痛，积食不消，不思饮食，呕吐，泄泻，痢疾里急后重。

【用法用量】用量1.5~9 g。

【注　意】阴虚津液不足者慎用。

【附　方】胃痛：木香、荜菝、高良姜、鸡内金各23 g，手柑15 g，肉桂8 g，海螵蛸90 g，共研细末，每次3~6 g，每日2~3次。

【植物特征】亚灌木状草本。高1.5~2 m，具香气。主根粗大，木质，直径5~6 cm。茎不分枝，上部被短柔毛。基生叶大型，叶片三角状卵形；叶柄长，两侧具浅裂和有不规则钝齿的翅，基部成鞘状；茎中部叶卵形或三角状卵形，长30~50 cm，宽10~30 cm，先端钝，基部楔形，下延于叶柄上成翅状，边缘具不规则的细钝齿，齿端有短尖头，叶面被短糙毛，背面无毛或仅叶脉上有疏短毛。头状花序具梗，单生或2~5枚集生茎端或叶腋，直径3~4 cm；总苞半球形，总苞片6~7层，近革质，卵状披针形或披针形，无毛或被疏柔毛；花序托上具刚毛状托片；花多数，花冠管状，暗紫色；花药基部具长尾尖附属物。瘦果长圆柱形，具纵肋，先端冠毛2层，羽毛状，淡褐色。花期7—8月；果期8—10月。

【生　境】栽培植物。

【分　布】华南地区有少量栽培。西南部栽培较多，以云南为主产区。原产印度等地。

【采集加工】秋、冬二季采挖，除去泥沙和须根，切段，大的再纵剖开，干燥后撞去粗皮。

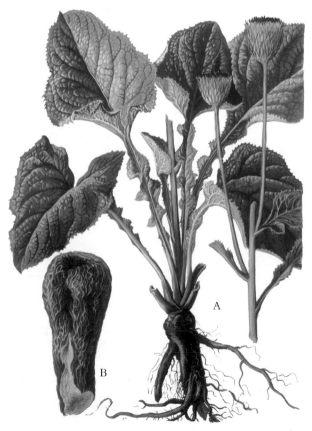

A. 植株；B. 药材（木香）

五指毛桃

【别　名】掌叶榕、五爪龙、母猪奶。

【来　源】本品为桑科植物粗叶榕**Ficus hirta** Vahl 的根。

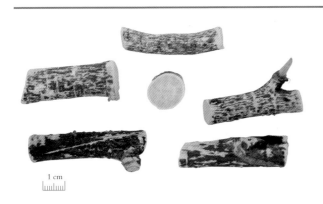

1 cm

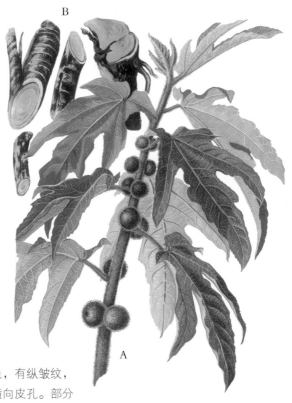

A. 果枝；B. 药材（五指毛桃）

【植物特征】灌木或小乔木。全株被锈色或褐色贴伏硬毛，有白色汁液。根皮红棕色；嫩枝中空，有托叶脱落后留下的环状痕迹。单叶互生，膜质，多型，常长圆状披针形或卵状椭圆形，长6~25 cm，宽2~30 cm，先端短尖或渐尖，基部圆形或心形，边缘有钝齿，常3~5深裂或浅裂，偶有不裂；基出脉3~7条；叶柄长1~17 cm。花单性，雌雄同株；隐头花序，花序托对生于叶腋或已落叶的叶腋间，球形，直径1~2 cm，红褐色，密被硬毛，顶部有苞片形成的脐状突起。花期5~7月；果期8—10月。

【生　境】生于山林中或山谷灌木丛中，以及村旁。

【分　布】我国南部及西南部各省区。亚洲南部至东南部也有分布。

【采集加工】全年均可采收。挖取根部，洗净，切段或片，晒干。

【药材性状】本品略呈圆柱形，有分枝。表面褐色或灰棕色，有纵皱纹，可见明显的须根痕及横向皮孔。部分栓皮脱落后露出黄白色皮部。质硬，难折断，断面呈纤维性。饮片为不规则的块片或短段，片厚0.5~1 cm，短段长2~4 cm，皮薄，木部呈黄白色，有众多同心环，可见放射状纹理，皮部与木部易分离。气微香，味甘。以皮厚、气香者为佳。

【性味归经】味辛、甘，性平。归脾、肺经。

【功能主治】健脾化湿，行气化痰，舒筋活络。用于肺结核咳嗽，慢性支气管炎，风湿性关节炎，腰腿痛，脾虚浮肿，带下，睾丸炎，跌打损伤，病后盗汗，自汗。

【用法用量】用量30~60 g。

【附　方】

❶慢性气管炎：五指毛桃75 g，映山红24 g，胡颓子叶30 g，鱼腥草12 g，羊耳菊9 g，水煎，分2次服。每日1剂。10日为1个疗程，连服2个疗程。

❷风湿性关节炎：五指毛桃、羊耳菊、枫寄生、三叉苦、千斤拔、桑枝、鸡血藤各30 g，两面针15 g，过江龙24 g，山苍子根、黑老虎各18 g，水煎服。每日1剂。

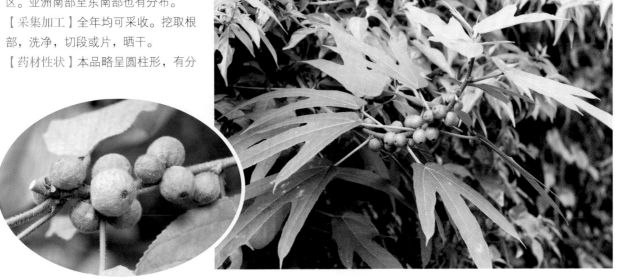

牛大力

【别　名】甜牛大力、扒山虎、大力薯。

【来　源】本品为豆科植物美丽崖豆藤**Millettia speciosa** Champ. ex Benth. 的根。

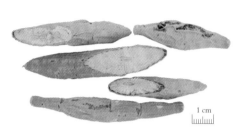

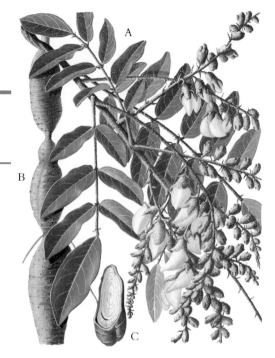

A. 花枝；B. 块根；C. 药材（牛大力）

【植物特征】攀缘灌木。高1.5～3 m。根肥壮，圆柱形或不规则念珠状，近肉质而多纤维。幼枝被褐色绒毛，老枝无毛。叶为奇数羽状复叶，叶柄和叶轴均被绒毛；小叶7～17片，薄革质，长圆形或长圆状披针形，长4～8 cm，宽1.5～3 cm，顶生小叶通常最大，先端短尖或短渐尖，钝头，基部钝或圆，通常背卷，叶面光亮无毛，背面干时为暗褐色，被绒毛或无毛；小叶柄短；小托叶钻状。花白色，长约2.5 cm，排成腋生多花的总状花序，有时数个或多个总状花序复结成顶生大型圆锥花序，花序轴、无梗和花萼均被绒毛；萼钟状，有5个短小的萼齿；花冠蝶形，各瓣均有爪，旗瓣圆，瓣片基部有2个胼胝状附属物；雄蕊被绒毛。荚果线状长圆形或近线形，长10～15 cm，被绒毛，果瓣木质，开裂后扭曲。花期7～10月；果期11月至翌年2月。

【生　境】生于山谷、路旁、疏林中和灌丛中。

【分　布】广东、福建、湖南、香港、海南、广西、云南、贵州。越南也有分布。

【采集加工】全年可采。挖取肉质块根，洗净，通常纵切或斜切成片，晒干。

【药材性状】本品呈圆柱形或不规则念珠状。表面浅黄色或土黄色，稍粗糙，具纵棱和横向环纹。横切面皮部近白色，其内侧为一层不很明显的棕色环纹，中间部分近白色，粉性，略疏松。老根近木质，坚韧；幼根质脆，易折断。饮片长4～9 cm、宽2～3 cm、厚1～1.5 cm。气微，味微甜。以片大、色白、粉性、味甜者为佳。

【性味归经】味甘，性平。归肺、肾经。

【功能主治】补虚润肺，强筋活络。用于腰肌劳损，风湿性关节炎，肺结核，慢性支气管炎，慢性肝炎，肺虚咳嗽，遗精，带下。

【用法用量】用量15～30 g。

【附　方】

❶风湿性关节炎，腰肌劳损：牛大力、南五加皮各100 g，宽筋藤、海风藤各75 g，牛膝9 g，山胡椒根15 g，榕树须（气根）50 g，加水600 mL，浓缩至100 mL。每次50 mL，每日2次。

❷体虚带下：牛大力、杜仲藤各12 g，千斤拔、五指毛桃各9 g，大血藤15 g，水煎服。或将上药炖猪脚，食肉喝汤。

❸胸膜炎：牛大力藤15 g，一见喜3 g，水煎服。

【附　注】商品中的苦味牛大力，也称为大力牛，是美丽崖豆藤的同属植物绿花崖豆藤Millettia championi Benth. 的根，呈圆锥形，而不为念珠状，味苦。主要产地在广东东部。

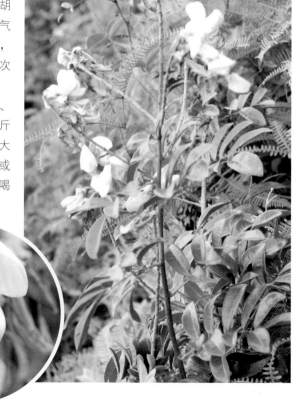

牛膝

【别　名】牛七、怀牛膝、怀牛七。

【来　源】本品为苋科植物牛膝 **Achyranthes bidentata** Bl. 的根。

【植物特征】多年生草本。高70~120 cm。根圆柱形。茎具棱，近无毛，节部成膝状膨大。叶对生，叶片膜质，椭圆形或椭圆状披针形，长4~12 cm，宽2.5~6 cm，两面被短柔毛；叶柄长0.5~3 cm。花两性，多朵排成腋生或顶生的穗状花序，花后总花梗伸长，花渐向下倒垂并贴近总花梗；苞片宽卵形，先端渐尖，小苞片刺状，基部有卵形小裂，贴生于萼片基部；萼片5片，绿色；雄蕊5，花丝基部合生，退化雄蕊先端平圆、波状。胞果长圆形，长2~2.5 mm。花期7~9月；果期9—10月。

【生　境】生于山坡草丛中、林缘。

【分　布】黄河以南各省区。朝鲜、日本、越南、印度、菲律宾、马来西亚、俄罗斯及非洲等地也有分布。

【采集加工】冬季茎叶枯萎时挖取根，除去须根及沙泥，剪除芦头，捆成小把，晒至六七成干后，集中室内加盖草席，堆闷2~3天，晒干。

【药材性状】本品呈细长圆柱形，有的稍弯曲，上下近等粗，长15~70 cm，直径0.4~1 cm。表面灰黄色或淡棕色，有略扭曲的细纵皱纹、排列稀疏的侧根痕和横长皮孔样的突起。质硬而脆，易折断，受潮后变软，断面平坦，黄棕色，微带角质而油润，木质部黄白色，其周围有多数点状的维管束，排列成2~4轮。气微，味微甜，稍麻舌。以条粗长、皮细、色灰黄者为佳。

【性味归经】味苦、酸，性平。归肝、肾经。

【功能主治】散瘀血，消痈肿（鲜用）；补肝肾，强筋骨（酒制）。治咽喉肿痛，高血压，经闭，胞衣不下，痈肿，跌打损伤（鲜用）；治肝肾不足，腰膝酸痛，四肢不利，风湿痹痛（酒制）。

【用法用量】用量4.5~9 g。

【注　意】孕妇忌用。

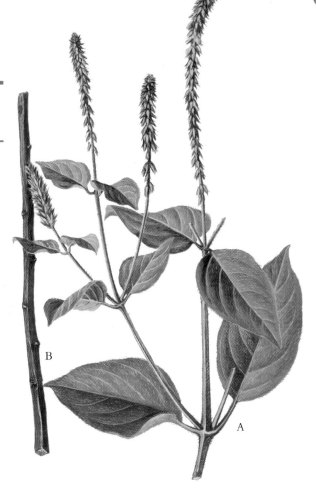

A. 果枝；B. 药材（牛膝）

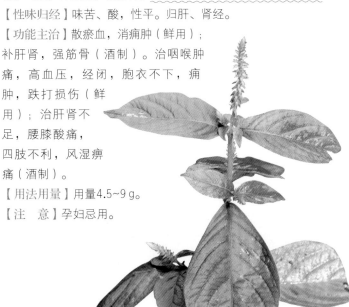

【附　方】

❶腿痛：牛膝12 g，续断、木瓜各9 g，水煎服。

❷丝虫病引起的乳糜尿：牛膝90~120 g，芹菜45~60 g，水煎，分2~3次服。

❸高血压：牛膝、地黄各15 g，白芍、茺蔚子、菊花各9 g，水煎服。

❹消渴不止，下元虚损：牛膝（酒制）250 g，研末。取地黄汁5 000 mL。牛膝药末昼曝夜浸地黄汁，汁尽为度，制成小蜜丸。温酒送服。

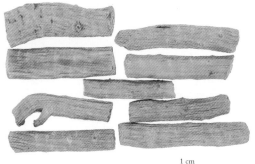

1 cm

毛冬青

【别　名】乌尾丁、酸味木、毛披树、细叶冬青、山熊胆。

【来　源】本品为冬青科植物毛冬青 **Ilex pubescens** Hook. et Arn. 的根。

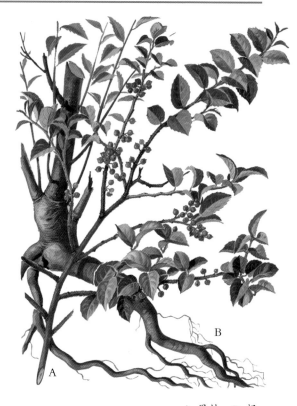

【植物特征】常绿灌木。高约3 m。小枝有纵棱，与叶柄和叶脉均被短柔毛。叶互生，叶片纸质或膜质，长卵形、卵形或椭圆形，长2~5.5 cm，宽1~2.5 cm，先端渐尖或短尖，全缘或有钝齿；叶柄长3~5 mm。花单性，雌雄异株；聚伞花序，或雌花序结成假圆锥状，腋生，每小花序有花1~3朵；花白色或淡紫色，雄花4~5数，雄蕊与花瓣互生，贴生于花瓣基部；雌花6~8数，较雄花稍大，花柱极短，常有退化雄蕊。果球形，直径4 mm，成熟时红色，宿存柱头厚盘状，分核常6个，稀5或7个。花期4—5月；果期8—11月。

【生　境】生于山坡、丘陵、林边、疏林或灌木丛中。

【分　布】华东、华南及台湾各省区。

【采集加工】全年均可采收。挖取根，洗净，砍成块片，晒干。

【药材性状】本品呈圆柱形，有的分枝。表面灰褐色至棕褐色，外皮稍粗糙，有细皱纹和横向皮孔。质坚实，不易折断，断面皮部窄，木质部黄白色或淡黄棕色，有致密的放射状纹理及环纹。气微，味苦、涩而后微甜。以质坚实、断面灰黄色、味微苦而后甜者为佳。

【性味归经】味甘、苦、涩，性寒；有小毒。归心、肝、肺、胃经。

【功能主治】凉血，活血通脉，消肿止痛，清热解毒。用于心绞痛，心肌梗死，血栓闭塞性脉管炎，中心性视网膜炎，慢性肾炎，扁桃体炎，咽喉炎，小儿肺炎，慢性盆腔炎，炎性输卵管阻塞，萎缩性鼻炎，烧烫伤。

【用法用量】用量3~9 g。外用适量，煎水洗或干叶研粉调油搽患处。

【附　方】

①冠心病，心绞痛，急性心肌梗死：毛冬青120 g，水煎服。每日1剂。

②冠状动脉硬化，血栓闭塞性脉管炎，中心性视网膜炎，心绞痛：a.毛冬青片，每次3~6片，每日3次。b.毛冬青糖浆，每次20 mL，每日3次。血栓闭塞性脉管炎亦可毛冬青90 g，与猪脚1只共炖，食肉喝汤。每日1剂。发生溃疡时外用毛冬青根150 g，煎水浸泡局部，浸泡后外敷生肌膏。

③缺血性脑中风：毛冬青90~120 g，

水煎服。

④血栓闭塞性脉管炎：a.毛冬青90 g，与猪脚共炖，食肉喝汤。b.毛冬青90 g，煎水浸泡患处，每日1~2次，浸泡后外敷生肌膏。

⑤感冒，扁桃体炎，痢疾：毛冬青15~30 g，水煎服。

⑥肺热喘咳：毛冬青15 g，煎水，加入白糖适量，分3次服。

A. 果枝；B. 根

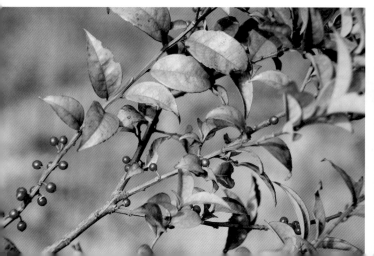

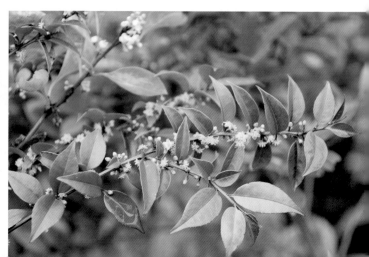

风沙藤

【别　名】紫荆皮、紫金藤、小号风沙藤

【来　源】本品为五味子科植物南五味子**Kadsura longipedunculata** Finet et Gagnep. 的根。

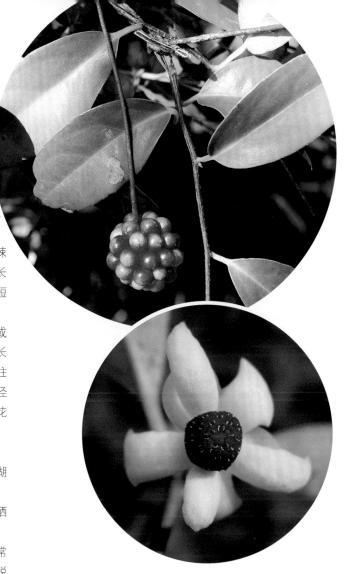

【植物特征】藤本。全株无毛；根条状，肉质，有辛辣香气。叶互生，膜质或厚膜质，长圆状披针形、卵状长圆形或披针形，长5~13cm，宽2~6cm，先端渐尖或短尖，基部楔尖或渐狭，边缘有疏齿；侧脉每边5~7条；叶柄长达2.5cm。花单性异株，腋生；花被淡黄色或白色，8~17片，排成几轮，中间的最大，椭圆形，长8~13mm；雄花梗长7~45cm，雌花梗长达15cm；雄蕊柱球状，雄蕊30~70；雌花有心皮40~60。聚合果球形，直径1.5~3.5cm，成熟心皮倒卵圆形，长8~14mm，红色。花期6~9月；果期9—12月。

【生　境】生于海拔1000m以下的山坡、山谷林中。

【分　布】江苏、安徽、浙江、江西、福建、湖北、湖南、广东、广西、四川、云南。

【采集加工】全年可采。挖取根部，除去须根，洗净，晒干。

【药材性状】本品呈圆柱形，多弯曲，常有分枝，长通常10~35cm，直径1~1.8cm。表面棕色或紫棕色，栓皮脱

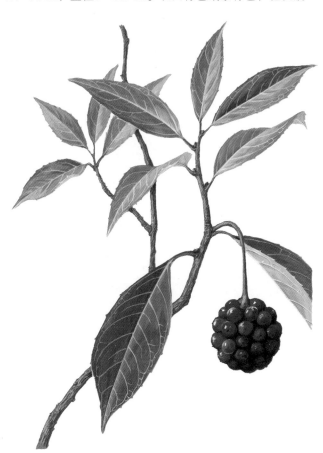

落处可见棕色，有纵皱纹和稍缢缩的环状裂痕，略粗糙。质坚硬，不易折断，断面多纤维，皮部棕色，木质部浅棕色，可见清晰的针孔状导管。气微，味涩，根皮嚼之有樟香味和清凉感。以根条肥壮、气香者为佳。

【性味归经】味苦，性平。归脾、胃、肝经。

【功能主治】活血理气，祛风活络，消肿止痛。用于月经不调，痛经，经闭腹痛，风湿性关节炎，跌打损伤，咽喉肿痛。外用治痔疮肿痛，虫蛇咬伤。

【用法用量】用量6~30g。外用适量，煎汤洗或研粉调敷患处。

【附　方】

❶中暑腹痛：风沙藤根皮、桃树叶、石菖蒲、山鸡椒果各等量。研末，每次4.5g，每日2次，温开水送服。

❷跌打损伤：风沙藤15~30g，土牛膝、金鸡脚各15g，水煎服。药渣捣烂敷患处。

❸痛经：风沙藤15g，香附子9g，红花3g，水煎服。

❹痔疮：鲜风沙藤120g，水煎，加入红糖，分2次服。服药时忌食大蒜。

❺蛔虫性腹痛：a.风沙藤根皮研末。每次1.5~3g，空腹时温开水送服。b.风沙藤根皮2份，花椒1份，共研末。每次3~6g，每日3次，温开水送服。

乌药

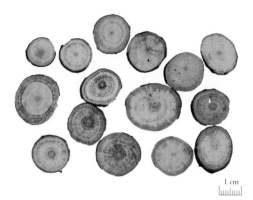

【别　名】台乌。

【来　源】本品为樟科植物乌药**Lindera aggregata**（Sims）Kosterm
[*Lindera strychnifolia* F.-Vill.] 的根。

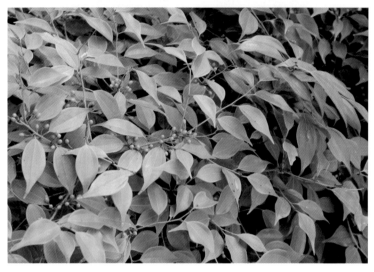

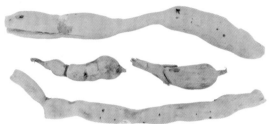

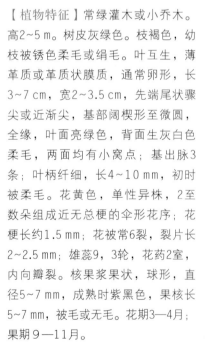

【植物特征】常绿灌木或小乔木。高2~5 m。树皮灰绿色。枝褐色，幼枝被锈色柔毛或绢毛。叶互生，薄革质或革质状膜质，通常卵形，长3~7 cm，宽2~3.5 cm，先端尾状骤尖或近渐尖，基部阔楔形至微圆，全缘，叶面亮绿色，背面生灰白色柔毛，两面均有小窝点；基出脉3条；叶柄纤细，长4~10 mm，初时被柔毛。花黄色，单性异株，2至数朵组成近无总梗的伞形花序；花梗长约1.5 mm；花被常6裂，裂片长2~2.5 mm；雄蕊9，3轮，花药2室，内向瓣裂。核果浆果状，球形，直径5~7 mm，成熟时紫黑色，果核长5~7 mm，被毛或无毛。花期3—4月；果期9—11月。

【生　境】生于山谷、山坡疏林中。

【分　布】浙江、江西、福建、台湾、广西、广东、香港、海南、湖南、安徽。日本也有分布。

【采集加工】全年可采挖，除去须根，洗净，切段或横切片，晒干；或趁鲜剥去外皮，横切成薄片，晒干。

【药材性状】本品多呈纺锤形，略弯曲，有的中部收缩成连珠状，长6~15 cm，直径1~3 cm。表面灰棕色或黄棕色，有皱纹和须根痕。质坚实，不易折断，断面皮部窄，棕色，木部淡黄色，可见放射状和多层同心圆状纹理。气辛香，味辛、微苦。球状或纺锤形的商品称为"台乌珠"，质佳；圆柱形的商品称"台乌条"，质较次。"台乌珠"饮片为近圆形的薄片，切面黄白色，粉性强；"台乌条"饮片色较深，通常为黄棕色，微带粉性。"台乌珠"以肥壮、链球状、断面黄白色、粉性强、气香浓者为佳；饮片以薄而完整、色黄白者为佳。

【性味归经】味辛，性温。归肺、脾、肾、膀胱经。

【功能主治】温中散寒，行气止痛。用于胃脘冷痛，吐泻腹痛，头痛，痛经，疝痛，尿频，风湿疼痛，跌打伤痛，外伤出血。

【用法用量】用量3~12 g。

【注　意】气虚及内热者禁用；孕妇慎用。

【附　方】

❶胃肠炎：乌药适量，研末，水泛为丸。每次3~7.5 g，每日2次。

❷外伤出血：乌药树皮晒干研末，敷患处。

❸痛经：乌药、香附、生姜各9 g，砂仁、木香（后下）各6 g，水煎服（加味乌药汤）。

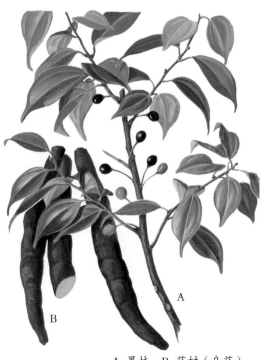

A. 果枝；B. 药材（乌药）

仙茅

【别　名】独脚丝茅、地棕。

【来　源】本品为石蒜科植物仙茅 *Curculigo orchioides* Gaertn. 的根茎。

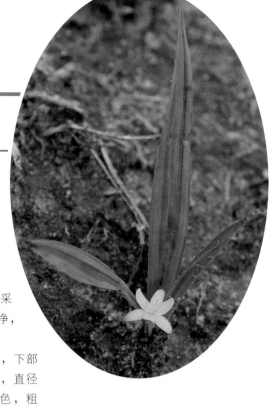

【植物特征】多年生草本。高15~40 cm。根茎肉质，粗壮，圆柱形，长达30 cm，表面红褐色。地上茎不明显，常包藏于叶鞘内。叶基生，3~6片，披针形或线形，长15~40 cm，宽1.3~2.5 cm，先端渐尖，基部狭而下延，初时两面疏被长柔毛，后变无毛；平行脉明显；叶柄短或近无柄，基部扩大。花两性或兼有单性，3~5朵排成短总状花序，隐藏于叶丛中；花被管延伸呈喙状，喙长约2.5 cm，花被裂片披针形，长约9 mm，疏被长柔毛；雄蕊6，着生于花被裂片的基部并与其对生，花药长过花丝。蒴果纺锤形，长约1.2 cm；种子黑色，有光泽。花、果期4—9月。

【生　境】生于疏林下草地或荒坡上。

【分　布】香港、广东、海南、台湾、福建、江西、浙江、湖南、广西、贵州、云南、四川。东南亚各国至日本也有分布。

【采集加工】秋、冬二季采收。挖取根茎，除去根，洗净，干燥。

【药材性状】本品呈圆柱形，下部较细，略弯曲，长3~15 cm，直径4~8 mm。表面棕褐色或棕色，粗糙，有细孔状的须根痕及横皱纹。质硬而脆，易折断，断面不平坦，淡褐色或棕褐色，近中心处色较深。气微香，味微苦、辛。以粗壮、棕褐色、质硬者为佳。

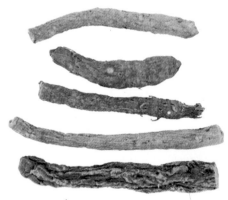

1 cm

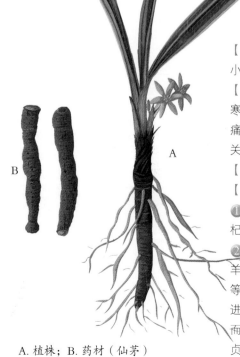

A. 植株；B. 药材（仙茅）

【性味归经】味辛、甘，性温；有小毒。归肾、肝、脾经。

【功能主治】补肾阳，强筋骨，散寒除湿。用于阳痿，遗精，腰膝冷痛，筋骨痿软，慢性肾炎，风湿性关节炎。

【用法用量】用量3~9 g。

【附　方】

❶阳痿：仙茅6 g，淫羊藿15 g，枸杞子、菟丝子各9 g，水煎服。

❷妇女经绝期综合征：以仙茅、淫羊藿、当归、巴戟肉、知母、黄柏等药为基本药方组成，根据病情可进行药味加减。偏阴者可加地黄，而巴戟肉可不用；头昏耳鸣可加女贞子、枸杞子；头痛可加蔓荆子、沙苑子；失眠加夜交藤、合欢皮；气短无力而汗多者加党参、茯苓、白术；泛恶者加陈皮、姜半夏、姜竹茹；浮肿加茯苓、薏苡仁、车前子等。加减药的剂量一般为9 g。

❸胆固醇过高：仙茅、徐长卿、五指毛桃、何首乌各15 g，楤木9 g，水煎，分2次服。每日1剂。

❹硬皮病：仙茅、淫羊藿、桂枝、红花、芍药各9 g，鸡血藤、丹参各30 g，当归、郁金各15 g，川芎12 g，地黄、熟地黄、炙甘草各3 g，水煎服。每日1剂。

❺鼻衄：仙茅、白茅根、踏地消各15 g，炖猪瘦肉，食肉喝汤。

白毛蛇

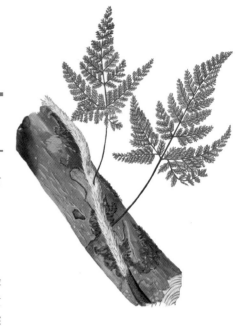

【别　名】百胖头、石祈蛇、上树蛇、白毛伸筋、石蚕。

【来　源】本品为骨碎补科植物圆盖阴石蕨**Humata tyermanni** Moore 的根茎。

【植物特征】附生植物。株高达20 cm。根茎长而横生，密被银灰色或白棕色的鳞片，鳞片基部盾形，稍被缘毛，向上渐狭，不具喙。叶远生，叶柄长5~7.5 cm，基部有关节，叶片革质，无毛，轮廓为三角形或有时近心形，长8~15 cm，宽7~15 cm，三回至四回羽状分裂，基部羽片最大，披针状三角形，长5~8 cm，宽5~7 cm；基部向下的二回小羽片最大，卵状披针形，长2~5 cm，宽1~1.5 cm，其余各对二回小羽片长圆形，基部楔形，羽状深裂，裂片3~4对，钝头，孢子囊群位于叶缘之内，囊群盖圆形，仅基部附着；孢子两面型，有密集的疣状凸点。

【生　境】附生于村边或林中老树的枝干上和岩石上。

【分　布】华东、华南、西南各省区。越南、老挝也有分布。

【采集加工】全年可采。采下根茎，除去茎叶，洗净，晒干。

【药材性状】本品为稍扁的长条形，稍扭曲或有分枝，长15~30 cm，直径0.3~0.7 cm。表面密被灰白色至灰黄色鳞片。质坚硬，易折断，断面红棕色。气微，味微苦。以粗长、饱满者为佳。

【性味归经】味微甘、苦，性平。归肺、脾经。

【功能主治】清热解毒，祛风除湿，活血通络。用于风湿性关节炎，慢性腰腿痛，腰肌劳损，跌打骨折，黄疸型肝炎，吐血，便血，血尿。外用治疮疖。

【用法用量】用量15~30 g。外用适量，鲜根茎捣烂敷患处。

【附　方】

❶风热感冒：白毛蛇、金不换、薄荷（后下）各等量，煎水洗浴（薄荷后下）。

❷肺痈：鲜白毛蛇30~90 g，水煎，加入冰糖服。

❸风火牙痛：白毛蛇90 g，水煎服。

❹咯血，荨麻疹：白毛蛇90 g，水煎服。

❺乳痈：鲜白毛蛇适量，捣烂敷患处。

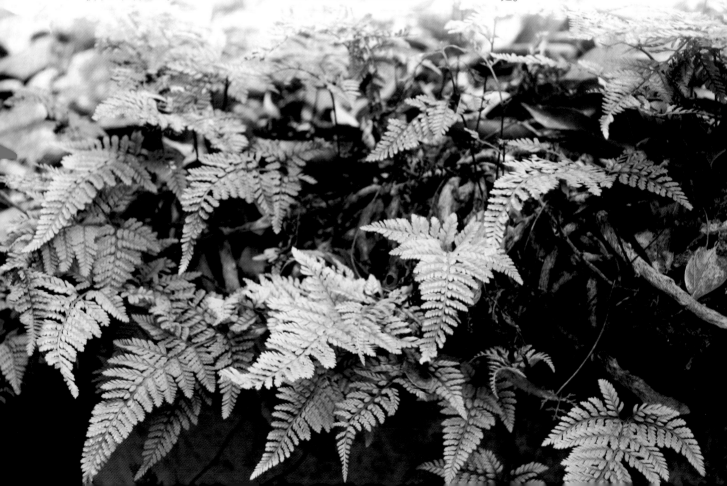

白芍

【别　名】金芍药。

【来　源】本品为毛茛科植物芍药**Paeonia lactiflora** Pall. 的根。

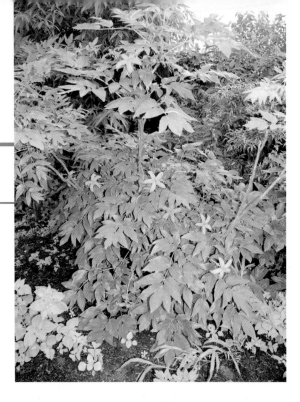

【植物特征】多年生草本。高达80 cm。全株无毛或近无毛。叶互生，有长柄，茎下部叶为二回三出复叶，茎上部叶为三出复叶；小叶狭卵形、披针形或椭圆形，长7~12 cm，先端短渐

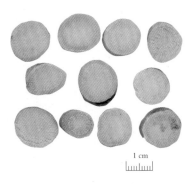

1 cm

尖或渐尖，边缘密生骨质小齿，无毛或仅背面脉上有稀疏短柔毛。花数朵，顶生或腋生，常仅1朵开放，花白色或粉红色，硕大，直径5.5~11 cm；萼片4，长达2 cm；花瓣9~13片，倒卵形，长3.5~6 cm，宽1~2.5 cm，先端微凹、浅裂或近圆；雄蕊多数；心皮3~5，无毛。蓇葖果常2~4，近卵形，长约2 cm，先端钩状外弯。花期5—6月；果期8月。

【生　境】通常栽培。

【分　布】陕西、甘肃、山西、河北、内蒙古和北方各省区。

【采集加工】夏、秋二季采收。挖取根，洗净，除去头尾及细根，置沸水中煮后除去外皮或去皮后再煮，晒干。

【药材性状】本品略呈圆柱形，常一端稍粗，平直或稍弯曲，两端平截，长5~20 cm，直径1~2.5 cm。表面灰白色或淡红棕色，光洁或有纵皱纹及细根痕，偶有残存的棕褐色外皮。质坚实，不易折断，断面较平坦，灰白色或微带棕红色，有明显的环纹和放射状纹理。气微，味微苦、酸。以粗壮、质坚实、无白心或裂隙者为佳。

【性味归经】味苦、酸，性凉。归肝、脾经。

【功能主治】养血调经，柔肝止痛，敛阴止汗。用于血虚肝旺引起的头晕，头痛，胸肋疼痛，痢疾，血虚萎黄，手足拘挛疼痛，月经不调，崩漏，带下。

【用法用量】用量6~15 g。

【注　意】不宜与藜芦同用。

【附　方】

❶腹肌痉挛疼痛，小腿抽筋：白芍15 g，炙甘草9~15 g，水煎服。

❷下痢便脓血，里急后重：白芍30 g，当归、黄芩、黄连各15 g，槟榔、木香、甘草（炒）各6 g，大黄9 g，官桂8 g，水煎服。

【附　注】芍药的根不经沸水煮，直接晒干，作赤芍入药。

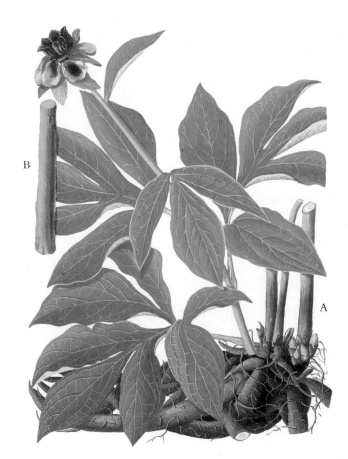

A. 植株；B. 药材（白芍）

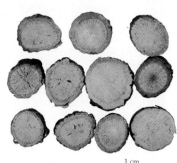

○赤芍

1 cm

白芷

【别　名】浙白芷、芳香、苻蓠。

【来　源】本品为伞形科植物白芷**Angelica dahurica**（Fisch.） Benth. et Hook. f. 或杭白芷**Angelica dahurica**（Fisch.） Benth. et Hook. var. **formosana**（Boiss.）Shan et Yuan 的根。

◎白芷

【植物特征】多年生草本。高1~2.5 m。根圆柱形，表面黄褐色。茎基部直径5~9 cm，常带紫色。茎下部叶卵形至三角形，长50~80 cm，二至三回三出式羽状全裂；茎中部叶二至三回羽状分裂，叶柄无毛；茎上部叶有显著膨大的囊状鞘。复伞形花序，花序梗长5~20 cm，总苞片通常缺，或有1~2，长卵形，膨大成鞘状；伞辐18~38；小苞片14~16，条形；花小，无萼齿，花瓣5，白色。双悬果椭圆形，长5~7 mm，宽4~5 mm。花期6—7月；果期8—9月。

【生　境】栽培植物。

【分　布】我国南北各地均有栽培。朝鲜、日本、俄罗斯也有分布。

◎杭白芷

【植物特征】多年生草本。高1~1.5 m。根长圆锥形，具4棱。茎直径4~7 cm，茎和叶鞘均为黄绿色。叶互生；茎下部叶大，叶柄长，基部鞘状抱茎，2~3回羽状分裂，最终裂片阔卵形，先端尖，边缘密生尖锐重钝齿，基部下延成柄，无毛或脉上有毛；茎中部叶小；茎上部叶仅存卵形囊状的叶鞘。小总苞片长约5 mm；复伞形花序密生短柔毛；花萼缺；花瓣5，黄绿色；雄蕊5，花丝比花瓣长1.5~2倍；花柱基部绿黄色或黄色；双悬果被疏毛。花期5—6月；果期7—9月。

【生　境】栽培植物。

【分　布】四川、浙江、湖南、湖北、江西、江苏、安徽等省区。

【采集加工】夏、秋季间叶黄时采收。挖取根，除去须根及泥沙，晒干或烘干。

【药材性状】白芷　呈长圆锥状，长10~25 cm，直径1.5~2 cm。表面

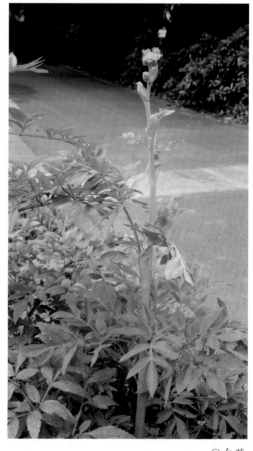

⊙白芷

灰棕色或黄棕色，根头部钝四棱形或近圆形，具纵皱纹、支根痕及皮孔样的横向突起，有的排列成四纵行。顶端有凹陷的茎痕。质坚实，断面白色或灰白色，粉性，形成层环棕色，近方形或近圆形，皮部厚，散有多数褐色油点。气芳香，味辛、微苦。以条粗壮、体重、粉性足、香气浓郁者为佳。

杭白芷　呈圆锥形，长10~20 cm，直径2~2.5 cm。上部近方形或类方形，表面灰棕色，有多数皮孔样的横向突起，长0.5~1 cm，略排成四纵行。顶端有凹陷的茎痕。质坚实，

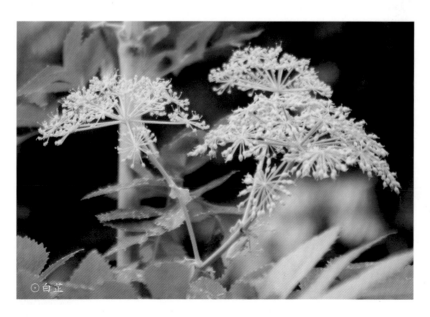

⊙白芷

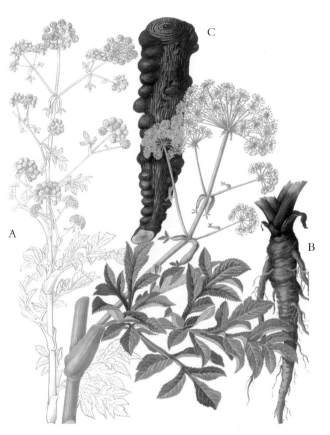

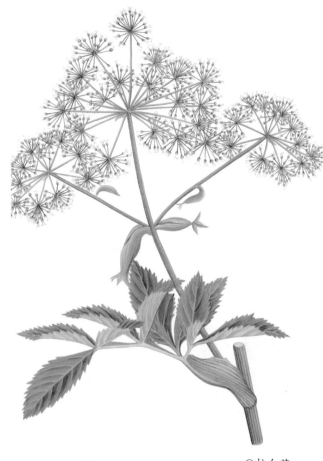

⊙白芷　　　　A. 花枝；B. 根；C. 药材（白芷）　　　　　　　　　⊙杭白芷

断面白色，粉性，皮部密布棕色油点，形成层环棕色，近方形。气芳香，味辛、微苦。

【性味归经】味辛、微苦，性温；气香。归胃、大肠、肺经。

【功能主治】祛风燥湿，活血排脓，发表，通窍止痛。用于头痛（偏头痛、感冒头痛、鼻渊引起的头痛），牙痛，咳嗽痰多，痈疽疮疡，皮肤燥痒，赤白带下，毒蛇咬伤等。

【用法用量】用量3~9g。

【附　方】

❶眉棱骨痛：白芷、黄芩（酒制）各等量，研末。取6g，用茶调服。

❷鼻渊：白芷、辛夷、防风各2.5g，苍耳子4g，川芎1.5g，北细辛2g，甘草1g，水煎服。连服四剂。服药期间忌食牛肉。

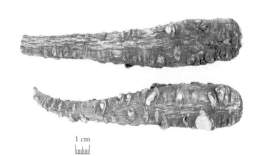

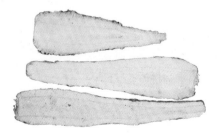

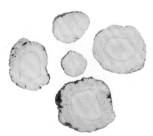

1 cm

⊙白芷

白背叶根

【别　名】野桐、叶下白。

【来　源】本品为大戟科植物白背叶 **Mallotus apelta**（Lour.）Muell.-Arg. 的根。

【植物特征】灌木或小乔木。小枝、叶柄和花序均被白色星状茸毛。叶互生，圆卵形或阔卵形，长7~17 cm，宽5~14 cm，基部近截形或截形，具2腺体，先端渐尖，全缘或不规则3裂，有稀疏钝齿，叶面近无毛，背面灰白色，密被星状茸毛，有细密棕色腺点；叶柄长1.5~8 cm，密被柔毛。花单性，雌雄异株；圆锥花序顶生或腋生，长8~30 cm，被黄褐色茸毛；雄花簇生，萼片3~4，卵形，外被密毛，内面有红色腺点；无花瓣；雄蕊多数，花丝分离；雌花序不分枝，花单生；花萼钟状，不等的5裂，外被星状茸毛；无花瓣，子房3室，密生星状茸毛，花柱3。蒴果近球形，密生羽毛状软刺；种子圆形，黑色而有光泽。花期6—9月；果期8—11月。

【生　境】生于荒地灌丛或山坡疏林中。

【分　布】香港、广东、海南、福建、江西、湖南、广西、云南。越南也有分布。

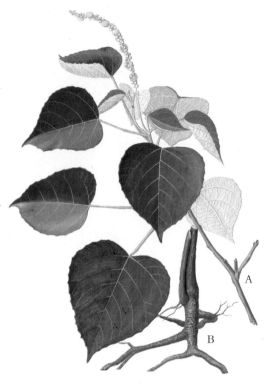

A. 花枝；B. 根

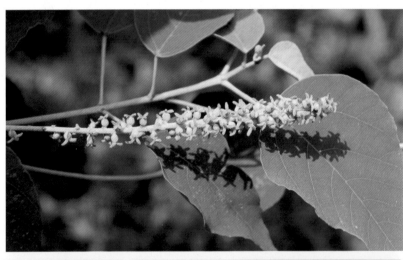

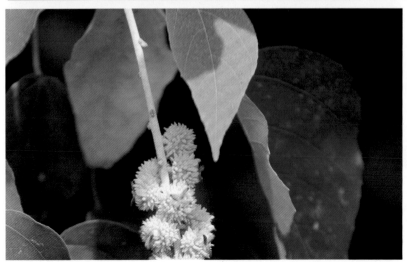

【采集加工】全年可采挖。挖取根部，除去须根，洗净，切片或短段，晒干。

【药材性状】本品为不规则的块状或圆柱形短段。表面黑褐色或黄褐色。根皮薄，可撕离，略带纤维性。木质部坚实，淡黄白色，纵向劈裂显细顺纹。气微，味微苦。以质坚实、无地上茎枝者为佳。

【性味归经】味微苦、涩，性平。归肝、脾经。

【功能主治】柔肝活血，健脾化湿，收敛固脱。用于慢性肝炎，肝脾肿大，子宫脱垂，脱肛，带下，妊娠水肿。

【用法用量】用量15~30 g。

【附　方】

❶妊娠水肿：白背叶根、相思豆全草（去除种子）、大风艾各15 g，水煎，浓缩至90 mL，加白糖适量。每次服30 mL，每日3次。

❷化脓性中耳炎：白背叶根30 g，加水250 mL，煎2小时，用消毒纱布过滤，滤液中加入适量防腐剂。先以白醋洗耳，拭干后滴入药液，每日3次，每次3~4滴。

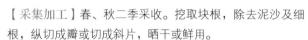

白蔹

【别　名】山地瓜、野红薯、山葡萄秧、白根、九牛力、五爪藤。

【来　源】本品为葡萄科植物白蔹Ampelopsis japonica（Thunb.）Makino的块根。

【植物特征】草质或基部稍木质的攀缘藤本。块根粗厚，纺锤形或圆柱形。小枝常带紫色，无毛。叶互生，为掌状3~5出复叶，长6~10 cm，宽7~12 cm，叶柄较叶片短；小叶一部分为羽状分裂，一部分为羽状缺刻，裂片卵形或披针形，中间裂片最大，两侧的很小，常不分裂，小叶轴有润翅，裂片和轴间以关节相连。聚伞花序，常与叶对生，总花梗纤细，长3~8 cm，旋卷缠绕于它物上；花黄绿色，很小，花萼5，浅裂；花瓣5，卵圆形；雄蕊5，花药卵圆形，长宽近相等。浆果球形或略呈肾形，长约6 mm，成熟时蓝色或白色，有针孔状凹点。花期5—6月；果期7—9月。

【生　境】生于海拔100~900 m的山坡、灌丛或草地。

【分　布】辽宁、吉林、河北、山西、陕西、江苏、浙江、江西、河南、湖北、湖南、广东、广西、四川。日本也有分布。

【采集加工】春、秋二季采收。挖取块根，除去泥沙及细根，纵切成瓣或切成斜片，晒干或鲜用。

【药材性状】本品呈长圆形或近纺锤形，长4~10 cm，直径1~2 cm。切片周边常向内卷曲，中部有一凸起的棱线。外皮红棕色或红褐色，有纵横皱纹和横长皮孔，易层层脱落，脱落处呈淡红棕色。斜切片呈卵圆形，长2.5~5 cm，宽2~3 cm。切面粉白色或淡红棕色，可见放射状纹理，皮部较厚，微翘起或略弯曲。体轻，易折断，折断时有粉尘飞出。气微，味甘。以块大、断面色粉白、粉性足者为佳。

【性味归经】味苦，性微寒。归心、肝、胃经。

【功能主治】清热解毒，消肿止痛。用于支气管炎，赤白带下，痔漏。外用治疮疖肿毒，淋巴结结核，跌打损伤，烧、烫伤。

【用法用量】用量4.5~9 g。外用适量，鲜品捣烂或干品研末调敷患处。

【附　注】脾胃虚寒及无实火者忌服；孕妇慎用。不宜与乌头类药材同用。

【附　方】

❶烧、烫伤：白蔹、地榆各等量，研细末，香油调敷患处。

❷湿热白带：白蔹、苍术各6 g，研细末，每次服3 g，每日2次。

❸扭挫伤：鲜白蔹、食盐适量，捣烂如泥，外敷伤处。

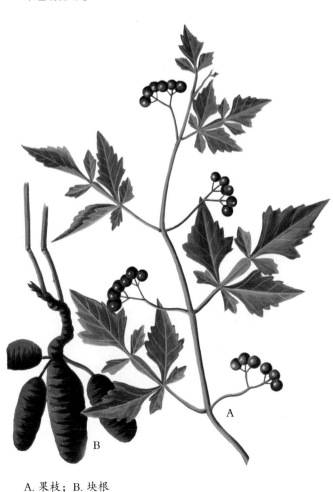

A. 果枝；B. 块根

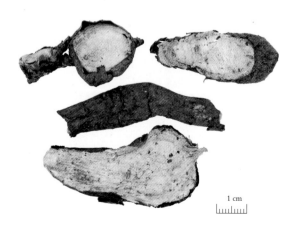

1 cm

白薇

【别　名】白马尾、硬白薇、山白薇、白马薇。

【来　源】本品为萝摩科植物白薇**Cynanchum atratum** Bunge或蔓生白薇**Cynanchum versicolor** Bunge的根和根茎。

◎白薇

【植物特征】多年生直立草本。高40~70 cm。植物体具白色乳汁。根条状，多数簇生。茎圆柱形，被绒毛。叶对生，膜质，通常卵形，长5~8.5 cm，宽3~4 cm，先端骤然渐尖或短尖，基部圆或略短尖，两面被绒毛；侧脉每边6~7条；叶柄长5~10 mm。聚伞花序，腋生，常有花8~10朵；花深紫色；花萼5深裂，里面基部有腺体；花冠辐状，直径约1 cm，外面和边缘均被毛；副花冠裂片盾状，先端钝圆；花丝合生成筒状，花药先端有圆形膜片。蓇葖果单生，中间膨大，先端渐尖，基部钝形。种子多数，卵圆形，有狭翼；种毛白色。花期4—7月；果期7—9月。

【生　境】生于低海拔山坡或树林边缘。

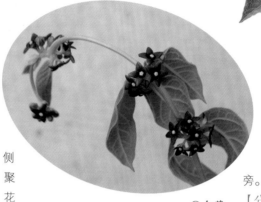

⊙白薇

【分　布】东北、华北、中南、华南、西南及陕西。朝鲜、日本也有分布。

◎蔓生白薇

【植物特征】亚灌木。茎上部缠绕，茎下部直立，全株被绒毛。叶对生，膜质，宽卵形或椭圆形，长7~10 cm，宽3~6 cm，先端锐尖，基部圆形或近心形，两面被黄色绒毛，边具绿毛；侧脉6~8对。伞形状聚伞花序腋生，近无总花梗，着花10余朵；花序梗被绒毛，长仅1 mm，稀达10 mm；花萼外面被柔毛，内面基部5枚腺体极小，裂片狭披针形，渐尖；花冠初呈黄白色，渐变为黑紫色，枯干时呈暗褐色，钟状辐形；副花冠极低，比合蕊冠为短，裂片三角形；花药近菱状四方形；花粉块每室1个，长圆形，下垂；柱头略为凸起。蓇葖果单生，宽披针形，长5 cm，直径1 cm，向端部渐尖。种子宽卵形，暗褐色；种毛白色。花期5—8月；果期7—9月。

【生　境】生长于海拔100~500 m的山地灌木丛中及溪流

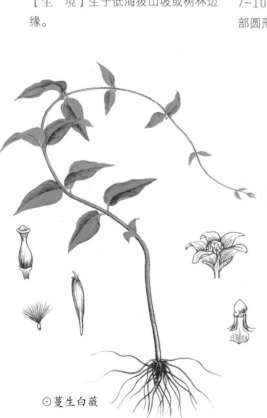

⊙蔓生白薇

旁。

【分　布】吉林、辽宁、河北、河南、四川、山东、江苏和浙江等省区。

【采集加工】春、秋二季采挖。挖取根，洗净，晒干。

【药材性状】本品根茎粗短，有结节，多弯曲，上面有圆形的茎痕，下面及两侧簇生多数细长的根。根长10~25 cm，直径0.1~0.2 cm。表面棕黄色。质脆，易折断，断面皮部黄白色，木部黄色。气微，味微苦。以根粗壮、表面棕黄色者为佳。

【性味归经】味苦、咸，性寒。归胃、肝、肾经。

【功能主治】清热，利尿，凉血。用于阴虚潮热，热病后期低热不退，尿路感染。

【用法用量】用量6~15 g。

【附　方】

❶阴虚潮热：白薇、银柴胡、地骨皮各9 g，地黄15 g，水煎服。

❷风湿关节痛：白薇、臭山羊、大鹅儿肠根各25 g，泡酒服。

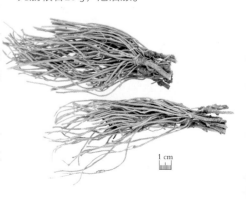

⊙白薇

（上方右侧图）⊙白薇

1 cm

玄参

【别　名】元参、乌元参、黑参。

【来　源】本品为玄参科植物玄参 **Scrophularia ningpoensis** Hemsl. 的根。

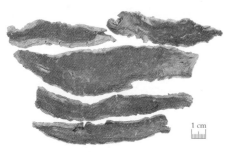

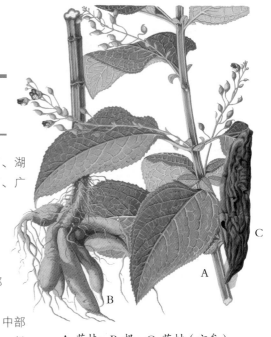

A. 花枝；B. 根；C. 药材（玄参）

【植物特征】多年生草本。高60~120 cm。根肥大，纺锤形，常数条簇生。茎直立，四棱形，有沟纹。下部叶对生，茎上部叶有时互生；叶片膜质，卵形或卵状椭圆形，长10~18 cm，先端渐尖，基部圆形或楔尖，边缘具细锯齿；叶柄长达4 cm。花褐紫色，排成顶生、阔大、疏松的聚伞圆锥花序，花序轴和分枝均被腺毛；小聚伞花序常二至四回；花萼长2~4 mm，5深裂近达基部，裂片圆形，边缘膜质，覆瓦状排列；花冠长8~9 mm，冠管稍膨胀，檐部二唇形，上唇2裂，明显长于下唇；发育雄蕊4，稍伸出。蒴果卵形，长8~9 mm。花期6—10月；果期9—11月。

【生　境】生于海拔1 000 m以下的竹林、溪边、丛林及草丛中。

【分　布】海南、广东、福建、江西、浙江、江苏、安徽、湖南、湖北、河南、河北、山西、陕西、广西、贵州、四川。

【采集加工】秋末冬初茎叶枯萎时采挖，除去茎叶、须根及幼芽，晒至半干，堆闷3~6日，再晒至八九成干，再堆闷至内部变黑油润，再晒至全干。

【药材性状】本品呈类圆柱形，中部略粗或上粗下细，有的微弯曲，长6~20 cm，直径1~3 cm。表面灰黄色或棕褐色，有不规则的纵沟和横向皮孔，偶见须根痕。质坚实，不易折断，断面略平坦，黑色，微有光泽。气特异似焦糖，味甘、微苦。浸入水中使水变黑色。以根条粗壮、皮细、质坚实、里面色乌黑、无须根者为佳。

【性味归经】味苦、咸，性微寒。归肺、胃、肾经。

【功能主治】清热凉血，滋阴降火，解毒散结。用于热病伤阴，舌绛烦渴，骨蒸痨嗽，目赤，齿龈炎，扁桃体炎，咽喉炎，痈肿，急性淋巴结炎，肠燥便秘。

【用法用量】用量6~15 g。

【注　意】不宜与藜芦同用。

【附　方】

①热病伤津，口干便秘：玄参、麦冬、地黄各15 g，水煎服。

②淋巴结结核：玄参、牡蛎各15 g，浙贝母9 g，水煎服。

③慢性咽炎：玄参9 g，桔梗4.5 g，甘草3 g，水煎服。

④齿龈炎：玄参、地黄、生石膏（先煎）各15 g，麦冬、牛膝各9 g，水煎服。每日1剂。

⑤药物性皮炎：玄参15 g，土茯苓30 g，地黄18 g，板蓝根、金银花、黄柏、制大黄、苍术各9 g，生甘草4.5 g，水煎服。每日1剂。

⑥三焦积热：玄参、大黄、黄连各30 g。研末，制成小蜜丸。每次30~40丸。

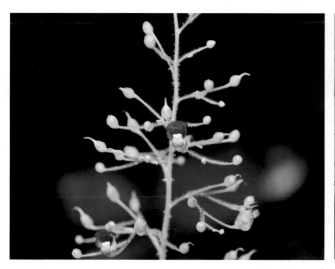

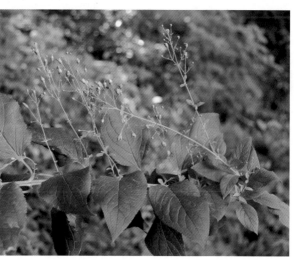

走马胎

【别　名】大叶紫金牛。

【来　源】本品为紫金牛科植物走马胎Ardisia gigantifolia Stapf 的根。

【植物特征】直立灌木。通常高1~3 m。根粗壮，外皮黄棕色，皮部黄色。叶互生，膜质，阔椭圆形或长椭圆形，长20~45 cm，宽8~20 cm，先端渐尖，基部渐狭而成一短柄，边缘有整齐的细钝齿，背面通常紫红色，有时淡绿色，通常集生于枝顶。圆锥花序顶生，长20~30 cm；花白色或淡紫红色；萼5裂，裂片近三角形，长约1.5 mm；花冠5深裂，裂片卵状长圆形，长3~4 mm；雄蕊5，着生于花冠裂片的基部并与其对生；子房上位，花柱线形。果球形，成熟时红色，具细长的柄。花期2—6月；果期11—12月，有时至翌年6月。

【生　境】生于林下的潮湿处。

【分　布】我国南部各省区及云南。越南也有分布。

【采集加工】全年可采，以秋季采者质佳。挖取根部，除去须根及泥土，洗净，晒干。

【药材性状】本品呈圆柱形，有分枝，多弯曲，常结节状

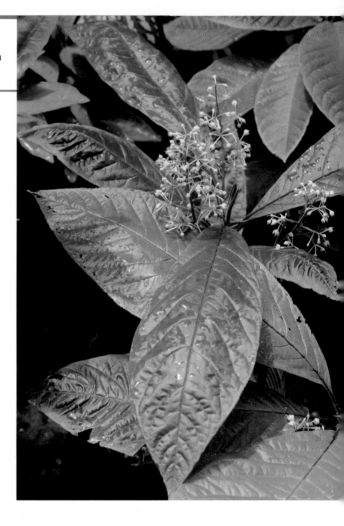

或念珠状膨大，长20~50 cm，直径2~4 cm。表面灰褐色或棕褐色，有明显的皱缩横纹。皮部可剥离，略厚，用刀刮开皮层，可见血红色小点。质坚硬，难折断，断面不平坦，木质部发达，带粉性，白色或微带红，射线清晰，放射状排列，髓部小，淡红色。气微，味微苦。以根条粗壮、有膨大结节、表面横皱纹明显、断面白色带粉性、射线清晰者为佳。

【性味归经】味苦、微辛，性温。归肝、脾经。

【功能主治】活血祛风，强壮筋骨，消肿止痛。用于风湿，疮疖溃烂，经闭，风湿性腰腿痛，产后风瘫，跌打肿痛，半身不遂，慢性溃疡，不孕症，崩漏，小儿麻痹后遗症。

【用法用量】用量10~30 g。外用适量，研末调敷患处。

【附　方】

❶跌打损伤，风湿骨痛：走马胎60 g，大罗伞、小罗伞各90 g，五指毛桃、土牛膝各120 g，浸酒1500 mL，3日后药酒可用。每日早晚各服60 mL，兼用药酒外擦患处。

❷关节痛：走马胎、土牛膝、五加皮各15 g，水煎服。

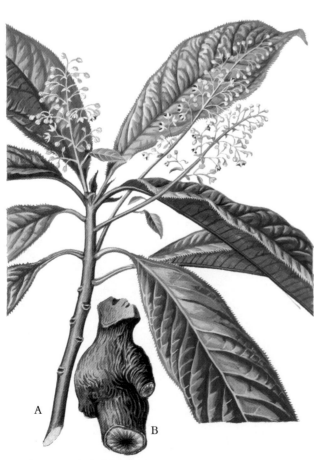

A. 花枝；B. 药材（走马胎）

走马箭

【别　名】陆英、走马风、八棱麻、八里麻、臭草、朔藋。

【来　源】本品为忍冬科植物接骨草 **Sambucus chinensis** Lindl. [*Sambucus javanica* Bl.] 的根。

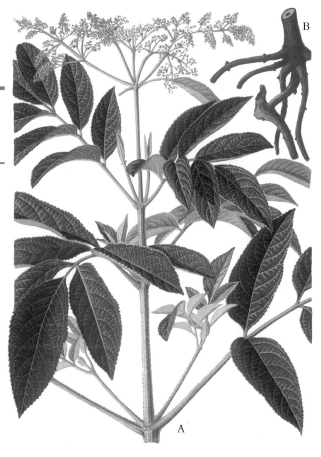

A. 花枝；B. 药材（走马箭）

【植物特征】高大草本或半灌木。高达3 m。枝圆柱形，灰褐色，有纵棱，髓心白色。叶对生，为奇数羽状复叶，长达25 cm；小叶3~7片，对生或有时互生，膜质或薄膜质，长圆状披针形或顶生一片近卵形，长6~12 cm，有时可达18 cm，宽2~3 cm，先端渐尖，基部钝或圆，常略不对称，边缘有很密的锐利小钝齿，嫩叶两面被疏柔毛；侧脉通常每边7~9条。花白色，细小，排成大型、顶生、伞房状聚伞花序，花序轴和分枝无毛或略被毛，散生黄色杯状腺体；花萼杯状，长约2 mm，有5个三角形齿状裂片；花冠辐状，直径约4 mm，檐部5裂。核果浆果状，球形，直径3~4 mm，红色。花期4—5月；果期8—9月。

【生　境】生于海拔300~1 000 m的山坡林下、沟边和草丛中。

【分　布】陕西、甘肃、江苏、安徽、浙江、江西、福建、台湾、河南、湖北、湖南、广东、广西、四川、贵州、云南、西藏等地。日本也有分布。

【采集加工】全年可采。挖取根部，除去须根及泥土，洗净，晒干。

【药材性状】本品呈长条形，稍扁，多弯曲，有分枝，长15~30 cm，直径3~7 mm。表面灰黄色，有细微的纵皱纹和横长皮孔样突起，沟纹略扭曲，皮部与木部撕裂状分离。质硬而韧，难折断，断面皮部灰黄色，木质部黄白色，纤维性。气微，味淡。以根粗长、色黄白、质坚而韧者为佳。

【性味归经】味甘、微苦，性平。归肝经。

【功能主治】散瘀消肿，祛风活络。用于跌打损伤，扭伤肿痛，风湿性关节痛。

【用法用量】用量30~60 g。外用鲜品适量捣烂敷患处。

【附　方】

❶跌打损伤：走马箭60 g（鲜品加倍），水煎服。另取鲜接骨草叶适量捣烂敷伤处。

❷肾炎水肿：接骨草地上部分30~60 g，水煎服。

❸慢性气管炎：鲜接骨草地上部分120 g，水煎，分3次服。每日1剂，10日为1个疗程。

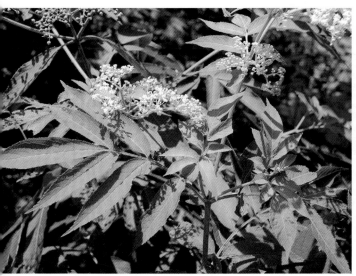

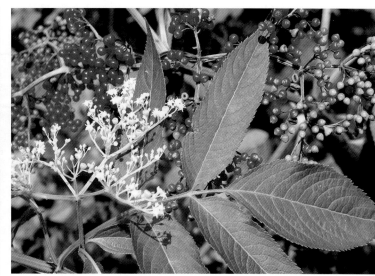

地黄

【别　名】生地黄、熟地黄。

【来　源】本品为玄参科植物地黄**Rehmannia glutinosa**
Libosch. ex Fisch. et C. A. Mey. 的块根。

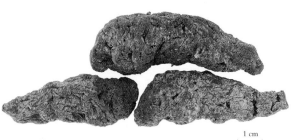

1 cm

【植物特征】多年生直立草本。高10~40 cm。全株密被白色长柔毛和腺毛。叶基生，莲座状，有时于茎下部互生，叶片膜质，倒卵状长圆形至倒卵状椭圆形，长3~10 cm，宽1.5~4.5 cm，先端钝或近于圆，基部渐狭，边缘有钝齿，叶面皱缩。花通常紫红色，排成顶生总状花序；苞片生于下部的大，比花梗长，有时叶状；花梗稍弯垂；萼管坛状，檐部5齿裂；花冠长约4 cm，冠管一边略膨胀，檐部二唇形，上唇外反，2裂，下唇近直立，3裂，裂片长方形，长0.8~1 cm；雄蕊4，两两成对，花药2室，药室叉开。蒴果卵形，长约1 cm，含多数淡棕色的种子。花、果期4—7月。

【生　境】生于砂质壤土、荒山坡、山脚、墙边、路旁等处，现多为栽培。

【分　布】辽宁、河北、山西、内蒙古、陕西、甘肃、山东、河南、江苏、安徽、湖北等省区。华南地区有栽培。

【采集加工】秋季采挖，除净茎叶、须根，缓缓烘焙至约八成干（地黄）。块根蒸或加黄酒蒸至黑润，晒至约八成干，切厚片或块，干燥（熟地黄）。

【药材性状】地黄　长圆形或不规则团块，中间膨大，两端稍细，有的细小，长条状，稍扁而扭曲，长6~12 cm，直径2~6 cm。表面棕黑色或棕灰色，有深皱纹和横曲纹。体重，质较软而韧，不易折断，断面棕黑色或乌黑色，有光泽，具黏性。气微，味微甜。以个大身圆、体重、质柔软、断面乌黑而有光泽、味甜者为佳。

熟地黄　不规则的块片、碎块，大小、厚薄不一，表面乌黑色，有光泽，黏性大。质柔软而带韧性，不易折断，断面乌黑色，有光泽。气微，味甜。

【性味归经】地黄　味甘、苦，性寒。归心、肝、肾经。

熟地黄　味甘，性微温。归肝、肾经。

【功能主治】地黄　清热凉血，养阴生津。用于热入营血，温毒发斑，吐血衄血，热病伤阴，舌绛烦渴，津伤便秘，阴虚发热，骨蒸劳热，内热消渴。

熟地黄　滋阴补血，益精养髓。用于血虚萎黄，心悸怔忡，月经不调，崩漏下血，肝肾阴虚，腰膝酸软，骨蒸潮热，盗汗遗精，内热消渴，眩晕，耳鸣，须发早白。

【用法用量】地黄用量10~15 g。熟地黄用量9~15 g。

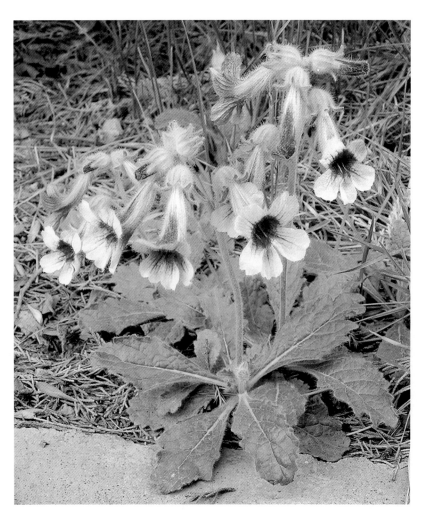

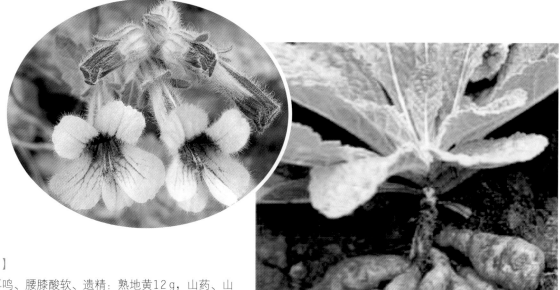

【附　方】

❶头晕耳鸣、腰膝酸软、遗精：熟地黄12g，山药、山萸肉、茯苓各9g，泽泻、牡丹皮各6g，水煎服。

❷阴虚阳亢、头晕：地黄、白芍、生石决明各15g，夏枯草、代赭石、牛膝、桑寄生各9g，杜仲、菊花各6g，水煎服。

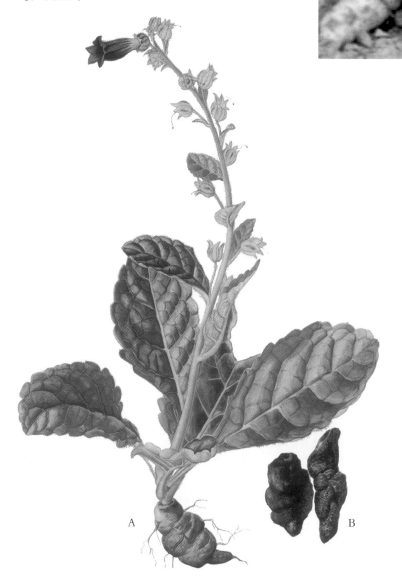

A. 植株；B. 药材（地黄）

❸喉肿痛、口干：地黄12g，玄参、麦冬各9g，金果榄、甘草各6g，水煎服。

❹白喉：鲜地黄30g，黄芩、连翘各18g，麦冬9g，玄参15g，水煎，分4次服。每日1剂。

❺心绞痛：地黄、玄参、川芎各15g，黄芩、苦丁茶、红花、郁金各9g，水煎服。每日1剂。

❻吐血，衄血：地黄、白茅根各30g，小蓟、仙鹤草各15g，水煎服。

❼蚕豆病：地黄、当归各15g，白芍、藕节各9g，白茅根、仙鹤草各30g，大枣5枚、松针适量，水煎，分2次服。每日1剂。

❽慢性荨麻疹：地黄、何首乌各15g，当归、白芍、玉竹各9g，牡丹皮6g，炒荆芥4.5g，红枣5枚，水煎服。

❾红斑性狼疮：地黄15g，玄参、麦冬各12g，牡丹皮、黄柏、白芍、女贞子、墨旱莲、茯苓各9g，水煎服。有气虚者可加党参、黄芪各9g；肾阳虚可加仙茅、淫羊藿各9g。

地榆

【来　源】本品为蔷薇科植物地榆Sanguisorba officinalis L. 或长叶地榆Sanguisorba officinalis L. var. longifolia (Bertol.) Yü et Lu的根。

◎地榆

【植物特征】多年生草本。根肉质肥厚，纺锤形。茎直立，具棱。奇数羽状复叶，有小叶5~19片，基生叶较大，具长柄，托叶小而膜质，褐色；茎生叶较小，互生，叶柄短，基部扩大而抱茎，托叶较大，叶状，斜卵形；小叶长卵形或长圆形，长2~6 cm，宽1~3 cm，先端钝圆，基部心形，边有圆钝齿，两面无毛。花小而稠密，排成顶生伞房状穗状花序，穗状花序圆柱形，长1.5~3 cm，宽约1 cm；萼管喉部缢缩，裂片4，花瓣状，紫红色，椭圆形或卵形，基部被毛；花瓣无；雄蕊4，与萼裂近等长。瘦果卵形，长约3 mm，褐色，具纵棱，包藏于宿萼内。花、果期7—10月。

【生　境】生于海拔30~3 000 m的山坡、荒地灌丛或草丛中。

【分　布】云南、四川、广东、广西、湖南、湖北等地。日本、朝鲜以及欧洲也有分布。

⊙地榆

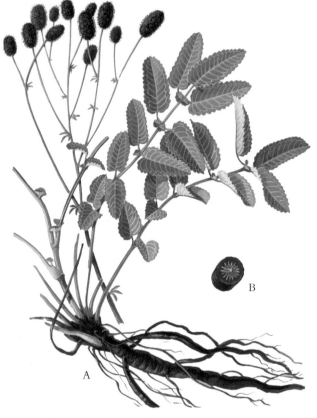

A.植株；B.药材（地榆）　　　⊙地榆

◎长叶地榆

【植物特征】多年生草本。根肉质肥厚，纺锤形。基生小叶线状长圆形至线状披针形，基部微心形至宽楔形，茎生叶与基生叶相似，但较细长。穗状花序圆柱形，长2~6 cm，直径0.5~1 cm，雄蕊与萼片近等长。花、果期8~11月。

【生　境】生于海拔100~3 000 m山坡草地、溪边、灌丛中、湿草地及疏林中。

【分　布】山西、辽宁、河北、黑龙江、甘肃、河南、山东、湖北、安徽、江苏、浙江、江西、四川、湖南、贵州、云南、广西、广东、台湾。俄罗斯西伯利亚、蒙古、朝鲜和印度也有分布。

【采集加工】春、秋季取挖，除去

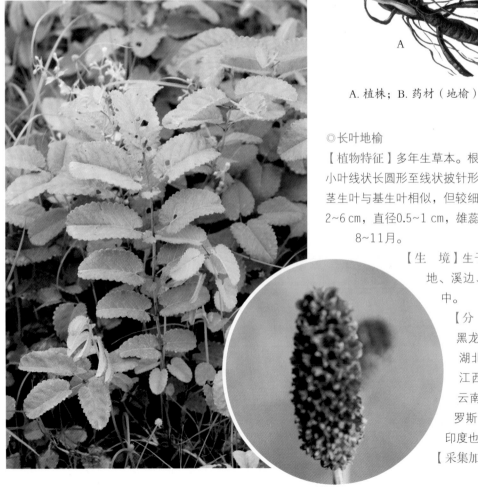

茎枝及须根，洗净泥土，晒干。或趁
鲜时斜切片，晒干。

【药材性状】呈不规则圆柱形或纺
锤形，稍弯曲，长5~25 cm，直径
0.5~2 cm。表面灰褐色、棕褐色或紫
褐色，粗糙，有纵皱纹、横裂纹及
须根痕。质硬，不易折断。切片厚
0.2~0.5 cm，轮廓圆形或椭圆形，切
面浅棕色或淡黄色，形成层明显，木
质部有明显的放射状纹理。气微，味
苦涩。以根条粗大或片大、不带残
茎、质硬、断面粉红色者为佳。

【性味归经】味苦、酸、涩，性微
寒。归肝、大肠经。

【功能主治】凉血止血，解毒敛疮。
用于便血，痔疮出血，血痢，崩漏。
外用治烧、烫伤。

【用法用量】用量4.5~9 g。外用适
量，研粉末涂敷患处。

【附　方】

❶崩漏：地榆9 g，仙鹤草、耧斗菜
各15 g，水煎服。

❷烧、烫伤：地榆炭、寒水石、大
黄、黄柏各90 g，冰片9 g，共研细
粉，香油（芝麻油）调成糊状，敷患
处。每日或隔日换药1次。

❸湿疹：a.生地榆30 g，加水约
600 mL，煎煮并浓缩至约300 mL，待
凉。用叠成数层的纱布浸入药液，略
拧干后敷有渗出液的患处，约半小
时后，待纱布将干时取下，蘸取药液
再敷，每日3~4次。b.地榆粉、煅石
膏各60 g，枯矾3 g，共研细粉，加凡
士林适量，调制成软膏，涂患处，每
日1~2次（适用于经药敷后渗出液已
减少的情况）。

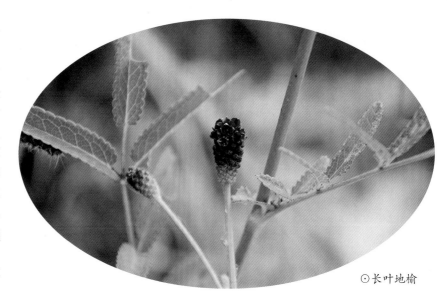

⊙长叶地榆

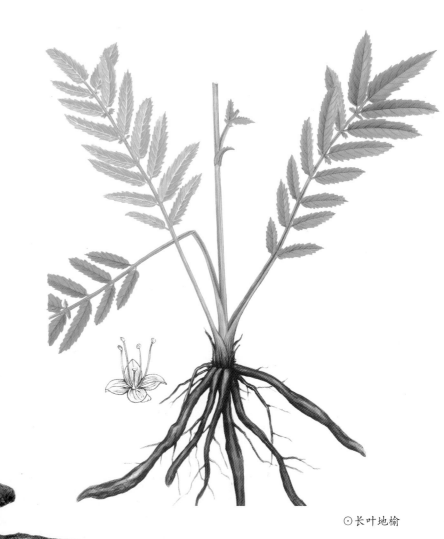

⊙长叶地榆

1 cm

⊙地榆

百合

【别　名】韭番、摩罗、百合蒜。

【来　源】本品为百合科植物百合**Lilium brownii** F. E. Brown ex Miell. var. **viridulum** Baker、卷丹**Lilium lancifolium** Thunb. 或山丹**Lilium pumilum** DC. 的肉质鳞叶。

◎百合

【植物特征】多年生草本。鳞茎近球形，直径2~4.5cm，鳞叶广展如荷花状，白色。茎高0.7~1.5m，常有紫色条纹。叶片倒披针形或倒卵形，长7~15cm，宽1~2cm，全缘，无毛。花单生或数朵排成近伞形；花喇叭形，花被片6，有香气，乳白色，外面稍带紫色，长13~18cm；雄蕊6，花丝长10~13cm；子房圆柱形，柱头3裂。蒴果长圆形，长4.5~6cm，有棱。花期5—6月；果期9—10月。

【生　境】生于山地路旁或山坡上。

【分　布】广东、湖南、湖北、江西、福建、江苏、浙江、安徽、河北、河南、陕西、山西等省区。

◎卷丹

【植物特征】多年生草本。鳞茎阔球形，直径可达8cm。茎高50~150cm，褐色或淡紫色，被白色绵毛。叶互生，无柄，长圆状披针形或披针形，长5~20cm，宽0.5~2cm，向上渐呈包片状，上部叶

腋有黑色珠芽。花序总状，花3~6朵，花梗长6~9cm，花下垂，喇叭状，花被片6，披针形，反卷，橙红色或砖黄色，内面具紫黑色斑点；雄蕊6，花丝淡红色，长5~7cm，花药紫色，长圆形，长约2cm；子房圆柱形，长1.5~2cm，花柱细长，柱头3裂。蒴果狭长卵形，长3~4cm。花期7—8月；果期8—10月。

【生　境】生于山地路旁或山坡上，多为栽培。

【分　布】广东、湖南、湖北、江西、福建、江苏、浙江、安徽、河北、河南、云南、西藏等地。

◎山丹

【植物特征】多年生草本。鳞茎卵球形，直径2~3cm。茎高15~60cm，具小乳头状突起，带紫色条纹。叶散生茎中部，线形，长3~10cm，宽

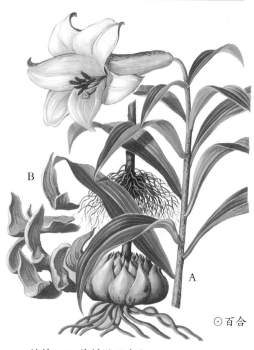

⊙百合

A. 植株；B. 药材（百合）

1~3mm。花单生或数朵排成总状花序，下垂，鲜红色或紫红色，花被片长3~4.5cm，宽5~7mm，反卷，无斑点或有少数斑点；花药长椭圆形，长约1cm，黄色，花粉近红色；子房圆

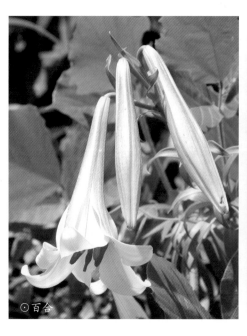

⊙百合

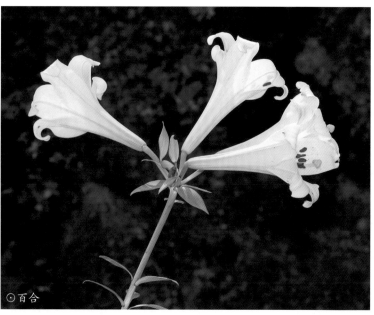

⊙百合

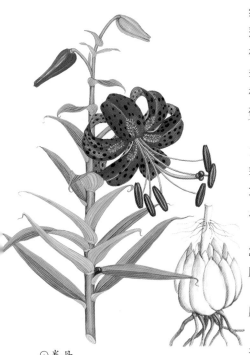

⊙卷丹

长1.5~3 cm，宽0.5~1 cm，中部厚约4 mm，先端尖，基部较宽，边缘薄，略向内弯卷。表面淡白色、淡棕黄色或微带紫色，有纵脉纹3~5条。质硬而脆，断面较平坦，角质样。气微，味微苦。以肉厚、质硬、色白者为佳。

卷丹　鳞片长2~3.5 cm，宽1~1.5 cm，中部厚1~3 mm。表面乳白色或淡黄棕色，有纵直的脉纹3~8条。质硬而脆，断面平坦，角质样。气微，味微苦。

山丹　鳞片长约5.5 cm，宽约2.5 cm，中部厚约3.5 mm，色较暗，脉纹不明显。

【性味归经】味甘，性平。归脾、肺、心经。

【功能主治】润肺止咳，宁心安神。用于阴虚久咳，虚烦惊悸，痰中带血，神经衰弱，心烦不安。

【用法用量】用量9~30 g。

【附　方】

❶肺结核：百合24 g，麦冬、玄参、芍药各9 g，地黄12 g，熟地黄18 g，当归、甘草、桔梗各4.5 g，贝母6 g，水煎服。

❷肺气壅滞，咳嗽气喘，胸闷口渴，腰膝浮肿，小便淋涩：百合、人参、紫苏茎叶、猪苓（去皮）、甘草（炙）、陈橘皮、麦冬（去心）、枳壳（去瓤，麸炒）各30 g，生姜（如枣大）1块，水煎，浓缩至180 mL，去渣温服。

柱形，长0.8~1 cm，花柱细长，柱头3裂。蒴果长圆形，长约2 cm，直径1.2~1.8 cm。花期6—8月；果期8—9月。

【生　境】生于山地路旁或山坡上，多为栽培。

【分　布】黑龙江、吉林、辽宁、河北、河南、山东、山西、内蒙古、陕西、宁夏、甘肃、青海等省区。

【采集加工】秋季采收。挖取鳞茎，洗净，剥取鳞片，置沸水中略烫，晒干或烘干。

【药材性状】百合　鳞片长椭圆形，

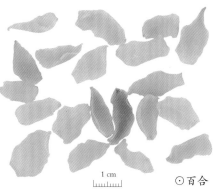

⊙百合

⊙山丹

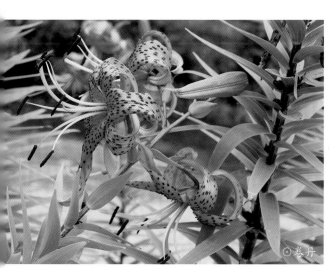

⊙卷丹

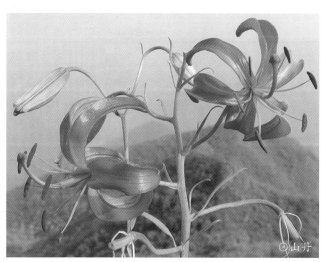

⊙山丹

当归

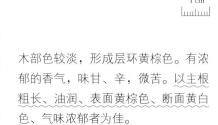

1 cm

【别　名】秦归、云归、马尾当归。

【来　源】本品为伞形科植物当归**Angelica sinensis**（Oliv.）Diels 的根。

【植物特征】多年生草本。高达1 m。茎紫黑色或淡紫黑色。叶为一至三回三出复叶，基生叶和下部叶轮廓为卵形，长通常10~18 cm，宽15~20 cm；小叶羽状全裂，最终裂片卵形或卵状披针形，长1~2 cm，三浅裂，边缘有锐齿，脉上和叶缘被毛；叶柄长达10 cm，具卵形的叶鞘。复伞形花序有9~12条长短不等的伞辐；无总苞片或有少数总苞片，小总苞片条形。花白色，花瓣5片，先端微凹；雄蕊花丝内弯。双悬果椭圆形，长4~6 mm，分果有5棱，背棱隆起，侧棱有翅，翅宽为果体的1.5倍，每棱槽具1油管，合生面具2油管。花期6~7月；果期7~9月。

【生　境】多为栽培植物，极少野生。

【分　布】云南、甘肃、青海、四川、贵州、陕西、湖南等地。广东有栽培。

【采集加工】霜降前采收，将根放在通风处晒至半干时，放入烘房微火烘至八成干，再晒干。

【药材性状】本品略呈圆柱形，常扭曲，上部略粗，下部有支根3~5条或更多，长10~25 cm。表面黄棕色至棕褐色，具纵皱纹和横长皮孔样突起。根头（归头）直径1.5~4 cm，具环纹，上端圆钝，或具数个明显突出的根茎痕，有紫色或黄绿色的茎和叶鞘的残基；主根（归身）表面凹凸不平；支根（归尾）直径0.3~1 cm，上粗下细，多扭曲，有少数须根痕。质柔韧，断面黄白色或淡黄棕色，皮部厚，有裂隙及多数棕色点状分泌腔，

木部色较淡，形成层环黄棕色。有浓郁的香气，味甘、辛，微苦。以主根粗长、油润、表面黄棕色、断面黄白色、气味浓郁者为佳。

【性味归经】味甘、微辛，性温。归心、肝、脾经。

【功能主治】补血调经，润燥滑肠。用于月经不调，功能性子宫出血，血虚经闭，痛经，慢性盆腔炎，贫血，血虚头痛，脱发，血虚便秘。

【用法用量】用量6~18 g。

【附　方】

❶月经不调：当归、熟地黄各9 g，川芎、白芍各6 g，水煎服。如经期腹痛（痛经），加香附6 g，艾叶3 g；经闭加桃仁9 g，红花6 g。

❷结节性动脉炎：当归、玄参、银花各15 g，川芎、红花各9 g，地黄30 g，水煎服。每日1剂。

❸胎位异常：当归、泽泻各6 g，白术、白芍、茯苓各9 g，川芎1.5 g，水煎服。每日1剂，连服3剂，1周后复查，未治愈者再服3剂，服9剂后应停止服此方。

❹慢性粒细胞白血病：当归、黄柏、龙胆草、栀子、黄芩各30 g，青黛、芦荟、大黄各15 g，木香9 g，共研细粉，炼蜜为丸，每丸重6 g。每日服3~4丸。如患者能耐受，可递增至每日6~9丸。服此丸有腹痛、腹泻等副作用，一般每日泻2~4次，有的可达6~7次。腹泻次数与服药剂量有关。

❺脱发：当归、柏子仁各500 g，共研细粉，炼蜜为丸。饭后服10~15 g，每日3次。

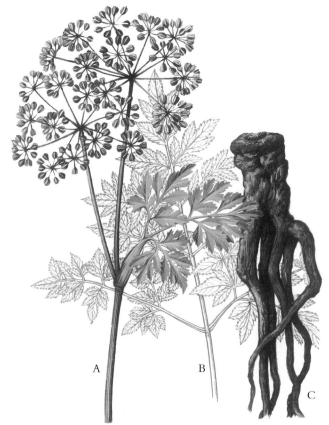

A. 果枝；B. 叶；C. 药材（当归）

竹节参

【别　名】竹节三七、竹节人参、竹鞭三七。

【来　源】本品为五加科植物大叶三七 **Panax japonicus** C. A. Mey. 的根茎。

【植物特征】多年生草本。根茎竹鞭状或串珠状。侧根膨大成圆锥状，干时有纵皱纹。地上茎单生，高约40 cm，有纵纹。掌状复叶，4叶轮生于茎顶；小叶3~4片，膜质，半透明，中央小叶片倒卵状椭圆形或长圆状椭圆形，长9~10 cm，宽3.5~4 cm，侧生小叶略小，先端渐尖或长渐尖，基部楔形，圆形或近浅心形，边缘有钝齿，两面无毛或脉上具刚毛或柔毛；侧脉8~10对；小叶柄长2~10 mm。伞形花序顶生，有花20~50朵，总花梗长10~13 cm；花梗细，长1~1.2 cm；花黄绿色；萼筒杯状，萼齿小，三角形；花瓣5；雄蕊5；子房下位，2室，花柱2，离生。果近球形，红色。花期6—7月。

【生　境】生于海拔1 200~4 000 m的林下或灌丛中。

【分　布】秦岭和黄河流域以南、南岭山地以北。日本、朝鲜、越南、缅甸及尼泊尔也有分布。

【采集加工】秋季采收。挖取根茎，除去主根及外皮，晒干。

【药材性状】本品略呈圆柱形，稍弯曲，长5~22 cm，直径0.8~2.5 cm。表面黄色或黄褐色，粗糙，有致密的皱纹及明显的结节。节间长0.8~2 cm，每节有1凹陷的茎基痕。质硬而脆，易折断，断面略平坦，黄白色至淡黄棕色，可见黄色针孔状维管束。气微，味苦、微甜。以条粗、质硬、断面色黄白者为佳。

【性味归经】甘、微苦，性温。归肝、脾、肺经。

【功能主治】滋补强壮，散瘀止痛，止血。用于病后虚弱，肺结核咯血，咳嗽痰多，衄血，经闭，产后血瘀腹痛，寒湿痹痛，跌打损伤。

【用法用量】用量6~9 g。

【附　方】

❶鼻血：竹节参3 g，黄栀子（炒）6 g，水煎服。

❷虚劳咳嗽：竹节参15 g，水煎服。

❸吐血：竹节参9 g，麦冬6 g，丝毛根9 g，水煎服。

❹闭经，功能性子宫出血：竹节参研末，每次服1.5~3 g。

【附　注】长期以来广东等地常用大叶三七的叶作人参叶入药，商品曾称参叶，后为了区别人参叶，改名汉中参叶。大叶三七叶味甘、苦，性微寒，具清肺利咽、生津止渴之功。

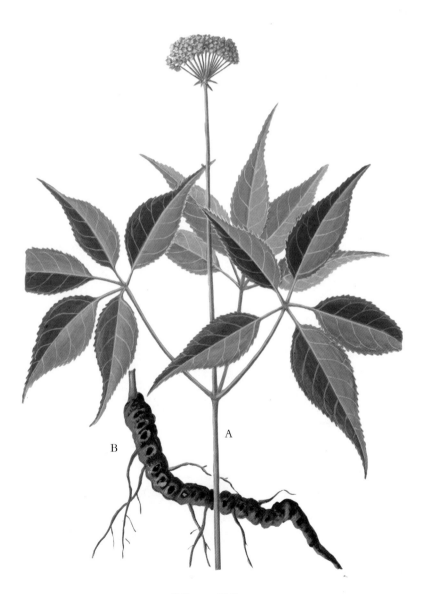

A. 花枝；B. 根茎

防己

【别　名】汉防己、瓜防己。

【来　源】本品为防己科植物粉防己Stephania tetrandra S. Moore 的根。

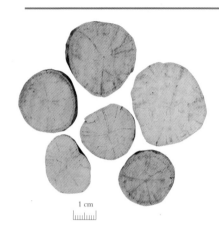

1 cm

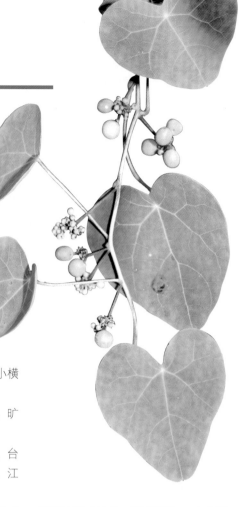

【植物特征】木质藤本。长1~3 m。根肉质，圆柱形。叶膜质，阔三角形至三角状近圆形，长通常4~7 cm，宽5~8 cm，先端有凸尖头，基部微凹或近截平，两面或仅下面密被贴伏短柔毛；掌状脉9~10条，网脉细密而明显；叶柄长3~7 cm，盾状着生于叶片的近基部。花细小，单性异株，多朵密聚成头状，此等花序复于腋生、长而下垂的小枝上作总状排列；雄花萼片4，偶有5，排成1轮，长0.8 mm；花瓣4，稍肉质，边缘内折；聚药雄蕊盾状；雌花的花萼和花瓣与雄花同；心皮单一。核果扁圆球形，直径5.5~6 mm，成熟时红色，内果皮背部呈鸡冠状隆起，每边各约有15条小横肋状雕纹。花期夏季；果期秋季。

【生　境】生于山谷疏林、灌丛、旷野。

【分　布】浙江、安徽、福建、台湾、湖南、广西、广东、香港、江西、海南。

【采集加工】秋季采挖，洗净，截成长段，常纵剖为两半，晒干或焙干。

【药材性状】本品呈不规则圆柱形、半圆柱形或块状，两端稍细，中部肥厚，常弯曲，弯曲处有横沟或环沟，长5~10 cm，直径1.5~5 cm。表面灰褐色或灰黄色，粗糙，多细皱纹，常见横向皮孔突起。纵切面浅黄棕色或黄白色，可见不规则纵条纹。质坚而重，不易折断，断面平坦，黄白色或灰白色，粉性，有较稀疏的放射状纹理。气微，味苦。以体重、粗细均匀、富粉性者为佳。

【性味归经】味苦、辛，性寒；有小毒。归膀胱、肺经。

【功能主治】利水消肿，祛风除湿，行气止痛。用于风湿痹痛，水肿，小便不利，风湿性关节炎，高血压。外用治毒蛇咬伤，疮痈疔肿。

【用法用量】用量4.5~9 g；外用适量，鲜根捣烂敷患处。

【附　方】

❶四肢浮肿：防己、黄芪、白术各9 g，炙甘草3 g，水煎服。

❷遗尿，小便涩：防己、葵子、防风各30 g，水煎，分3次服。

A. 果枝；B. 药材（防己）

红大戟

【别　名】红芽戟、紫大戟。

【来　源】本品为茜草科植物红芽大戟**Knoxia valerianoides** Thorel ex Pitard 的根。

【植物特征】多年生直立草本。高30~100 cm。全株被毛。块根略呈纺锤形或条状，外面紫红色，里面常带橙黄色。叶对生，膜质，披针形或长圆状披针形，有时狭披针形，长3~9 cm，宽1~2 cm，先端钝或微钝；叶柄短；托叶鞘状。花紫红色，很小，常数十朵排成顶生、密集、半球状的聚伞花序，花序单生或3~5个作聚伞状排列；花柄极短或近无；花长4~5 mm，直径约2 mm；花萼4浅裂，1片大，3片小；花冠管状，檐部4裂，裂片舌状，先端圆；雄蕊4，内藏。蒴果小，近球形。花期7—8月；果期10—11月。

【生　境】生于山坡草地上。

【分　布】台湾、广东、香港、海南、广西、贵州、云南、福建。尼泊尔、印度、澳大利亚、亚洲东南部至大洋洲也有分布。

【采集加工】秋、冬二季采收。挖取根，除去须根，洗净，置沸水中略烫，晒干。

【药材性状】本品略呈纺锤形或圆柱形，偶有分枝，稍弯曲，长3~10 cm，直径0.6~1.2 cm，上端常有细小的茎痕。表面红褐色或红棕色，粗糙，有扭曲的纵皱纹。质坚实，断面皮部红褐色，木质部棕黄色。气微，味甘、微辛。以个大、质坚实、色红褐者为佳。

【性味归经】味苦，性寒；有小毒。归肺、脾、肾经。

【功能主治】泻水逐饮，消肿散结。用于水肿腹泻，胸腹积水，痰饮喘满，痈疖肿毒，气逆咳嗽，二便不利，瘰疬痰核。

【用法用量】用量1.5~3 g。

【注　意】孕妇及体质虚寒者忌服。不宜与甘草同用。

【附　方】

❶痈疮肿毒：红大戟鲜根捣烂敷患处。

❷扭伤，跌打肿痛：红大戟15~30 g，泡酒10日后分服。

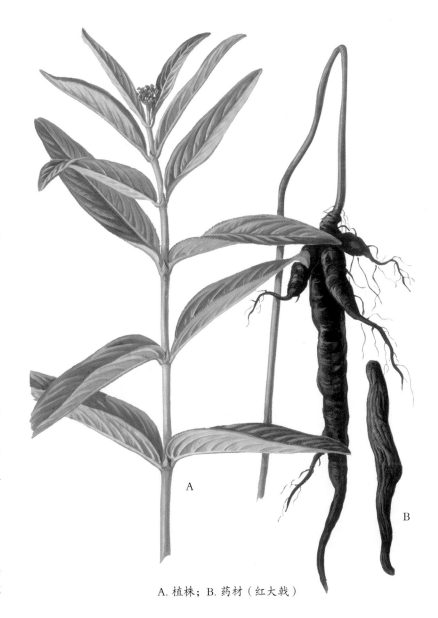

A. 植株；B. 药材（红大戟）

两面针

【别　名】光叶花椒。

【来　源】本品为芸香科植物两面针Zanthoxylum nitidum（Roxb.）DC. 的根。

【植物特征】木质藤本。长可达5 m。茎、枝、叶柄下面均有长1~2.5 mm的弯钩状皮刺。奇数羽状复叶；小叶7~11片，对生，厚革质，阔卵形或阔椭圆形，长4.5~11 cm，宽2.5~6 cm，先端骤尖或微凹，基部圆或有时阔楔尖，边缘有疏离的圆齿或近全缘，干时叶面光亮；中脉两面或仅背面有刺。圆锥状聚伞花序腋生，长2~8 cm；花小，青绿色，单性；萼片4，阔卵形；花瓣4，卵状椭圆形，长2~3 mm；雄蕊4，在雄花中伸出，在雌花中呈鳞片状或全消失。蓇葖果紫红色或紫褐色；种子球形，直径5~6 mm。花期3—5月；果期9—11月。

【生　境】生于较干燥的山坡、荒山、旷野的疏林灌丛中。

【分　布】香港、广东、海南、台湾、福建、广西、云南、贵州等地。菲律宾、越南也有分布。

【采集加工】夏、秋季采收根，洗净，切片，晒干。

【药材性状】本品为不规则的块片或短段，大小不一。表面浅黄色，散生黄色皮孔，外皮脱落处呈浅褐色至褐色。横切面皮部浅棕色，厚1~4 mm，木质部浅黄色，可见同心性环纹及密集的小孔。质坚硬，难折断。气微香，味苦而辛辣、麻舌。以根皮厚、气味浓者为佳。

【性味归经】味辛、苦，性平；有小毒。归肝、胃经。

【功能主治】祛风活血，行气止痛，解毒消肿。用于风湿关节痛，跌打肿痛，腰肌劳损，牙痛，胃痛，咽喉肿痛，毒蛇咬伤。

【用法用量】用量9~15 g。外用适量，研末调敷或煎水洗患处。

【注　意】孕妇忌服。忌与酸味食物同时服用。

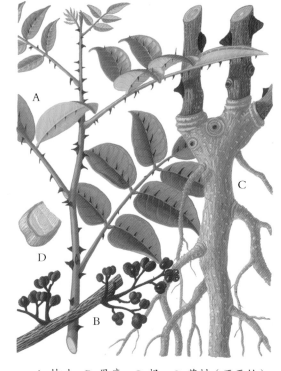

A. 枝叶；B. 果序；C. 根；C. 药材（两面针）

【附　方】

❶风湿性关节炎，腰肌劳损：两面针9 g，鸡骨香15 g，了哥王根皮6 g。用75%乙醇浸泡7~15日，过滤，备用。外搽患部。

❷牙痛：两面针100 g，水杨梅100 g，95%乙醇150 mL，浸泡10日。用药棉蘸取药水少许，放到龋齿孔处。

❸风湿关节痛：两面针15 g，肖梵天花根30 g，水煎服。

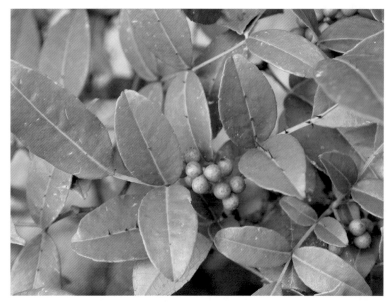

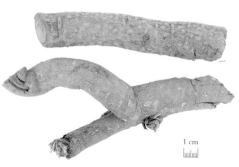

1 cm

岗梅根

【别　名】岗梅、秤星树、点称星、土甘草、山梅根、假青梅。

【来　源】本品为冬青科植物梅叶冬青**Ilex asprella**（Hook. et Arn.）Champ. ex Benth. 的根。

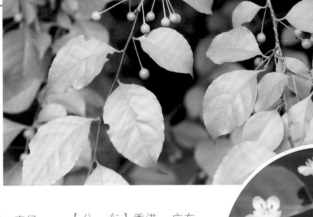

【植物特征】落叶灌木。高达1~4 m。根粗壮，黄白色。枝圆柱形，紫褐色，散布白色皮孔。叶互生，膜质，卵形或卵状椭圆形，长3~8 cm，宽1.5~3 cm，先端渐尖，边缘有钝齿，叶面疏被短毛，有光泽，背面无毛；侧脉6~8对；叶柄长3~8 mm。花单性，白色，雄花常1至4朵聚生于叶或鳞片腋内；花萼宿存，其裂片、花瓣和雄蕊均4，雄蕊与花瓣互生并稍附着于花冠管上；雌花单生叶腋，无花盘；花柱极短，常宿存；花梗长2~2.5 cm。核果球形，直径5~6 mm，成熟时黑色，常有具分核4~6颗。花期2—3月；果期4~7月。

【生　境】生于山地疏林、丘陵灌丛、村边路旁或旷地上。

【分　布】香港、广东、海南、广西、江西、福建、台湾、浙江等地。菲律宾也有分布。

【采集加工】全年均可采收。挖取根，洗净，劈成小块片，晒干。

【药材性状】本品为不规则块片，直径1.5~5 cm。外皮浅棕褐色或浅棕红色，稍粗糙，有纵皱纹及须根痕，皮孔白色，秤星状。皮部灰白色至灰黄色，木部淡黄白色。质坚硬，不易折断，断面有放射状纹理。气微，味苦而后甜。以块片块匀、质坚、色白者为佳。

【性味归经】味苦、甘，性凉。归肺、大肠、肝、肾经。

【功能主治】清热解毒，生津止渴。用于感冒，高热烦渴，扁桃体炎，咽喉炎，气管炎，百日咳，肠炎，痢疾，传染性肝炎，毒蕈、砒霜中毒。

【用法用量】用量15~30 g。常作为凉茶原料。

【附　方】

❶流行性感冒：岗梅根400 g，大叶桉叶、甘草各50 g，水煎，分3次服。

❷偏头痛：鲜岗梅根90 g，鸡矢藤60 g，鸭蛋2只，水煎，食蛋喝汤。

❸头目眩晕：鲜岗梅根60 g，臭牡丹根30 g，水煎服。

❹小儿百日咳：岗梅根、白茅根各30 g，水煎服。可以加蜂蜜兑服。

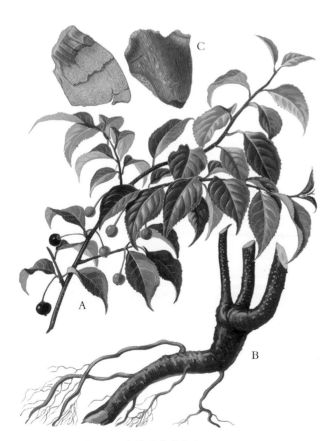

A. 果枝；B. 根；C. 药材（岗梅根）

岗稔根

【别　名】桃金娘根、山稔根。

【来　源】本品为桃金娘科植物桃金娘**Rhodomyrtus tomentosa**（Ait.） Hassk. 的根。

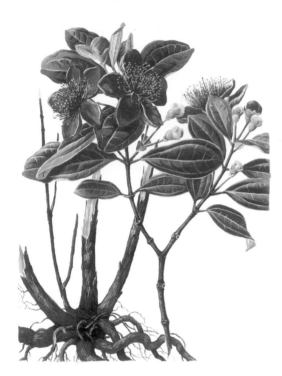

【植物特征】灌木。高0.5~2.5 m。嫩枝密被柔毛。单叶对生，革质，椭圆形或卵形，长3~7 cm，宽1~3 cm，先端圆或钝，常微凹，基部楔形或阔楔形，全缘，叶面初被短柔毛，后变无毛，背面被短柔毛；离基3出脉明显；叶柄长4~7 mm，被绒毛。聚伞花序腋生，具花2~3朵，总花梗略比叶柄长；苞片叶状，但较小；萼5裂，裂片圆形，不等大，外面被绒毛；花瓣5，紫红色，倒卵状长圆形，外面被短柔毛，长1.3~2 cm；雄蕊多数，分离，排成数轮；子房基部被绒毛。浆果坛状，长1~1.4 cm，成熟时黑紫色；种子多数。花期4—5月；果期9—10月。

【生　境】生于山地、丘陵、山坡的灌丛中。

【分　布】福建、台湾、广东、香港、广西、云南、贵州、湖南等地。

【采集加工】全年均可采挖。挖取根，洗净，切片或段，晒干。

【药材性状】本品为不规则片块或短段，直径0.5~4 cm，外皮黑褐色，粗糙，常脱落，脱落处呈赭红色或棕红色，有粗糙的纵纹。质硬而致密，不易折断，切面淡棕色，中部颜色较深，老根可见几圈环纹。气微，味涩。以质坚、色赭红者为佳。

【性味归经】味甘、涩，性平。归肝、肾、脾经。

【功能主治】祛风活络，收敛止泻。用于急、慢性胃肠炎，胃痛，消化不良，肝炎，痢疾，风湿痹痛，腰肌劳损，功能性子宫出血，脱肛。外用治烧、烫伤。

【用法用量】用量15~30 g。

【附　方】

❶肠炎，痢疾：岗稔根30 g，算盘子根、车前草、大田基黄、仙鹤草各10 g，加水200 mL，水煎，浓缩至50 mL，分3次服。每日1剂。

❷小儿消化不良：岗稔根、南天竹根各3~6 g，水煎服。每日1剂。

❸功能性子宫出血：岗稔根、地稔根各60 g，五月艾叶15~30 g。将上药炒至焦黄，加清水3碗，白醋半碗（溃疡病人不加醋），水煎，浓缩至1碗，分2次服。

❹烧伤：鲜岗稔根适量，洗净，切片，晒干，炒至半黑，研成细粉，高压消毒后，香油调敷患处。

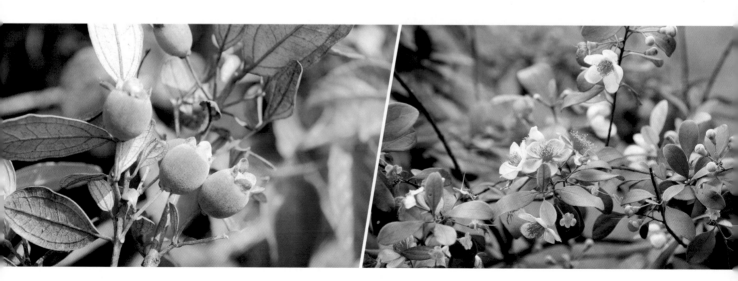

郁金

【别　名】黄郁、玉金。

【来　源】本品为姜科植物温郁金**Curcuma wenuyujun** Y. H. Chen et C. Ling、郁金**Curcuma aromatica** Salisb.、姜黄**Curcuma longa** L. [*Curcuma domestica* Valet.]、广西莪术**Curcuma kwangsiensis** S. G. Lee et C. F. Liang或蓬莪术**Curcuma phaeocaulis** Valet.的块根。姜黄习称"黄丝郁金"，广西莪术习称"桂郁金"，蓬莪术习称"绿丝郁金"。

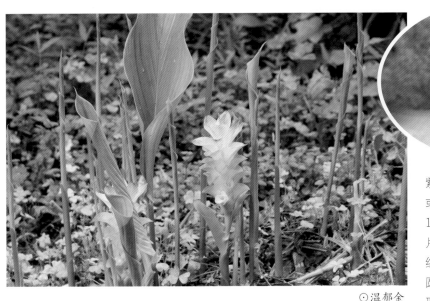

⊙温郁金

⊙温郁金

◎温郁金

【植物特征】多年生草本。高0.6~1.6 m。主根茎陀螺状，侧根茎指状，断面柠檬黄色。须根细长，末端常膨大成纺锤形块根，断面白色。叶片4~7，叶柄长小及叶片的一半；叶片无毛，宽椭圆形，长35~75 cm，宽14~22 cm，基部近圆形或宽楔形，先端锐尖。穗状花序圆柱形，生于根茎单独发出的侧枝上；花序长20~40 cm；能育苞片绿白色，近卵形，长3~5 cm；不育苞片蔷薇红色，长圆形，长5~9 cm，先端锐尖；小苞片白色，膜质；花萼白色；花冠白色，喉部具白色柔毛；裂片长约1.5 cm，宽约1.2 cm；侧生退化雄蕊黄色，花瓣状，长圆形；唇瓣黄色，倒卵形，外折，先端微凹；花丝极短；花药白色；子房密被具粗毛。花期4—6月。

【生　境】生于灌草丛中或路旁向阳处。

【分　布】浙江。

◎郁金

【植物特征】多年生草本。高1~1.5 m。根茎肥大，椭圆形或长椭圆形，断面白色、淡黄色至深黄色，芳香。须根的末端膨大成纺锤形块根。叶基生，2列，叶片阔椭圆形或长圆形，长30~90 cm，宽15~30 cm，叶面无毛，背面被短柔毛，两面绿色无紫色带。花葶由根茎抽出，与叶同出或先叶而出，穗状花序球果状，长14~17 cm，直径约8 cm，中下部苞片淡绿色，顶部无花的苞片白色带淡红色；花白色带粉红色，花冠裂片长圆形，长1~1.5 cm，唇瓣黄色，倒卵形，长约2.5 cm；发育雄蕊1；子房被柔毛。花期4—6月。

【生　境】栽培或野生于林下。

【分　布】我国东南部至西南部各省区。东南亚各地均有分布。

◎姜黄

【植物特征】多年生草本。高1~1.5 m。根茎丛生，分枝很多，圆柱形或椭圆形，橙黄色，香气浓。

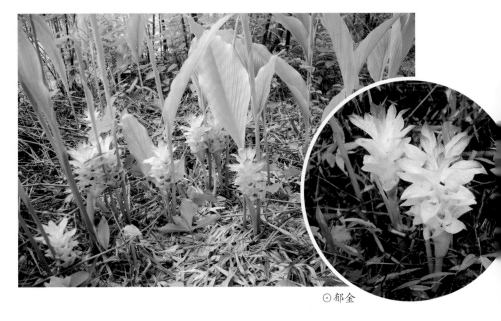

⊙郁金

须根的末端膨大成块根。叶基生，2列，叶片长圆形或椭圆形，长30~50 cm，宽15~20 cm，两面均绿色，无毛。花葶由叶鞘内抽出，顶生，穗状花序球果状，长20~25 cm，顶部无花的苞片白色或边缘淡红色；花淡黄色，花冠裂片阔披针形，长1~1.5 cm，唇瓣倒卵形，长1.2~2 cm；发育雄蕊1。花期7—9月。

【生　境】栽培或野生于林下。

【分　布】海南、广东、台湾、福建、江西、广西、云南、四川等地。东南亚广泛栽培。

◎广西莪术

【植物特征】多年生草本。高50~110 cm。根茎卵球形，断面为白色或微带淡奶黄色。须根的末端膨大成纺锤形块根。叶基生，2列，叶片椭圆状披针形，长14~39 cm，宽4.5~7 cm，两面被柔毛，中脉有紫色带或无。5—7月开花。花葶单独由根

茎抽出或顶生，与叶同时发出或先叶而出，穗状花序球果状，长约15 cm，先端无花的苞片粉红色，中下部具花的苞片绿色；花冠白色，侧生退化雄蕊及唇瓣淡黄色；雄蕊1；子房被长柔毛。花期4—9月。

【生　境】栽培或野生于林下、林缘。

【分　布】我国东南部至西南部各地。

东南亚也有分布。

◎蓬莪术

【植物特征】多年生宿根草本。根茎卵圆形块状，侧面有圆柱形的横走分枝，须根细长，末端膨大成长卵形块根。叶片长圆状椭圆形或狭卵形，长13~24 cm，宽7~11 cm，叶脉中部具紫色晕；叶柄长约为叶片的1/3，下

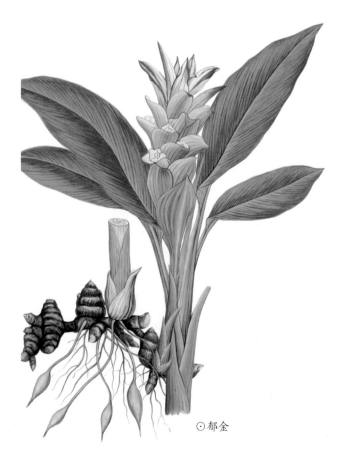

⊙郁金

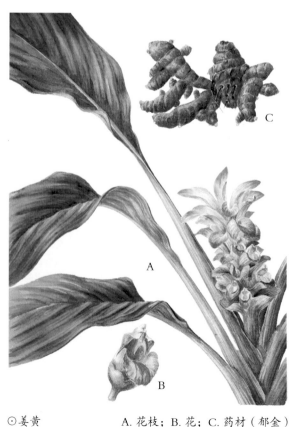

⊙姜黄　　　A. 花枝；B. 花；C. 药材（郁金）

延成鞘，叶耳形。圆柱形穗状花序，长约14 cm，具总梗，花密；苞片卵圆形，先端苞片扩展，亮红色，腋内无花；花萼白色，具3钝齿；花冠裂片3，上面1片较大，先端略成兜状，唇瓣圆形，淡黄色，先端3浅圆裂，中间裂瓣先端微缺。蒴果卵状三角形，光滑。种子长圆形。具假种皮。花期3—5月。

【生　境】栽培或野生于林下或林缘。

【分　布】福建、广东、广西、浙江、台湾、云南、四川等地。

【采集加工】冬季或早春挖出块根，除去须根，洗净，蒸或煮至透心，干燥。

【药材性状】温郁金　呈长圆形或卵圆形，稍扁，常弯曲，有的呈叉状分枝，长3.5~7 cm，直径1.2~2.5 cm。表面灰褐色，有纵皱纹。质坚实，不易折断，断面灰棕色，角质样，内皮层环明显。气微香，味苦、辛。

郁金　呈短圆柱形或纺锤形，长2~5 cm，直径1.5~3 cm。表面棕黄色，粗糙，有皱纹和明显环节。质坚实，不易折断，断面棕黄色至金黄色，角质样，有光泽，内皮层环明显。气香，味苦、辛。

黄丝郁金　呈纺锤形，有的一端细长，长2.5~4.5 cm，直径1~1.5 cm。表面灰棕色或灰黄色，有细皱纹。质坚实，断面橙黄色，外周棕黄色。气芳香，味辛辣。

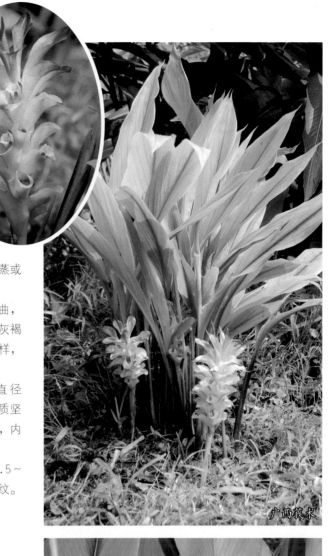

©广西莪术

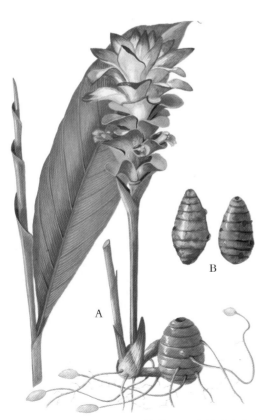

⊙广西莪术　　A.植株；B.药材（郁金）

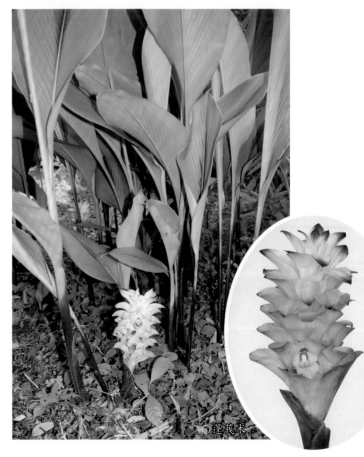

©蓬莪术

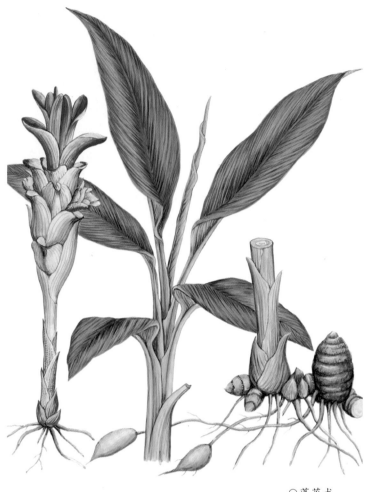

⊙蓬莪术

⊙蓬莪术

　　桂郁金　呈长圆锥形或长圆形，长2~6.5cm，直径1~1.8cm。表面具疏浅纵纹或较粗糙网状皱纹。气微，味苦、辛。

　　绿丝郁金　呈长椭圆形，较粗壮，长1.5~3.5cm，直径1~1.2cm。气微，味淡。

【性味归经】味苦、辛，性寒。归肝、心、肺经。

【功能主治】行气破瘀，活血止痛，清心凉血，利胆退黄。用于肝气郁滞所致的胸腹胀痛，月经不调，经闭痛经，痰气闭塞心窍所致的癫痫发狂，肝郁化热、迫血妄行所致的吐血、衄血、尿血，黄疸尿赤。

【用法用量】用量5~10g。

【附　方】衄血，吐血：郁金研末。用水冲服6g，甚者再次服用。

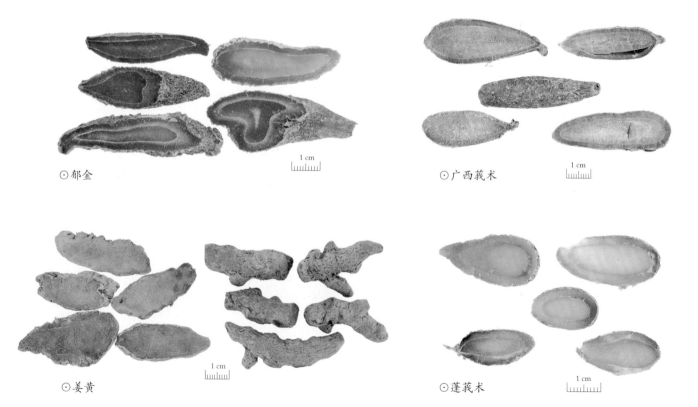

⊙郁金

⊙广西莪术

⊙姜黄

⊙蓬莪术

虎杖

【别　名】花斑杖、大叶蛇总管、蛇总管。

【来　源】本品为蓼科植物虎杖 **Polygonum cuspidatum** Sieb. et Zucc. 的根和根茎。

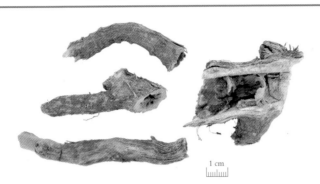

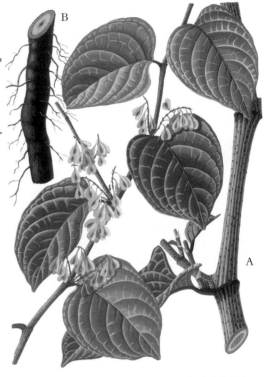

A. 果枝；B. 药材（虎杖）

【植物特征】多年生草本。高0.8~1.5 m，有时可达3 m。茎直立，丛生，基部带木质，中空，散生红色或紫红色的斑点。叶膜质，阔卵形或阔椭圆形，长6~12 cm，宽5~9 cm，先端骤尖，基部圆或阔楔尖，两面无毛；叶柄短；托叶鞘状，膜质，早落。花小，白色，单性异株，多朵排成腋生圆锥花序；花梗纤长，中部有关节，上部有翅；花被5深裂，裂片排成2轮；雄花有雄蕊8。瘦果椭圆形，有3棱，黑褐色。花期7—9月；果期9—10月。

【生　境】生于山谷溪边。

【分　布】山东、河南、陕西、四川、湖北、贵州、湖南、江西、福建、台湾、广东、广西和云南等地。日本和朝鲜也有分布。

【采集加工】春、秋二季采收。挖取根和根茎，除去须根，洗净，趁鲜切短段或厚片，晒干。

【药材性状】本品为圆柱形短段或不规则块片，长1~7 cm，直径0.5~3 cm。外皮棕褐色或棕红色，有纵皱纹及须根痕。切开面皮部较薄，木质部宽大，棕黄色，有放射状纹理，皮部与木部较易分离。根茎的髓为隔膜状，成层排列，或隔膜消失，留下一空洞。质坚硬，不易折断。气微，味微苦、涩。以根条多、粗壮、坚实、断面色黄者为佳。

【性味归经】味苦、酸，性凉。归肝、胆、肺经。

【功能主治】清热利湿，通便解毒，散瘀活血，化痰止咳。用于黄疸型肝炎，肠炎，痢疾，扁桃体炎，咽喉炎，支气管炎，肺炎，风湿性关节炎，急性肾炎，便秘。外用治烧、烫伤，跌打损伤，痈疖肿毒，毒蛇咬伤。

【用法用量】用量9~15 g。外用适量，研粉调敷患处。

【附　方】

❶急性肝炎：虎杖30 g，鸡眼草60 g，水煎，分两次服。每日1剂，连服2~15日。

❷关节炎：虎杖150 g，切碎，白酒750 g，浸泡半个月。每次服15 g，每日2次。

❸急、慢性支气管炎：虎杖、十大功劳、枇杷叶各50 g，水煎，分3次服。每日1剂，10日为1个疗程。

❹新生儿黄疸：虎杖6~9 g，水两碗煎至3汤匙（加入适量糖），分2次服。

❺急性肾炎：虎杖、车前草、萹蓄各30 g，水煎，分2次服。

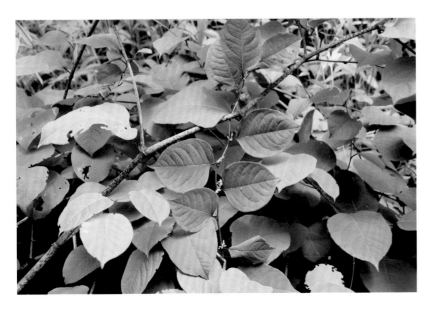

金锁匙

【别　名】百解藤、山豆根。

【来　源】本品为防己科植物粉叶轮环藤**Cyclea hypoglauca**（Schauer）Diels 的根。

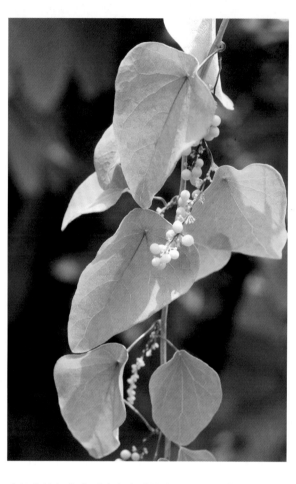

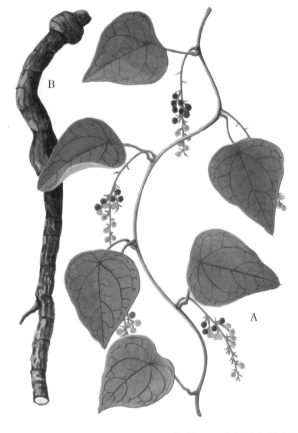

A. 果枝；B. 药材（金锁匙）

【植物特征】草质或半木质藤本。小枝无毛。叶盾状，膜质或薄革质，阔卵状三角形至卵形，长2.5~6.5 cm，宽1.5~4.5 cm，先端渐尖，基部近截平至圆形，叶面有光泽，背面粉绿，两面无毛或下面被稀疏长毛；掌状脉5~7条；叶柄长1.5~4 cm。花单性，雌雄异株；雄花排成腋生、间断的穗状花序；萼片4或5，倒卵形或近截形，长约1 mm；花冠合生成杯状，高约0.5 mm；聚药雄蕊稍伸出；雌花排成腋生总状花序，总轴粗壮，明显曲折；萼片2，近圆形，直径约0.8 mm；花瓣2，1片大，1片小，大的与萼片近等长；心皮1。核果近球形，直径约3.5 mm，成熟时红色，内果皮背部两侧各有3行小疣突，胎座迹不穿孔。

花期4—6月；果期7—9月。

【生　境】生于林缘和山地灌丛。

【分　布】我国南部各省区。越南也有分布。

【采集加工】全年可采。挖取根部，洗净，晒干。

【药材性状】本品呈圆柱形，细长弯曲，长10~20 cm，直径约1.5 cm。表面灰棕色或棕褐色，粗糙，有缢缩的横沟及纵皱纹。皮部薄，有时部分脱落。质坚韧，难折断，断面淡灰褐色或灰黑色，有明显的放射状纹理。气微，味苦。以条粗长，质坚韧者为佳。

【性味归经】味苦，性寒。归肺、大肠、肝经。

【功能主治】清热解毒，祛风止痛。

用于咽喉肿痛，风热感冒，牙痛，气管炎，肠炎，痢疾，尿路感染，风湿性关节炎，毒蛇咬伤，疮疡肿毒。

【用法用量】用量9~30 g。

【附　方】

❶慢性气管炎：金锁匙、百部各15 g，穿心莲12 g，水煎2次，每次煎沸后，放置4小时以上，过滤，两次滤液合并后浓缩至30~60 mL。每日1次顿服。10日为1个疗程。

❷咽喉肿痛：金锁匙15 g，水煎服。

❸痢疾：金锁匙、凤尾草各15 g，水煎服。

【附　注】这种植物被砍伐后，从残存茎基部生出的萌发枝及其上的叶片均密被白色短柔毛，常被误认为是另种植物。

南丹参

【别　名】土丹参、七星麻、丹参。

【来　源】本品为唇形科植物南丹参**Salvia bowleyana** Dunn [*Salvia miltiorrhiza* Bunge var. *australis* Stib.] 的根和根茎。

【植物特征】多年生草本。高40~100 cm。根朱红色或紫红色，稍肉质。茎被长柔毛。叶为奇数羽状复叶，对生；小叶5或7片，顶生小叶卵形或卵状披针形，长3~7.5 cm，先端渐尖，基部圆形至微心形，边缘有圆齿，背面被柔毛，侧生小叶较小；叶柄长4~6 cm，被长柔毛。花紫而杂有黄色斑纹，被腺毛，组成顶生总状花序或圆锥花序；萼筒状，长7~8 mm，檐部二唇形；花冠长约2 cm，花冠筒内具毛环，冠檐上唇大，盔状，下唇中裂片倒心形；雄蕊具线形，有长达19 mm的药隔，药隔上臂较长，有1药室，下臂较短，无药室。小坚果先端有毛。花期3—7月。

【生　境】生于山地、石缝、林下或水边。

【分　布】广东、福建、江西、浙江、湖南和广西。

【采集加工】8—10月采挖，除去地上部分和须根，洗净，晒干。为使药材柔软，常在晒至六、七成干时堆闷，

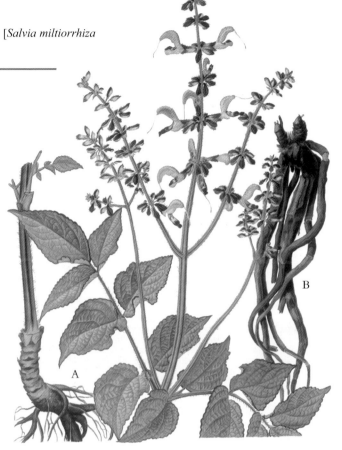

A. 植株；B. 药材（南丹参）

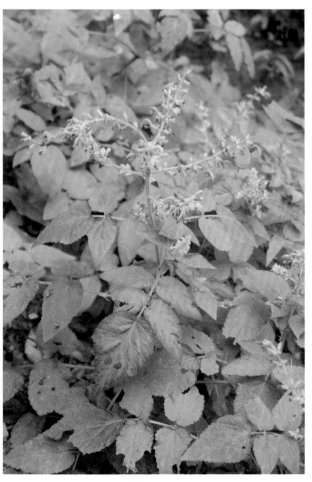

然后晒干。本品质脆，采挖时防止根折断。

【药材性状】根茎粗短，上端常残留有茎基，根数条，近圆柱形，长8~25 cm，直径0.5~1.4 cm。表面紫红色至棕红色，常残留有须根，有纵皱纹，略粗糙，老根外皮常片状剥落。质坚而脆，易折断，断面疏松，偶有裂隙，皮部棕红色，木部灰黄色或紫褐色，散布许多白色小点。气微，味微苦涩，嚼后唾液呈紫红色。以粗壮、质重、纤维少者为佳。

【性味归经】味甘，性微寒。归心、肝经。

【功能主治】活血通经，排脓生肌，疏肝止痛。用于月经不调，经闭痛经，骨节疼痛，胸肋胀痛，心烦失眠，心绞痛，痈肿丹毒，神经衰弱，风湿痹病，慢性肝炎，胃及十二指肠溃疡。

【用法用量】用量9~15 g。

【附　注】本品种与丹参Salvia miltiorrhiza Bunge亲缘关系密切，不仅植物形态没有大的差异，根部的外观也很相似。本品种以后可能作为丹参入药。

南沙参

【别　名】沙参。

【来　源】本品为桔梗科植物沙参**Adenophora stricta** Miq. [*Adenophora axilliflora* Roxb.]或轮叶沙参**Adenophora tetraphylla**（Thunb.） Fisch. [*Adenophora obtusifoloia* Merr.] 的根。

◎沙参

【植物特征】多年生直立草本。高40~80 cm。主根肥大，狭圆锥状或圆柱形。茎不分枝，通常被硬毛或长柔毛。基生叶心形，大而有长柄；茎生叶互生，无柄或下部叶具极短而带翅的柄；叶片近膜质，椭圆形或狭卵形，长3~10 cm，宽2~5 cm，先端短尖或短渐尖，基部楔形或偶有圆钝，边缘有整齐的钝齿，两面被硬毛或近无毛。花蓝色或近紫色，排成顶生、疏花的总状花序或圆锥花序；花萼被毛或无毛，萼管倒卵状或近圆锥状，檐部裂片钻形或线状披针形，长6~8 mm；花冠阔钟状，

长1.5~2.3 cm，近无毛或被硬毛，檐部裂片三角形，长约为冠管的1/2。蒴果椭圆状球形，长6~10 mm，近基部孔裂。花期8—10月。

【生　境】生于草坡或林缘。

【分　布】广西、广东、湖南、江西、江苏、浙江、安徽、福建等省区。日本也有分布。

◎轮叶沙参

【植物特征】草本。高达1.5 m。4~6叶轮生，无柄或有极短的柄，叶片卵圆形至线状披针形，长2~14 cm，边缘有钝齿，两面均疏被短柔毛。花夏季开放，蓝色或带紫色，排成顶生狭窄圆锥花序，花序分枝，常轮生，着花1至数朵；花萼管倒圆锥状，檐部裂片钻状，长1~2.5 mm；花冠狭钟形，口部稍缢缩，长7~11 mm，檐

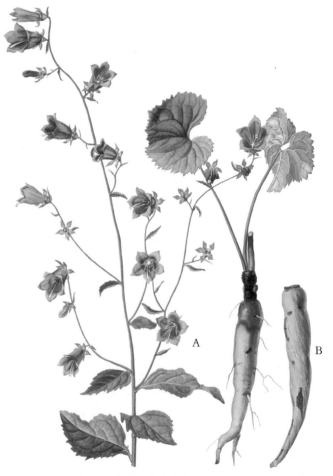

⊙沙参

A. 植株；B. 药材（南沙参）　　　⊙沙参

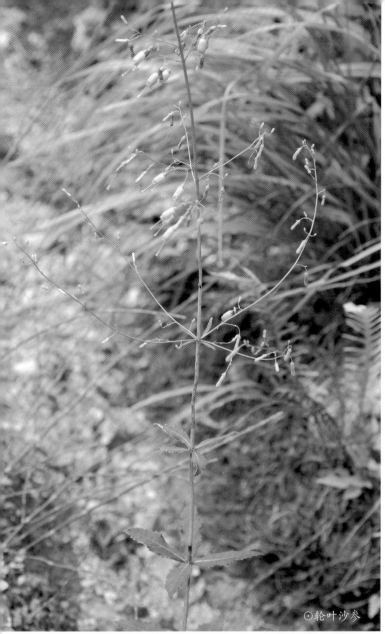

⊙轮叶沙参

【功能主治】清热养阴，润肺止咳，益气。用于气管炎，百日咳，肺热咳嗽，干咳痰黏，阴虚劳咳，热病伤津，舌干口渴，胃阴不足，食少呕吐，烦热口干。

【用法用量】用量6~12g。

【注　意】不宜与藜芦同用。

【附　方】

❶肺热咳嗽：南沙参、桑叶、麦冬各12g，杏仁、贝母、枇杷叶各9g，水煎服。

❷诸虚之症：南沙参30g，嫩鸡1只，南沙参放入鸡腹中，用砂锅炖，食肉喝汤。

❸慢性支气管炎，痰不易咳出：南沙参、玉竹、麦冬各9g，生甘草6g，水煎服。

❹虚火牙痛：南沙参15~60g，煮鸡蛋，吃蛋喝汤。

部裂片近三角形，长约2mm；花盘管状，长2~4mm。蒴果近圆锥状，长5~7mm，直径4~5mm，近基部孔裂。花期7—9月。

【生　境】生于草坡或林缘。

【分　布】广西、广东、湖南、江西、福建等省区。俄罗斯远东地区、越南北部、朝鲜、日本也有分布。

【采集加工】春、秋季采挖，除去茎叶，洗净刮去粗皮，晒干。

【药材性状】沙参　长圆锥形或圆柱形，略弯曲，偶有分枝，长8~26cm，直径0.8~4cm。芦头粗细不一，具显著环纹。表面黄白色或浅棕黄色，凹陷处常有残留棕褐色粗皮，上部有深陷环状横纹，中下部常有纵皱纹及纵沟。体轻，质松而脆，易折断。断面不平整，黄白色，疏松多裂隙，中央偶有空洞。气微，味甘淡。以根粗长、饱满、去净粗皮、色黄白、质松脆者为佳。

　　轮叶沙参　圆柱形，少数2分枝，长5.5~14cm，直径0.5~2cm。上部具环纹。折断面不平坦，白色，中空。

【性味归经】味甘，性凉。归肺、胃经。

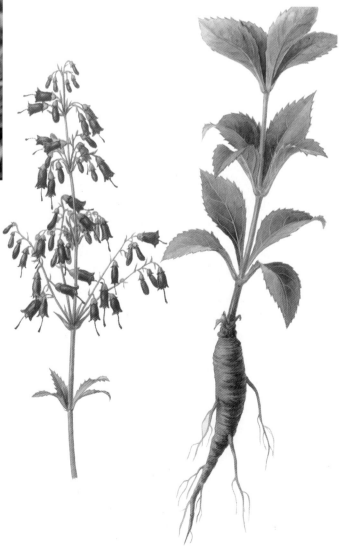

⊙轮叶沙参

重楼

【别　名】七叶一枝花、独脚莲、短药重楼、七子莲、海南重楼。

【来　源】本品为百合科植物七叶一枝花**Paris polyphylla** Sm.或华重楼**Paris polyphylla** Sm. var. **chinensis**（Franch.）Hara [*Paris hainanensis* Merr.] 的根茎。

◎七叶一枝花

【植物特征】多年生草本。高35~100 cm。根茎直径达2.5 cm，棕褐色，其上生有多数环节。茎通常带紫色，基部具1~3枚膜质鞘。7~10叶轮生茎先端，长圆形、椭圆形或倒卵状披针形，长7~15 cm，宽2.5~5 cm，先端短尖或渐尖，基部圆或楔形；叶柄长5~6 cm，紫红色。花梗长5~16 cm；外轮花被片4~6，绿色，卵状披针形或披针形，长3.5~7 cm，内轮花被片线形，通常比外轮长；雄蕊8~12，花药长5~8 mm，与花丝近等长，药隔长0.5~1 mm；子房圆锥形，具5~6棱，先端具一盘状花柱基，花柱粗短，4~5分枝。蒴果直径1.5~2.5 cm，3~6瓣开裂；种子多数。花期4—7月；果期8—11月。

【生　境】生于林下阴湿处。

【分　布】广东、江西、江苏、湖南、湖北、广西、贵州、云南、四川、西藏等地。不丹、印度、尼泊尔和越南也有分布。

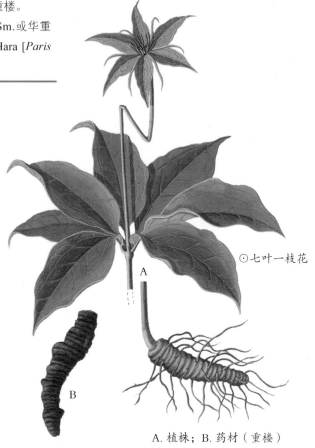

⊙七叶一枝花

A. 植株；B. 药材（重楼）

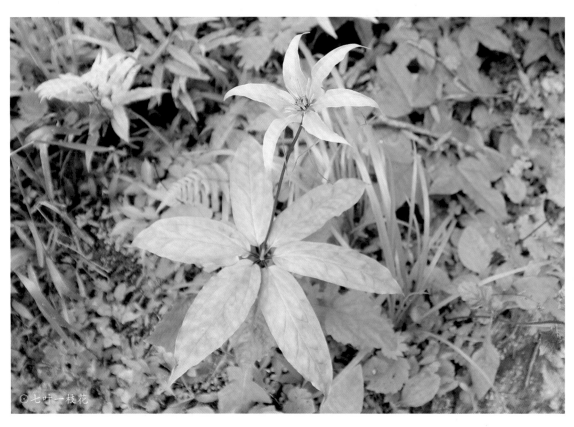

⊙七叶一枝花

◎华重楼

【植物特征】多年生草本。高30～90 cm，具粗壮根茎。4～11叶轮生于茎顶，狭长圆形、倒披针形或倒卵形，长8～27 cm；掌状叶脉5～7条。花3～7基数；花被片绿色，外轮的披针形，长2.5～8 cm，内轮的丝状，长1.4～4 cm；雄蕊20～30，药隔突出；子房1室，花柱5～6裂，紫色或白色。蒴果近球形，肉质，不规则开裂，直径达4 cm；种子有鲜红色假种子。花期4—6月；果期8—10月。

【生　境】生于林下阴湿处。

【分　布】香港、广东、台湾、福建、江西、浙江、江苏、湖南、湖北、广西、贵州、云南、四川等地。

【采集加工】秋、冬季采挖根茎，晒干。

【药材性状】本品呈扁圆柱形，有结节，略弯曲，长5～12 cm，直径1.5～3.5 cm。上端具鳞片及茎的残基。表面黄棕色或灰棕色，外皮脱落处呈白色，有很密的层叠状环形凸起，结节明显的一面具椭圆形凹陷茎痕，另一面有稀疏的须根或须根痕。质坚实，断面平坦，白色至黄白色，粉性。气微，味微苦、麻舌。以粗壮、质坚实、断面色白、粉性足者为佳。

【性味归经】味苦，性寒；有小毒。归心、肝经。

【功能主治】清热解毒，消肿止痛，息风定惊。用于流行性乙型脑炎，胃痛，阑尾炎，淋巴结结核，扁桃体炎，腮腺炎，小儿惊风，乳腺炎，毒蛇、毒虫咬伤，疮疡肿毒。

【功能主治】用量4.5～9 g。外用适量，研末调醋敷患处。

【附　方】

① 疖肿：鲜重楼、鱼腥草各30 g，捣烂外敷患处，每日1次。

② 腹部痉挛性疼痛，腹部手术后局部疼痛：a. 重楼

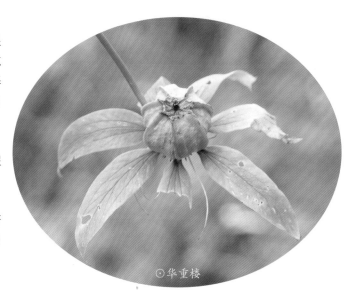

◎华重楼

15 g，水煎服。b. 重楼3 g，研末冲服。

③ 毒蛇咬伤：重楼、八角莲、金果榄、半边莲各6 g，徐长卿、紫花地丁各9 g，王瓜根12 g。鲜品捣烂外敷患处，或干品研细末，调酒外敷患处，每日1～2次。

④ 流行性腮腺炎：a. 重楼适量，磨醋外搽，每日4～5次。b. 重楼6～9 g，水煎服，每日3次。

⑤ 子宫颈糜烂：重楼适量，研细末，调甘油搽局部，每日2～3次。

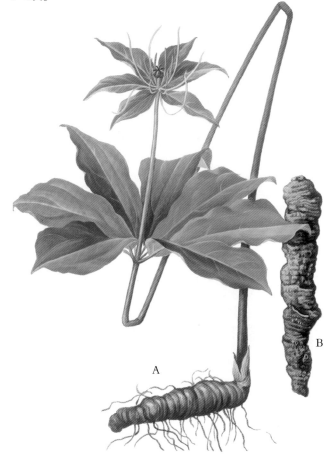

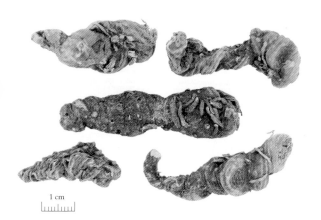

1 cm

⊙七叶一枝花

A. 植株；B. 药材（重楼）　　⊙华重楼

独活

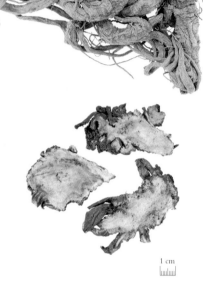

【别　名】独摇草、长生草、川独活。

【来　源】本品为伞形科植物重齿当归**Angelica biserrata**（Shan et Yuan） Yuan et Shan [*Angelica pubescens* Maxim. f. biserrata Shan et Yuan]的根。

【植物特征】多年生直立草本。高1.5~3 m。根圆柱形，棕褐色，有特殊香气。茎紫色，近无毛。基生叶和茎下部的叶大，长15~50 cm，二或三回三出羽状全裂，最终裂片卵形、狭披针形或倒卵形，长5~20 cm，宽2~6 cm，中裂片基部楔尖，侧裂片基部钝圆，稍不对称，仅脉上被疏柔毛；叶柄粗壮，长达40 cm。茎上部叶鞘状。花白色，组成腋生复伞形花序，被黄棕色柔毛，总花梗长20~60 cm；总苞片5~10，鞘状；伞辐10~25条，不等长；小伞形花序有花16~30朵；花小，5数。双悬果椭圆形或略带卵形。花期8—9月；果期9—10月。

【生　境】生于山谷沟边或草丛中，亦常栽培。

【分　布】广西、广东、湖北、江西、浙江、安徽、新疆等地。

【采集加工】春初或秋末采挖。挖取根，除去须根及泥沙，焙至半干，堆

1 cm

置2~3日，待发软后烘干。

【药材性状】本品呈圆柱形，下部有2~3分枝或更多，长10~30 cm。根头部膨大，常有横皱纹，直径1.5~4 cm，顶端有茎、叶的残基或凹痕。表面灰褐色或棕褐色，具纵皱纹，有横长皮孔样突起及稍突起的细根痕。质较硬，受潮则变软，断面皮部灰白色或黄白色，有棕色环状形成层，散生棕色油室，木质部灰黄色或灰棕色。有特异香气，味苦、辛、微麻舌。以条粗壮、分枝少、质柔软、香气浓者为佳。

【性味归经】味苦，性温。归肾、膀胱经。

【功能主治】祛风除湿，通痹止痛。用于风寒湿痹，腰膝疼痛，少阴伏风头痛，风寒挟湿头痛，风湿性关节炎。

【用法用量】用量3~10 g。

【注　意】阴虚者慎用。

【附　方】风湿，腰膝酸痛：独活、防风、秦艽、当归各9 g，桑寄生15 g，杜仲12 g，水煎服。

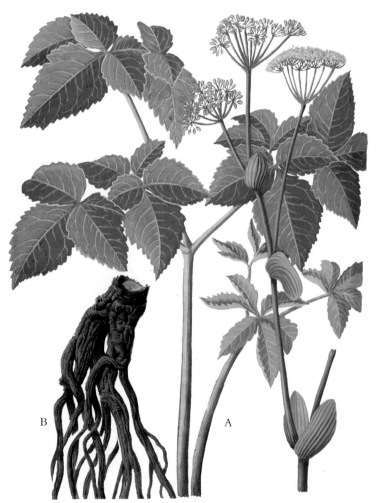

A. 植株；B. 药材（独活）

姜黄

【别　名】黄姜。

【来　源】本品为姜科植物姜黄**Curcuma longa** L. [*Curcuma domestica* Valet.] 的根茎。

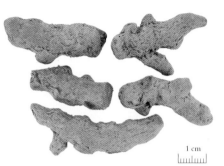

1 cm

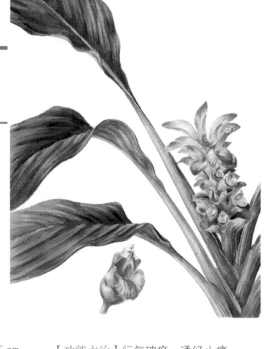

【植物特征】多年生草本。高1~1.5 m。根茎丛生，分枝很多，椭圆形或圆柱形，橙黄色，香气浓。须根的末端膨大成块根。叶基生，2列，叶片长圆形或椭圆形，长30~50 cm，宽15~20 cm，两面均绿色，无毛。花葶由叶鞘内抽出，顶生，穗状花序球果状，长20~25 cm，顶部无花的苞片白色或边缘淡红色；花淡黄色，花冠裂片阔披针形，长1~1.5 cm，唇瓣倒卵形，长1.2~2 cm；发育雄蕊1。花期7—9月。

【生　境】栽培或野生于林下。

【分　布】海南、广东、台湾、福建、江西、广西、云南、四川等地。东南亚广泛栽培。

【采集加工】冬季或早春挖出，分开根茎，除去块根和须根，洗净，用开水煮熟或放入锅蒸熟，晒干。

【药材性状】本品呈不规则卵圆形、圆柱形或纺锤形，常弯曲，有的具短叉状分枝，长2~5 cm，直径1~3 cm。表面深黄色，粗糙，有皱缩纹理和明显环状叶痕，并有圆形分枝痕及须根痕。质坚实，不易折断，断面棕黄色至金黄色，角质样，有蜡样光泽，维管束呈点状散在。气香特异，味苦、辛。以质坚实、断面色金黄、香气浓者为佳。

【性味归经】味苦、辛，性温。归肝、脾经。

【功能主治】行气破瘀，通经止痛。用于胸胁刺痛，胸痹心痛，痛经经闭，跌打肿痛，风湿肩臂疼痛。

【用法用量】用量6~9 g。

【附　方】

❶胸痹心痛：姜黄30 g，桂皮（去粗皮）90 g，共研为末。每次服8 g，用醋调服。

❷风湿肩臂疼痛：姜黄、甘草、羌活各30 g，白术60 g，水煎服。

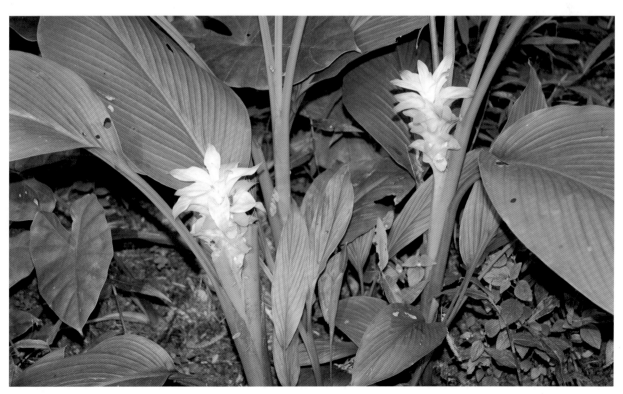

姜商陆

【别　名】广商陆、樟柳头。

【来　源】本品为姜科植物闭鞘姜Costus speciosus（Koen.） Smith 的根茎。

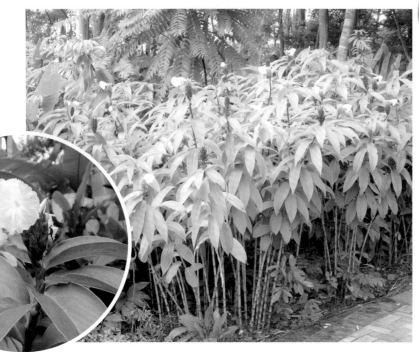

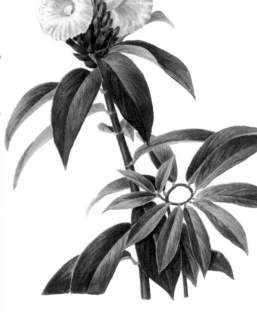

【功能主治】利尿消肿，解毒止痒。用于百日咳，肾炎水肿，尿路感染，肝硬化腹水，小便不利。外用治荨麻疹，疮疖肿毒，中耳炎。

【用法用量】用量6~15 g。外用适量，煎水洗或鲜品捣烂敷患处。

【附　注】

❶本品为广东地方性习惯用药，与《中华人民共和国药典》所载商陆不同，后者的原植物为商陆科植物商陆 Phytolacca acinosa Roxb.或垂序商陆 Phytolacca americana L.。

❷广东汕头地区用旋花科植物七爪龙 Ipomoea digitata L.的块根作商陆，称藤商陆；广东罗定、阳春一带用天南星科植物刺芋 Lasia spinosa（L.）Thw.的根茎作商陆，均属小范围地方性习惯用药。

❸孕妇及体虚者忌服。

【植物特征】多年生草本。高1~3 m。茎基部近木质，顶部分枝常旋卷。叶螺旋排列；叶片长圆形或披针形，长15~20 cm，宽6~10 cm，叶背密被绢毛；叶鞘封闭。穗状花序顶生，长5~15 cm；苞片排成球果状，卵形，长约2 cm，红色，具锐利的短尖头；花冠白色，或花冠裂片顶部红色；唇瓣喇叭形，长6.5~9 cm，白色，先端具裂齿，皱波状；雄蕊1，花瓣状，长约4.5 cm。蒴果稍木质，长1.3 cm，红色；种子黑色，光亮，长3 mm。花期7—9月；果期9—11月。

【生　境】生于疏林下、山谷阴湿地。

【分　布】香港、广东、海南、台湾、广西、云南等地。热带亚洲也有分布。

【采集加工】全年可采挖，除去茎叶及须根，洗净，趁鲜时切薄片，晒干。

【药材性状】根茎块状，似姜。药材为纵切、斜切或横切薄片，边缘弯曲不平，长4~7.5 cm，宽2~3.5 cm。外表面灰黄色，具纵皱纹，可见稀疏环节及须根痕。切开面灰黄色，有多条粗纤维及维管束。体轻，质松而韧，不易折断。气微，味微苦。以片块均匀、黄白色者为佳。

【性味归经】味酸、辛，性微寒；有小毒。归肺、肾、大肠经。

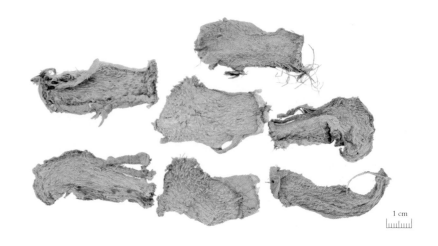

1 cm

穿破石

【别　名】金蝉退壳、黄龙退壳、牵扯入石。

【来　源】本品为桑科植物葨芝**Cudrania cochinchinensis**（Lour.）　Kudo et Masamune或柘树**Cudrania tricuspidata**（Carr.）　Bur. ex Lavallee 的根。

◎葨芝

【植物特征】直立或攀缘状灌木。长2~4 m。根圆柱形，表皮金黄色或橙红色，极易脱落。枝有粗壮、直或微弯的利刺，折断后有白色汁液。叶互生，革质，椭圆形、长卵形或长倒卵形，长3~8 cm，宽2~3.8 cm，先端钝或短渐尖，基部楔形或钝，全缘。花单性，雌雄异序，小而多数聚集成圆头状、单生或成对的头状花序；雄花序直径约6 mm，雄花有萼片3~5片，不等大，被毛；雄蕊4；雌花序较小；萼片4，先端增厚，被茸毛；花柱不分裂或2裂。果序球形，肉质，直径可达5 cm，成熟时黄色。花期4—5月；果期9—10月。

【生　境】生于山谷林中或山坡灌丛中。

【分　布】我国东南部至西南部的亚热带地区。非洲东部、亚洲南部和东南部至澳大利亚也有分布。

◎柘树

【植物特征】灌木或小乔木。枝无刺或具长5~35 mm的直刺。叶互生，膜质或薄革质，卵形、倒卵形或椭圆形，长3~15 cm，宽达7 cm，先端渐尖或钝头，基部楔形至近圆形，全缘或3浅裂，嫩叶两面被疏毛，老叶仅下面中脉上有毛；侧脉每边4~5条，下面明显；叶柄长0.5~3.5 cm。头状花序球状，单个或成对腋生，总花梗

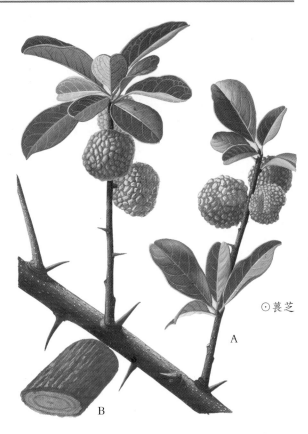

⊙葨芝

A

B

A. 果枝；B. 药材（穿破石）

短；雄花有4枚萼片和4枚雄蕊；雌花萼片覆瓦状排列，包围着子房。聚花果圆球状，直径约2.5 cm，成熟时红色。花期6月；果期9—10月。

【生　境】生于山谷林中或山坡灌丛中。

【分　布】河北至南岭山地广大地区。日本和朝鲜也有分布。

【采集加工】全年均可采挖。挖取根部，除去须根，洗净，切片或块，晒干。

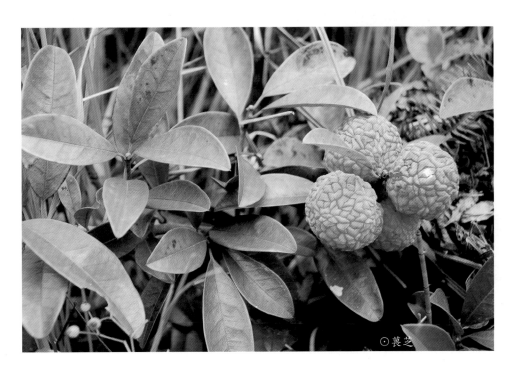

⊙葨芝

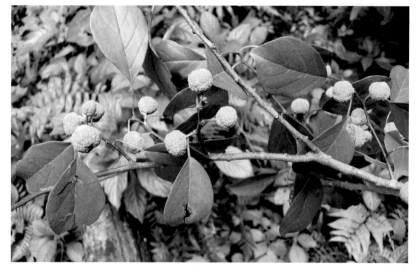

⊙柘树

黄色斑块。质坚硬，不易折断，切面淡黄色，皮部窄，木质部宽广。气微，味淡。以外皮橙黄色者为佳。

【性味归经】味微苦，性微寒。归肺、肝、脾、胃经。

【功能主治】止咳化痰，祛风利湿，散瘀止痛。用于肺结核，黄疸型肝炎，肝脾肿大，胃、十二肠溃疡，风湿性腰腿痛。外用治骨折，跌打损伤。

【用法用量】用量15~30 g。外用适量，根皮捣烂敷患处。

【注　意】孕妇忌服。

【药材性状】本品呈不规则的块片状，大小不一，外皮橙黄色或橙红色，具多数纵皱纹，有时可见白色点状或横长的疤痕，外皮薄，多层，极易逐层脱落，脱落处显灰黄色或棕黄色，并有橙

1 cm

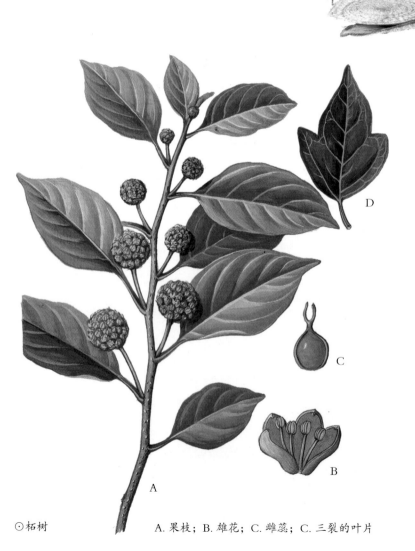

⊙柘树　　　　A. 果枝；B. 雄花；C. 雌蕊；C. 三裂的叶片

【附　方】

❶急性黄疸型肝炎：穿破石30 g，勒党根、五指毛桃各15 g，葫芦茶9 g，水煎，分2次服。每日1剂。

❷胃、十二指肠溃疡：鲜穿破石60 g，水煎，分3次服。

❸骨折：穿破石、三加皮、胡颓子各等量（均用根皮），焙干研末，以适量凡士林加热调成膏状。待骨折部位复位后，外敷药膏，然后以夹板固定。隔日换药1次。

铁包金

【别　名】老鼠耳、鼠乳根、鸭公青、乌龙根。

【来　源】本品为鼠李科植物铁包金**Berchemia lineata**
（L）DC. 根和茎。

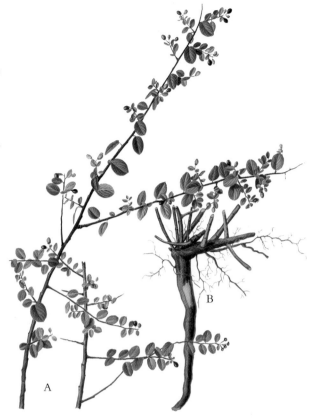

A. 果枝；B. 药材（铁包金）

【植物特征】半藤状灌木。小枝被柔毛。叶互生，卵形或近圆形，长5~10 mm，先端钝而有小突尖，基部圆或微心形，全缘，背面苍白色，两面无毛；侧脉约5对；叶柄极短，上面被毛。托叶披针形，稍长于叶柄，宿存。花白色，花2至数朵簇生，生于叶腋内或小枝的顶端；萼片5，狭披针形或线形，长2~3 mm；花瓣线状披针形，与萼片等长或略长；雄蕊5；子房藏于花盘内，2室。果为核果，长卵状，肉质，长4~5 mm，直径约3 mm，成熟时紫黑色；果梗长约5 mm，被短柔毛。花期7—10月；果期11月。

【生　境】生于山野沟谷疏林、丘陵路旁灌木丛中。

【分　布】广东、广西、福建、台湾等地。印度、越南和日本也有分布。

【采集加工】全年可采挖。挖取根和茎，除去小枝叶及须根，趁鲜切片或短段，晒干。

【药材性状】本品为圆柱形短段或不规则片块，直径0.3~2 cm，皮部较发达。质坚。表面黑褐色或棕褐色，有明显的网状裂隙及纵皱纹，木质部暗黄棕色或橙黄色。气微，味淡。以片块大小均匀、表面黑褐色、内色金黄、质坚实者为佳。

【性味归经】味微苦、涩，性平。归肝、肺、胃经。

【功能主治】化瘀止血，散毒消肿，镇咳止痛。用于肺结核咯血，胃、十二指肠溃疡出血，精神分裂症，跌打损伤，风湿骨痛，疔疮疖肿，颈淋巴结肿大，睾丸肿痛。

【用法用量】用量15~60 g。外用适量，煎水洗或浸酒擦患处。

【附　方】

❶肺结核咯血：铁包金60 g，穿破石30 g，白及12 g，阿胶9 g，捣碎冲服，或水煎服。

❷鼻出血，肺结核咯血，胃出血：铁包金30 g，白及、百合各15 g，桃仁6 g，白茅根9 g，水煎服。

❸慢性气管炎：铁包金茎叶60 g，水煎，浓缩成100 mL，分3次服。连服15日为1个疗程。

❹脑震荡：a. 铁包金45 g，钩藤、川芎、白芷各15 g，水煎，分2次服。每日1剂。b. 铁包金45 g，地胆草、两面针、鸡血藤、千斤拔、三叉苦、七叶莲各15 g，水煎，分2次服。每日1剂。一般先按照a方法服药，如果20日后病情仍未好转，就按照b方法服药。

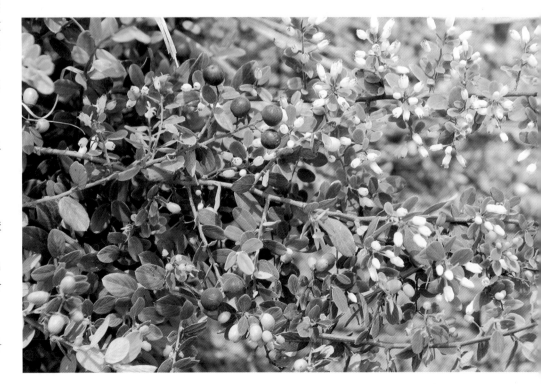

黄马胎

【别　名】定心藤、马比花、铜钻、藤蛇总管、黄狗骨。

【来　源】本品为茶茱萸科植物甜果藤**Mappianthus iodoides**
Hand.-Mazz.的根。

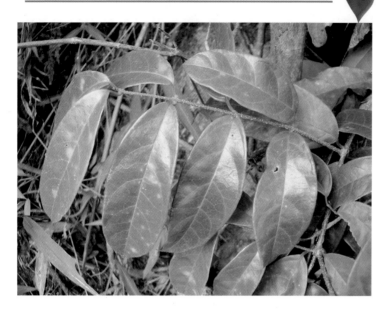

【用法用量】用量9~15 g。外用适量，捣烂敷患处。

【附　方】月经不调，痛经，产后风痛：黄马胎、乌药、冰片叶少量，共研末，每次服0.9~1.5 g。

【附　注】本种虽名黄马胎，但性味、功能与走马胎均有所不同，故不能混用。

【植物特征】木质攀缘藤本，有卷须。嫩枝有棱，密被糙伏毛，老枝有灰白色皮孔。单叶对生或近对生，长圆状椭圆形，长7~13 cm，宽2.5~6.5 cm，先端骤尖，基部通常钝，全缘，叶面近无毛或被稀疏糙伏毛，背面干时淡黄色，被稀疏糙伏毛；网脉两面均明显；叶柄长6~14 mm。花单性异株，聚伞花序腋生；花黄色；花萼杯状，高不及1 mm，边缘近截平；花冠肉质，钟状漏斗形，长4~6 mm，裂片5片，长椭圆形，里面被疏柔毛；雄蕊5，花药线状披针形。核果近椭圆状，稍压扁，长2~3 cm，被糙伏毛，核有纵条纹。花期4—8月，雌花较晚；果期6—12月。

【生　境】生于山谷林中或沟边湿润处，攀缘于树上。

【分　布】海南、广东、湖南、福建、广西、云南、贵州。越南也有分布。

【采集加工】全年可采。挖取根部，去除须根，晒干，或切段后晒干。

【药材性状】本品长条状，稍肉质，弯曲不直，弯处有凹痕，可见须根痕。表面灰黄色。横切面皮部厚而疏松，木质部黄白色，有明显的射线。气微香。以根条粗壮、表面灰黄、皮部肥厚者为佳。

【性味归经】味苦、涩，性平。归肝、脾经。

【功能主治】祛风除湿，调经活血，止痛。用于风湿性关节炎，类风湿性关节炎，黄疸，跌打损伤，月经不调，痛经，经闭。外用治外伤出血，毒蛇咬伤。

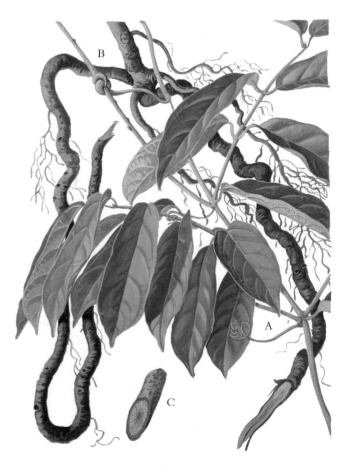

A. 枝叶；B. 根；C. 药材（黄马胎）

黄连

【别　名】味连。

【来　源】本品为毛茛科植物黄连Coptis chinensis Franch.、三角叶黄连Coptis omeiensis（Chen）C. Y. Cheng et Hsiao或云连Coptis teeta Wall. 的根茎。

◎黄连

【植物特征】多年生草本。根茎长柱形，形如鸡爪，黄色，常分枝，密生多数须根。叶有长柄；叶片坚膜质，三角状卵形，长3~8 cm，宽2.5~7 cm，3全裂，中央全裂片有小叶柄，裂片菱状窄卵形，羽状深裂，边缘有锐钝齿，两侧裂片无柄，不等的二深裂。花葶1~2条，高12~25 cm；顶生聚伞花序，有花3~8朵；苞片披针形，羽状深裂；萼片5片，窄卵形，长9~12 mm；花瓣小，倒披针形，长5~7 mm，先端渐尖，中央有密槽；雄蕊多数，长3~6 mm；心皮8~12，有柄。蓇葖果长6~8 mm，有细长的子房柄，8~12个集生于增长的小花梗上；种子8~12颗。花期2—4月；果期5—6月。

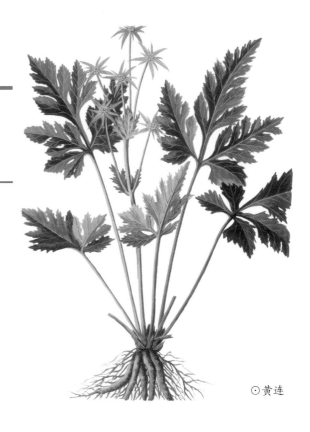

⊙黄连

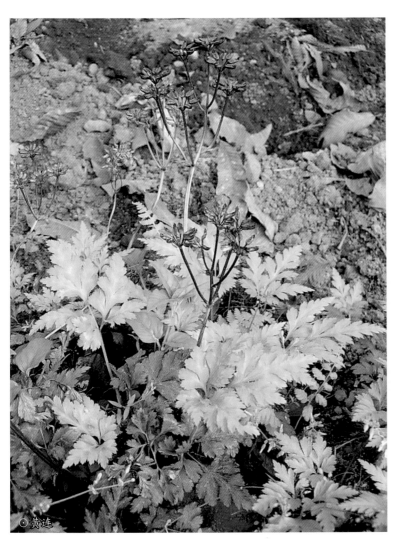

◎黄连

【生　境】生于山谷林下潮湿的岩石上。

【分　布】广东、广西、湖南、江西、福建、浙江、安徽、陕西、四川、贵州等地。

◎三角叶黄连

【植物特征】多年生草本。根茎圆柱形，黄色，极少分歧，节间短。叶具长柄；叶片稍革质，轮廓披针形或窄卵形，长6~16 cm，宽3.5~6.3 cm，3全裂，中央全裂片菱状披针形，长5.5~15 cm，宽2.2~5.5 cm，先端渐尖至长渐尖，基部有长0.5~2 cm的细柄，7~10对羽状深裂，侧全裂片长仅为中央全裂片的1/4~1/3，斜卵形，不等2深裂或近2全裂，两面的叶脉均隆起，除表面沿脉被微柔毛外，其他部分无毛；叶柄长5~14 cm，无毛。花葶通常单一，直立，高15~27 cm；花序为多歧聚伞花序，最下面的二条花梗常成对地着生；苞片披针形，边缘具栉齿状细齿；花梗长达2.2 cm；萼片黄绿色，狭披针形，长7.5~10 mm，先端渐尖；花瓣9~12，线状披针形，长约为萼片的1/2，中央有蜜槽；雄蕊16~32，花药黄色，花丝长约4 mm；心皮9~14。蓇葖果与心皮柄近等

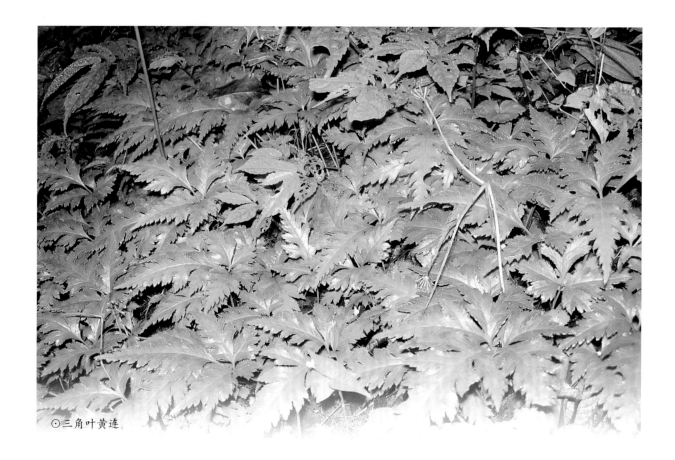

⊙三角叶黄连

长，长5~6 mm，宽约3 mm。花期2—3月；果期4—7月。

【生　境】生于海拔1 000~1 700 m的山地悬崖或石岩上，或潮湿处。

【分　布】四川峨眉、峨边、洪雅一带。

◎云连

【植物特征】多年生草本。根茎黄色，节间密，生多数须根。叶有长柄；叶片卵状三角形，长6~12 cm，宽5~9 cm，3全裂，中央全裂片卵状菱形，宽3~6 cm，基部有长达1.4 cm的细柄，先端长渐尖，3~6对羽状深裂，深裂片斜长椭圆状卵形，先端急尖，彼此的距离稀疏，相距最宽可达1.5 cm，边缘具带细刺尖的锐钝齿，侧全裂片无柄或具长1~6 mm的细柄，斜卵形，比中央全裂片短，长3.3~7 cm，2深裂至距基部约4 mm处，两面的叶脉隆起，除表面沿脉被短柔毛外，其余均无毛；叶柄长8~19 cm，无毛。花葶1~2条，在果期时高15~25 cm；多歧聚伞花序具3~4（~5）朵花；苞片椭圆形，三深裂或羽状深裂；萼片黄绿色，椭圆形，长7.5~8 mm，宽2.5~3 mm；花瓣匙形，长5.4~5.9 mm，宽0.8~1 mm，先端圆或钝，中部以下变狭成为细长的爪，中央有蜜槽；花药长约0.8 mm，花丝长2~2.5 mm；心皮11~14，花柱外弯。蓇葖果长7~9 mm，宽3~4 mm。

【生　境】生于海拔1 500~2 300 m的高山寒湿的林荫下，野生或有时栽培。

【分　布】云南西北部及西藏东南部。缅甸等地也有分布。

【采集加工】常秋末采挖。除去地上茎及泥土，略晒1~2日，以低温炭火焙干，撞去须根，筛去灰屑。

【药材性状】黄连　形如鸡爪，常弯曲，粗细不一。单枝根茎长3~6 cm，直径0.3~0.8 cm。表面黄褐色或灰黄色，有间断而不规则结节状隆起，粗糙不平，形如链珠，附生有细根及须

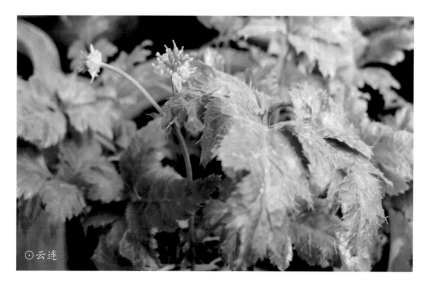

⊙云连

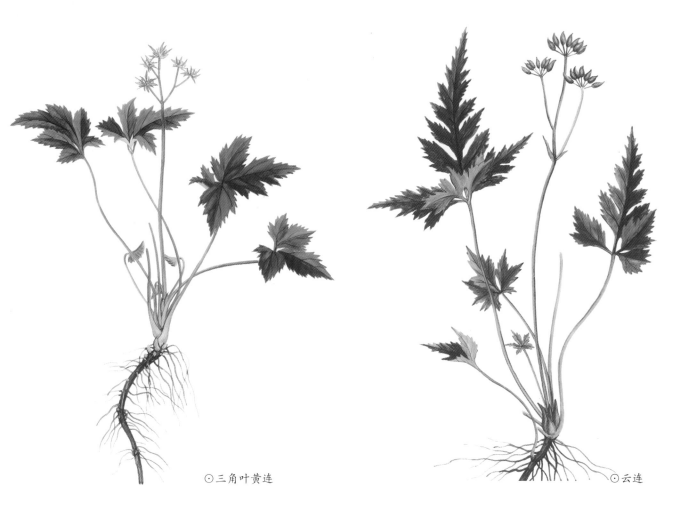

⊙三角叶黄连　　　　　　　　　　　　　　　⊙云连

根痕，触之刺手。有的表面无横纹，平滑如茎秆，习称"过桥"。上部多残留褐色鳞叶，先端常有残留叶柄。质坚实而硬，断面不整齐，皮部橙红或暗棕色，木部鲜黄，有放射状纹，有时空心。气微，味极苦。以粗壮坚实、过桥枝少、色红黄者为佳。

　　三角叶黄连　多为单枝，略呈圆柱形，微弯曲，长4~8 cm，直径0.5~1 cm，"过桥"较长，先端有少许残茎。

　　云连　弯曲呈钩状，多为单枝，较细小。

【性味归经】味苦，性寒。归心、脾、胃、肝、胆、大肠经。

【功能主治】清热燥湿，泻火解毒。用于湿热痞满，泻痢，黄疸，高烧神昏，心火亢盛，心烦不寐，血热吐衄，目赤吞酸，牙痛，消渴，痈肿疔疮，急性结膜炎，口疮，烧伤。

【用法用量】用量1.5~6 g。外用适量，研末敷患处。

【附　方】

❶肠炎，痢疾：黄连60 g，木香15 g，共研粉，取米醋60 g，加适量的凉开水泛丸。每次服3~6 g，每日1~3次。忌食生冷油腻食物。（香连丸）

❷热病吐血，衄血，疮疡疔毒：黄连6 g，黄芩、黄柏、栀子各9 g，水煎服。（黄连解毒汤）

❸痈疖疮疡：黄连、黄芩、黄柏各等

量，共研粉，撒伤口，或加凡士林适量，调成膏状敷患处。

❹烧伤：黄连、黄柏、黄芩、地榆、大黄、寒水石各30 g，冰片0.3 g，共研粉末，每40克药粉加60 g香油，调成糊状。先用1%冰片溶液浸泡伤口3~10分钟，然后将上药用棉签蘸涂创面。

❺痔疮：黄连60 g，煎膏，另加等份芒硝，冰片3 g，搅匀。外敷痔疮。

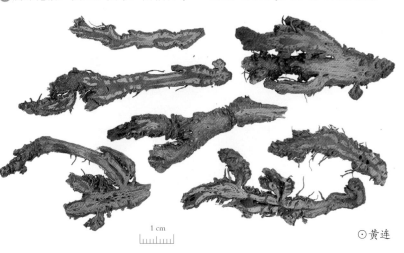

1 cm

⊙黄连

黄花倒水莲

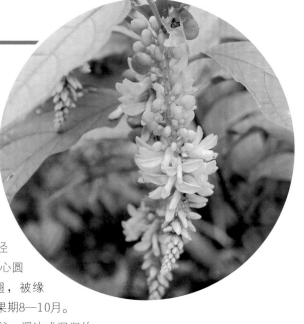

【别　名】倒吊黄花。

【来　源】本品为远志科植物黄花倒水莲**Polygala fallax** Hemsl. [*Polygala aureocauda* Dunn] 的根。

【植物特征】常绿灌木。高1.5～3 m。枝灰绿色，被短柔毛。叶互生，膜质，柔软，长圆状披针形至披针形，长8～18 cm，宽4～6.5 cm，先端常渐尖，基部钝至近楔形，全缘或呈不整齐的微波状；中脉在上面压入，侧脉两边7～9条，稍疏离。顶生、下垂总状花序，长可达30 cm；花稍大，两侧对称，纯黄色；萼片5，外面3片不等大，中间一片盔状，长6～7 mm，里面2片较大，长约1.5 cm，花瓣状；花瓣3，侧生的2片长圆形，长约10 mm，龙骨瓣盔状，长约12 mm，顶部有一具柄、流苏状分裂的附属体；雄蕊8，合生成鞘状，长10～11 mm。蒴果阔倒心形至圆形，直径1～1.4 cm，有半同心圆状凸起的棱，无翅，被缘毛。花期5—8月；果期8—10月。

【生　境】生于山谷、溪边或湿润的灌木丛中。

【分　布】福建、江西、湖南、广东、广西、四川、云南等地。

【采集加工】全年可采，挖取根部，洗净晒干。

【药材性状】本品呈圆柱形，弯曲不直，上部粗，下部渐细，间有支根1～2条，长短不一，直径0.5～2 cm。表面黄色，有扭曲的纵皱纹。质坚实，不易折断，断面皮部黄色，木部黄白色。气微，味甘、微苦。以根条粗，无茎枝者为佳。

【性味归经】味甘、微苦，性平。归肾、肝、脾经。

【功能主治】补益气血，健脾利湿，活血调经。用于病后体虚，腰膝酸痛，跌打损伤，黄疸型肝炎，肾炎水肿，子宫脱垂，月经不调。

【用法用量】用量15～30 g。

【附　方】

❶病后虚弱：黄花倒水莲30~60 g，水煎服或与猪脚共炖，食肉喝汤。气虚者加党参；血虚者加当归。

❷劳倦乏力，腰背酸痛：黄花倒水莲30 g，墨鱼干1只，炖服。

❸风湿关节痛，肾虚腰痛：黄花倒水莲30~60 g，水煎服或泡酒服。

❹急性黄疸型传染性肝炎：黄花倒水莲、白马骨根、茅莓根、卷柏、伏牛花根、石仙桃各15 g，水煎服。

❺外伤出血：黄花倒水莲鲜叶，捣烂敷患处。

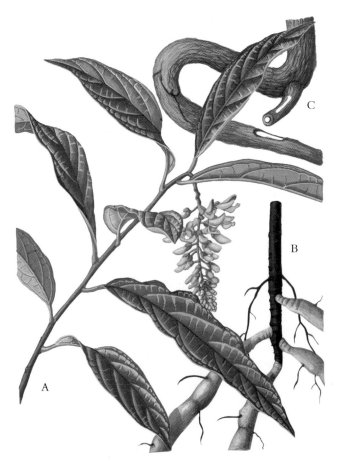

A. 花枝；B. 根；C. 药材（黄花倒水莲）

黄精

【别　名】姜形黄精、白及黄精。

【来　源】本品为百合科植物多花黄精**Polygonatum cyrtonema** Hua、滇黄精**Polygonatum kingianum** Coll. et Hemsl.或黄精**Polygonatum sibiricum** Red. 的根茎。

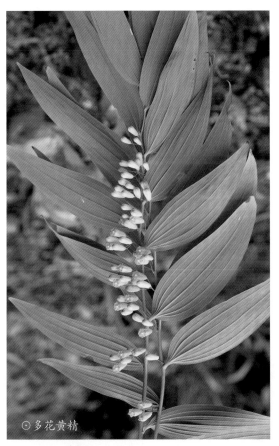

⊙多花黄精

◎多花黄精

【植物特征】多年生草本。高50~100 cm。根茎横长，肉质，肥厚，常呈结节状、念珠状或块状，直径1~2 cm，节上生根。叶互生，膜质，椭圆形、卵状披针形或长圆状披针形，长8~15 cm，宽3~5 cm，先端急尖，基部楔形，具弧形基出脉多条。伞形花序成腋，花常下垂；花梗长5~15 mm；花被黄绿色，合生成筒状，长18~25 mm；裂片6片，长约3 mm；雄蕊6，生于花被筒近中部，被短毛或乳头状突起，花药长圆形，花柱长12~15 mm。浆果球形，直径约1 cm，成熟后黑色。花期5—6月；果期8—10月。

【生　境】生于腐殖层较厚的灌丛或山坡阴处。

【分　布】广东、福建、江西、浙江、江苏、安徽、湖南、湖北、河南、广西、贵州、四川。

◎滇黄精

【植物特征】根茎近圆柱形或结节块状，结节有时作不规则菱状，肥厚，直径1~3 cm。茎高1~3 m，先端作攀缘状。叶轮生，每轮叶片3~10，条形、条状披针形或披针形，长6~25 cm，宽3~30 mm，先端拳卷。花序具花（1~）2~4（~6）朵，总花梗下垂，长1~2 cm，花梗长0.5~1.5 cm，苞片膜质，微小，通常位于花梗下部；花被粉红色，长18~25 mm，裂片长3~5 mm；花丝长3~5 mm，丝状或两侧扁，花药长4~6 mm；子房长4~6 mm，花柱长10~14 mm。浆果红色，直径1~1.5 cm，具种子7~12。花期3—5月；果期9—10月。

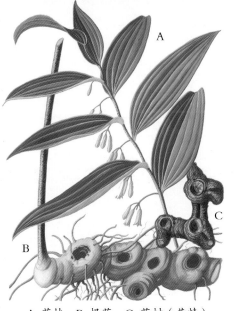

A. 花枝；B. 根茎；C. 药材（黄精）

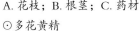

⊙多花黄精

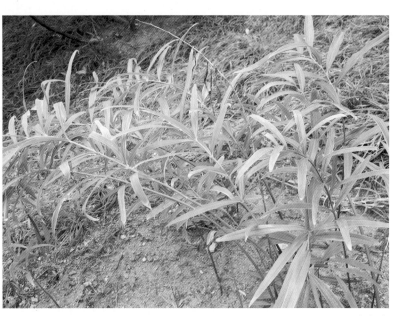

⊙滇黄精

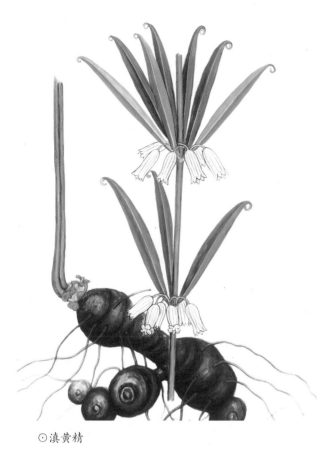

⊙滇黄精

【生　境】生于海拔700~3 600 m林下、灌丛或阴湿草坡，有时生岩石上。

【分　布】云南、四川、贵州等地。越南、缅甸也有分布。

◎黄精

【植物特征】根茎圆柱形，结节膨大，直径1~2 cm。茎高50~90 cm，或达1 m以上，有时呈攀缘状。叶轮生，每轮4~6片，条状披针形，长8~15 cm，宽（4~）6~16 mm，先端拳卷或弯曲成钩。花序通常具花2~4朵，似成伞形状，总花梗长1~2 cm，花梗长（2.5~）4~10 mm，俯垂；苞片位于花梗基部，膜质，钻形或条状披针形，长3~5 mm，具1脉；花被乳白色至淡黄色，长9~12 mm，花被筒中部稍缢缩，裂片长约4 mm；花丝长0.5~1 mm，花药长2~3 mm；子房长约3 mm，花柱长5~7 mm。浆果直径7~10 mm，黑色，具种子4~7。花期5—6月；果期8—9月。

【生　境】生于海拔800~2 800 m林下、灌丛或山坡阴处。

【分　布】黑龙江、吉林、辽宁、河北、山西、陕西、内蒙古、宁夏、甘肃、河南、山东、安徽、浙江等地。朝鲜、蒙古和俄罗斯西伯利亚东部地区也有分布。

【采集加工】春、秋季采挖根茎，除去须根，洗净，置沸水中略烫或蒸熟后晒干。

【药材性状】多花黄精　根茎肥厚，为不规则的长块或结节状条块，常数个条块相连，形略似姜，长短不等，长2~18 cm，宽2~4 cm，厚1~2 cm。表面灰黄色或黄褐色，每一结节上面

⊙黄精

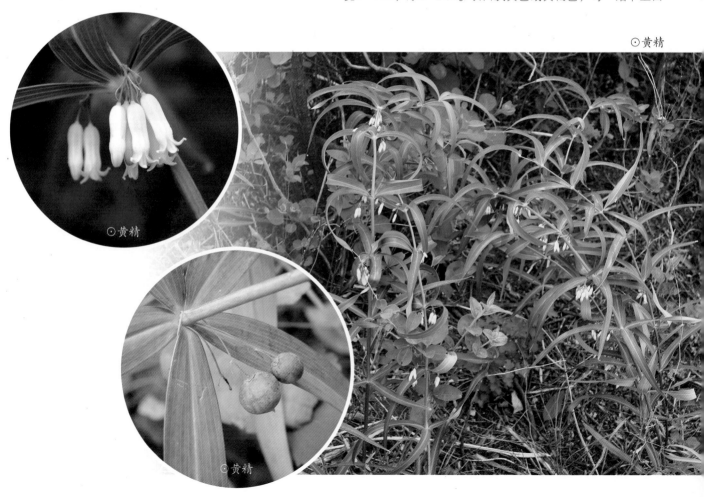

⊙黄精

⊙黄精

均有一圆盘状茎痕，直径0.8~1.5 cm，疣状的根痕遍布全身。断面淡棕色，近角质。气微，味微甜，有黏性。若经蒸熟，则为黑色，味甜而气香。<u>未经蒸制的以个大，结实，饱满者为佳。经蒸制的以内外黑色、气香、味甜者为佳。</u>

滇黄精　呈肥厚肉质的结节块状，结节长达10 cm以上，宽3~6 cm，厚2~3 cm。表面淡黄色至黄棕色，具环节，有皱纹及须根痕，结节上侧茎痕呈圆周凹入，中部突出。质硬而韧，不易折断，断面角质，淡黄色至黄棕色。气微，味甜。以嚼之有黏性者为佳。

黄精　呈结节块状弯柱形，长3~10 cm，直径0.5~1.5 cm。结节长2~4 cm，略呈圆锥形，常有分枝。表面黄白色至灰黄色，半透明，有纵皱纹，茎痕圆形，直径5~8 mm。

【性味归经】味甘，性平。归脾、肺、肾经。

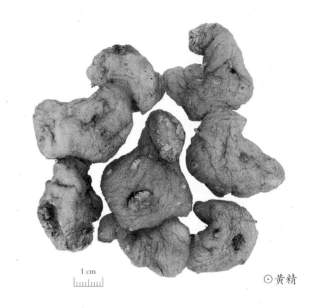

1 cm

⊙黄精

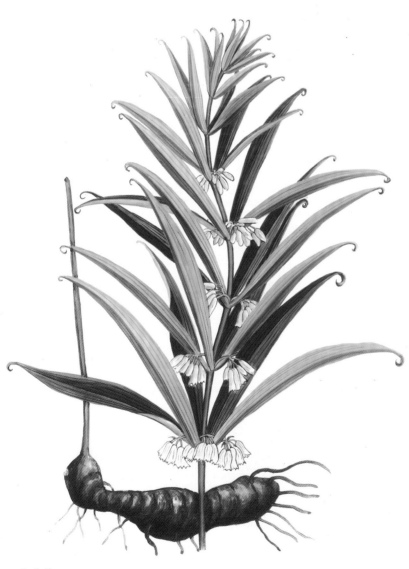

⊙黄精

【功能主治】补脾润肺，养阴生津，益肾。用于肺结核干咳无痰，久病津亏口干，倦怠乏力，脾胃气虚，胃阴不足，肺虚咳嗽，精血不足，腰膝酸软，须发早白，内热消渴，糖尿病，高血压。外用治脚癣。

【用法用量】用量9~18 g。

【注　意】中寒泄泻，痰湿痞满者禁服。

【附　方】

❶肺结核咯血：黄精500 g，白及、百部各250 g，玉竹120 g，共研细粉，炼蜜为丸，每次服9 g，每日3次。

❷冠心病，心绞痛：黄精、昆布各15 g，柏子仁、菖蒲、郁金各9 g，延胡索6 g，山楂24 g，煎成膏剂，分3次服。每日1剂。28日为1个疗程。

❸肺燥咳嗽：黄精15 g，北沙参12 g，杏仁、桑叶、麦冬各9 g，生甘草6 g，水煎服。

❹百日咳：黄精、百部各9 g，天冬、麦冬、射干、百合、紫菀、枳实各6 g，甘草3 g，水煎服。

❺脾胃虚弱，体倦乏力：黄精、党参、淮山药各50 g，鸡半只，炖服。

【附　注】　黄精根茎的结节膨大，形成的"节间"一头粗、一头细，在粗的一头有短分枝。《中药志》称黄精炮制而成的中药材为鸡头黄精。

黄藤

【别　名】黄藤根、黄连藤、藤黄连。

【来　源】本品为防己科植物天仙藤**Fibraurea recisa** Pierre. 的根。

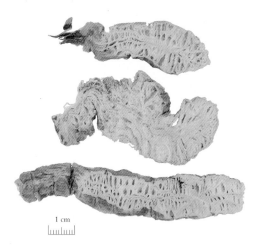

1 cm

【植物特征】木质藤本。长达6m。全株无毛。根粗壮，曲折，鲜黄色。小枝圆柱形，有纵纹。叶革质，卵形至阔卵形，长9~20cm，宽4~12cm，先端短尖或骤尖，钝头，基部近圆形，很少近心形；离基三出脉粗大，侧生的一对常伸至叶片中部；叶柄长5~12cm，两端肿胀，基部膝曲。花小，单性，雌雄异株，排成圆锥花序，生于无叶老枝或老茎上；雄花花被片外轮小，长0.3~0.5mm，内轮大，长达2.5mm，宽1.5~1.8mm；雄蕊通常3，花丝粗厚，花药2室，药室斜贴于阔大的药隔上。果序阔大，果梗粗壮，先端肿胀；核果长圆状卵形或近长圆形，长2.5~3cm，成熟时黑色，内果皮背部隆起，腹面较平坦，具1条纵沟。花期春、夏季；果期秋季。

【生　境】生于山谷林中。

【分　布】广东、海南、云南、广西等地。越南、老挝、柬埔寨也有分布。

【采集加工】全年可采，挖取根部，除去地上茎及须根，洗净切片，晒干。

【药材性状】本品为圆柱形，常弯曲或扭曲，大小不一，直径常1.5~4cm。表面棕黄色或灰黄色，有多数不规则纵沟纹，有支根痕。质坚硬，不易折断。断面棕黄色至深黄色，皮部色稍淡，木部色较鲜明，且有车辐状的纹理，常有裂隙。气微，味苦。嚼之能使唾液成黄色。以根条均匀、有菊花心、味苦者为佳。

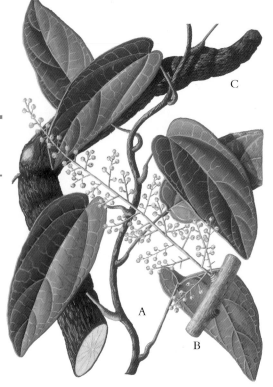

A. 枝；B. 花序；C. 药材（黄藤）

【性味归经】味苦，性寒；有小毒。归肺、脾、胃、大肠、肝经。

【功能主治】清热燥湿，泻火解毒，利小便。预防流行性脑脊髓膜炎，治湿热泄泻，发热头痛，急性扁桃体炎，咽喉炎，眼结膜炎，痢疾，黄疸，急慢性子宫内膜炎，急性盆腔炎，阴道炎。外用治疮疖，烧、烫伤。

【用法用量】用量6~12g。外用适量，磨汁涂患处。

【附　方】

① 上呼吸道炎：黄藤、百部各10g，加25%的乙醇100mL，浸泡15日，过滤。每次服5~10mL，每日3次。

② 预防流行性脑脊髓膜炎：黄藤500g，加水2500mL，煮沸半小时，过滤。每次服1~3匙，每日服2次。

③ 细菌性痢疾：黄藤、华千金藤各15g，甘草3g，水煎服。每日1剂。

④ 眼结膜炎，结膜水肿：黄藤、马蓝、叶下珠、青葙子各15g，木贼、决明子各9g，水煎服。每日1剂。

⑤ 皮肤溃疡感染：黄藤粉、山竹树皮粉各10g，加凡士林90g，制成软膏，涂患处。

⑥ 滴虫性阴道炎：黄藤30~60g，百部30~90g，煎水外洗或冲洗阴道，每日1次。

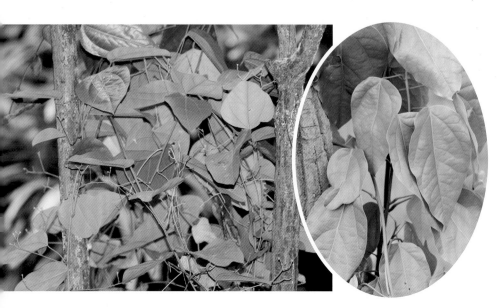

常山

【别　名】蜀漆、土常山、白常山。

【来　源】本品为绣球科植物常山**Dichroa febrifuga** Lour. 的根。

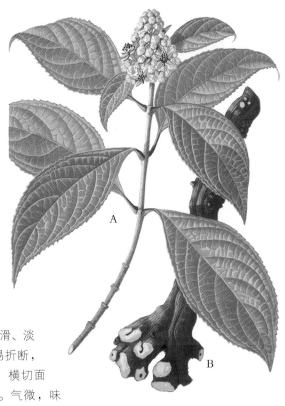

【植物特征】落叶灌木。高1～2 m。茎圆柱形或有不明显的4钝棱，通常紫色。叶对生，膜质，通常椭圆形或倒卵状椭圆形，长6～22 cm，宽4～8 cm，先端渐尖，基部楔尖或渐狭，边缘有钝齿，干时常变蓝黑色，仅下面有时疏被柔毛；叶柄长达5 cm。伞房状圆锥花序，顶生或生于上部叶腋；花两性，蓝色，直径约8 mm，其上无不孕放射花；萼倒圆锥状，5～6浅裂，花瓣椭圆形，反折；雄蕊10～20，花丝常有斑点；花柱4～6，棒状。浆果近球形，直径约5 mm，蓝色。花期3—5月；果期8—9月。

【生　境】生于山野阴湿地方，现已有栽培。

【分　布】长江以南各省区。印度尼西亚、印度、中南半岛、日本、缅甸、菲律宾也有分布。

【采集加工】秋季采收。挖取根，除去须根，洗净，晒干。

【药材性状】本品呈圆柱形，常扭曲，有分枝，长8～15 cm，直径0.5～2 cm。表面棕黄色或黄色，具细纵纹，外皮易剥落，剥落处露出光滑、淡黄色木部。质坚硬，不易折断，强折时有粉尘状物散出；横切面黄白色，有放射状纹理。气微，味苦。以质坚硬、断面淡黄色者为佳。

【性味归经】味苦，性寒；有小毒。归肺、肝经。

【功能主治】截疟，解热。用于间日疟，三日疟，恶性疟疾。

【用法用量】用量5～10 g。

【注　意】孕妇忌服，老年体弱者慎用。

A. 植株；B. 药材（常山）

【附　方】疟疾：常山、槟榔、知母各9 g，贝母、草果各6 g，乌梅3个，生姜3片，红枣3个，水煎服。疟疾发作前4小时服。

【附　注】常山叶的功能主治与常山相同，但功效稍差。

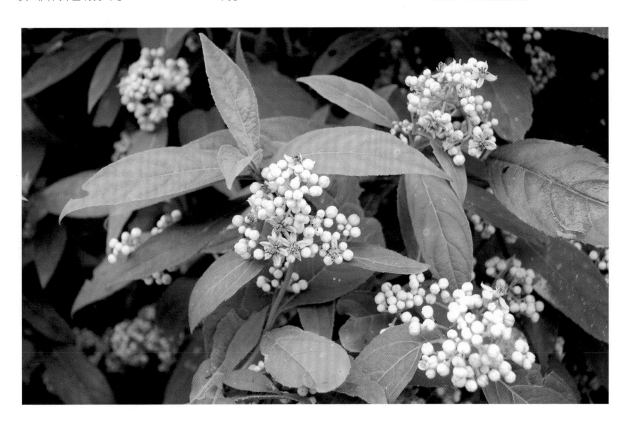

章表根

【别　名】九龙木、墨柱根、苦常、土北芪、枝桐木。

【来　源】本品为夹竹桃科植物倒吊笔**Wrightia pubescens R. Br.** 的根。

【植物特征】乔木。高10~20 m。小枝纤细，密生黄白色皮孔。叶对生，膜质，卵状长圆形或卵形，长5.5~10 cm，宽达6 cm，先端骤然短尖或渐尖，基部阔楔尖或有时近圆，全缘，两面被柔毛或仅背脉上被柔毛。花白色、淡黄色或粉红色，数朵组成顶生、长达5 cm的聚伞花序；萼5深裂，里面基部有鳞片状腺体；花冠漏斗状，裂片向左旋卷状排列，副花冠10片，鳞片状，有流苏状边缘；雄蕊5，伸至花冠管口之上，花药箭头形，互相粘连包围着柱头。蓇葖果2，披针状线形，长15~30 cm，微有斑点；种子多数，倒生，先端有一束长毛。花期4—8月；果期8月至翌年2月。

【生　境】生于低海拔热带雨林和亚热带疏林中。

【分　布】云南、贵州、广西、广东、海南。越南、老挝、柬埔寨、泰国、马来西亚、菲律宾、印度尼西亚和澳大利亚也有分布。

【采集加工】全年可采挖。挖取根部，趁鲜洗净，切厚片，晒干。

【药材性状】本品多切成不规则的厚片，外皮土黄色或灰白色，可见不规则的纵皱纹及点状凸起的皮孔。切面皮部质松易剥落，木部黄白色，质轻而硬。气微，味淡。以黄白色、大片者为佳。

【性味归经】味甘，性平。归肝、脾、肺经。

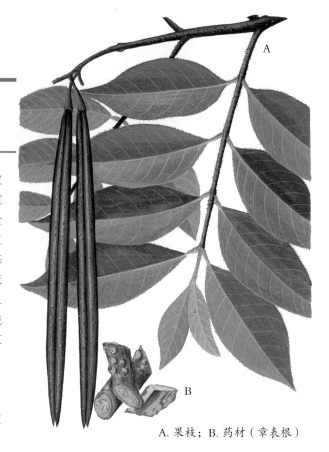

A. 果枝；B. 药材（章表根）

【功能主治】祛风利湿，化痰散结。用于颈淋巴结结核，风湿性关节炎，腰腿痛，慢性支气管炎，黄疸型肝炎，肝硬化腹水，带下。

【用法用量】用量15~30 g。

【附　方】老年性慢性支气管炎：章表根60 g，生姜6 g，水煎，分2次服。每日1剂。10日为1个疗程。

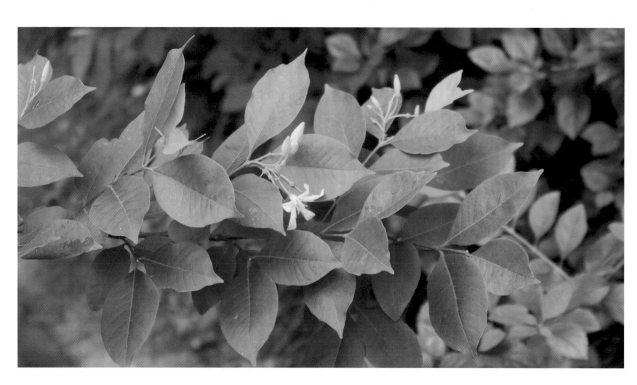

商陆

【别　名】山萝卜、见肿消。

【来　源】本品为商陆科植物商陆**Phytolacca acinosa** Roxb. 或垂序商陆**Phytolacca americana** L. 的根。

◎商陆

【植物特征】多年生草本。高1~1.5 m。全株无毛。根肥厚，肉质，圆锥形，外皮淡黄色。茎绿色或带紫红色，圆柱形，有纵沟，肉质。叶薄膜质，卵形、长卵形或长椭圆形，长12~27 cm，宽5~11 cm，先端急尖或渐尖，基部楔形，两面散生细小白色斑点，背面中脉凸起；叶柄长3 cm。总状花序顶生或与叶对生，直立，长达20 cm；花直径8~10 mm，白色，后变淡红色；花被片5；雄蕊8；心皮8，离生。果序直立，呈浆果状，成熟时肉质，扁球形，紫色或黑紫色。种子肾形，黑色，长约3 mm，具3棱。花期6—8月；果期8—10月。

【生　境】生于林下、村边、路旁的阴湿处。

【分　布】我国除内蒙古、新疆、东北外，均有分布。朝鲜、日本、印度也有分布。

◎垂序商陆

【植物特征】多年生草本，高1~2 m。根粗壮，肥大，倒圆锥形。茎直立，圆柱形，有时带紫红色。叶片椭圆状卵形或卵状披针形，长9~18 cm，宽5~10 cm，先端急尖，基部楔形；叶柄长1~4 cm。总状花序顶生或侧生，长5~20 cm；花梗长6~8 mm；花白色，微带红晕，直径约6 mm；花被片5，雄蕊、心皮及花柱通常均为10，心皮合生。果序下垂；浆果扁球形，熟时紫黑色；种子肾圆形，直径约3 mm。花期6—8月；果期8—10月。

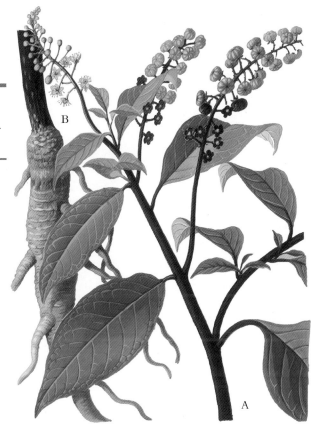

A. 花枝；B. 根　　　　　⊙商陆

【生　境】生于林下、村边、路旁的阴湿处。

【分　布】河北、陕西、山东、江苏、浙江、江西、福建、河南、湖北、广东、四川、云南、广西等地。原产北美洲。

【采集加工】秋季至次年春季均可采收。挖取根部，除去须根及泥沙，切成块或片，晒干或阴干。

【药材性状】本品为不规则块片，厚薄不等。外皮黄白色或灰棕色。横切片弯曲不平，边缘皱缩，直径

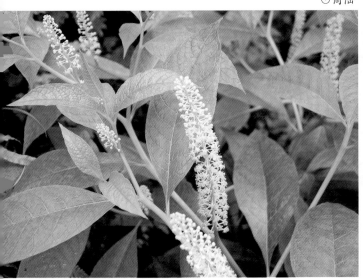

⊙商陆

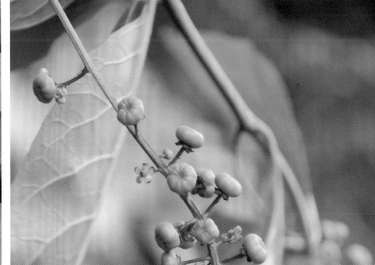

⊙商陆

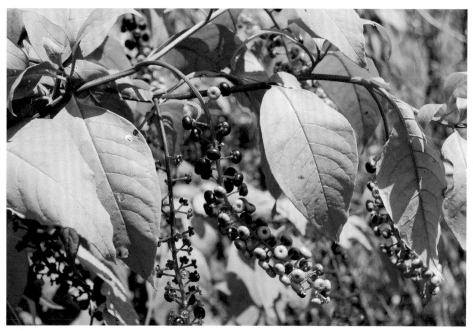

⊙垂序商陆

2~8 cm，切面浅黄棕色或黄白色，有数圈突起的同心环轮；纵切片弯曲或卷曲，长8~14 cm，宽3~7 cm，木部呈平行条状突起。质坚硬，可折断。气微，味稍甜，久嚼麻舌。以块片大小均匀、色黄白者为佳。

【性味归经】味苦，性寒；有毒。归肺、肾、大肠经。

【功能主治】逐水消肿，通利二便。用于水肿，腹水，小便不利，子宫颈糜烂，白带过多。外用治痈肿疮毒。

【用法用量】用量3~9 g。外用适量，捣烂敷患处。

【注　意】脾胃虚弱者及孕妇均忌内服。

【附　方】

❶腹水：商陆6 g，冬瓜皮、赤小豆各30 g，泽泻12 g，茯苓皮24 g，水煎服。

❷痈疮肿毒：商陆15 g，蒲公英60 g，水煎服或用药液洗患处。

❸子宫颈糜烂，白带过多，功能性子宫出血：鲜商陆120 g（干品减半），同母鸡或猪瘦肉炖烂，放盐少许，分2~3次吃。

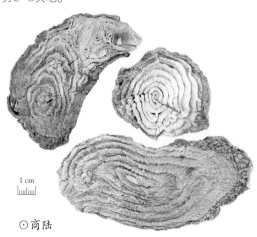

1 cm

⊙商陆

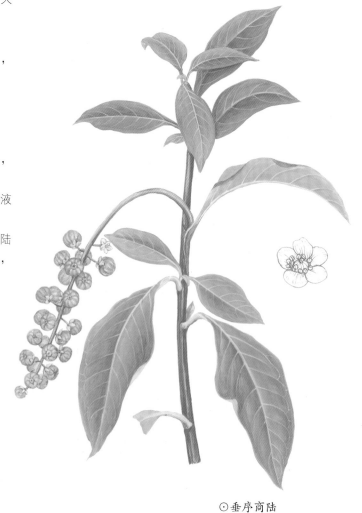

⊙垂序商陆

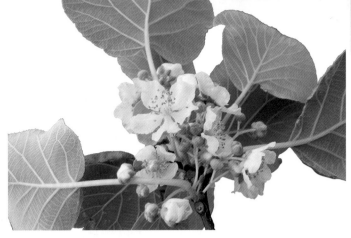

猕猴桃根

【别　名】白毛桃、毛梨子。

【来　源】本品为猕猴桃科植物中华猕猴桃 **Actinidia chinensis** Planch. 的根。

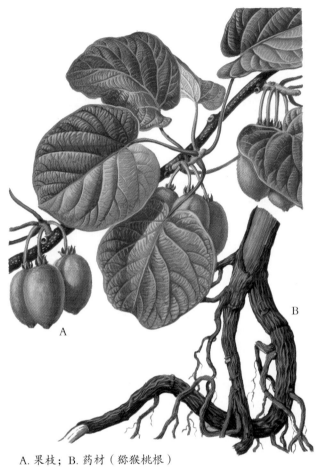

A. 果枝；B. 药材（猕猴桃根）

【植物特征】落叶木质藤本。嫩枝密被灰褐色绒毛，老枝无毛，有浅色皮孔；髓心白色或淡褐色，片层状。单叶互生，膜质，倒阔卵形、阔卵形至近圆形，长6~17 cm，宽7~15 cm，先端截平、微凹或突尖，基部圆或心形，边缘有纤毛状细齿，叶面深绿色，仅脉上被疏毛，背面灰白色，密被星状绒毛。花单性，雌雄异株，初开时白色，后变黄色，单生或3~6朵排成腋生的聚伞花序；花萼和花瓣通常5，有时3~7；雄蕊极多数，花药丁字着生；子房球形，被绒毛。浆果黄褐色，近球形，长4~4.5 cm，幼时密被褐色长毛。花期4—6月；果期9—11月。

【生　境】生于林缘或灌丛中。

【分　布】长江流域以南各省区，北到西北、河南。

【采集加工】全年均可采收。挖取根，洗净，砍成块片，晒干。

【药材性状】本品为不规则的块片，厚0.5~1 cm。外皮棕褐色或灰棕色，具纵沟及横裂纹。切面皮部棕褐色，有白色结晶状物，木质部淡棕色，有多数小孔。质坚硬。气微，味淡、微涩。以皮厚、色红棕者为佳。

【性味归经】味苦、涩，性寒。归脾、胃经。

【功能主治】清热解毒，活血消肿，祛风利湿。用于风湿性关节炎，跌打损伤，丝虫病，肝炎，痢疾，淋巴结结核，痈疖肿毒。

【用法用量】用量15~60 g。

【附　方】

❶丝虫病：猕猴桃根30~60 g，水煎取汁，与猪瘦肉汤或鸡汤同服。

❷胃癌：猕猴桃根120 g，水杨梅根90 g，蛇葡萄根、并头草各30 g，白茅根、凤尾草、半边莲各15 g，水煎服。

❸乳腺癌：猕猴桃根、野葡萄根、八角金盘、生南星各30 g，水煎服。每日1剂。

❹麻风病：猕猴桃120 g，鹿蹄草、葎草、牯岭勾儿茶各30 g，天葵子15 g，水煎服。每日1剂。眼红、鼻衄加野菊花9 g。

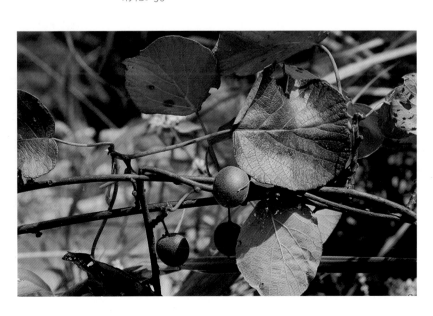

紫菀

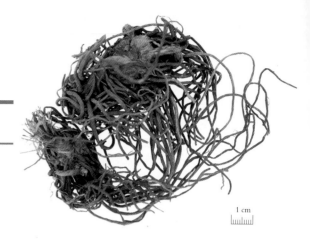

1 cm

【来　源】本品为菊科植物紫菀Aster tataricus L. f. 的根和根茎。

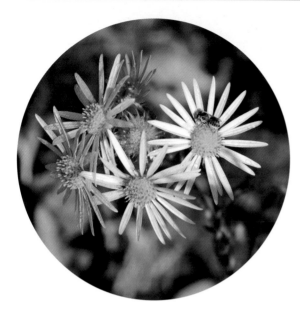

香，味甜、微苦。以细根长、色紫红、质柔韧者为佳。

【性味归经】味辛、苦，性温。归肺经。

【功能主治】润肺下气，祛痰止咳。用于新久咳嗽，痰多喘咳，劳嗽咯血。

【用法用量】用量4.5~9 g。

【附　方】

❶久咳不瘥：紫菀（去芦头）、款冬花各30 g，百部15 g，研末，每次服9 g。生姜3片，乌梅1个，煎汤调下，餐后、睡前各服1次。

❷小儿咳嗽气急：紫菀60 g，贝母（去心）、款冬花各30 g，研末。每次服3 g。餐后服。

【植物特征】多年生草本。高40~150 cm。茎直立，略粗壮，被疏硬毛，基部具不定根。基生叶大，花期萎谢；下部与中部叶膜质，长圆形或椭圆状匙形，长20~50 cm，宽3~13 cm，先端钝，基部渐狭，边缘具疏钝齿，两面被短柔毛；中脉明显，侧脉6~10对；近无叶柄；茎上部叶渐小，椭圆形或椭圆状匙形。头状花序直径2.5~4.5 cm，排成顶生复伞房花序状；总苞半球形，宽10~25 mm，总苞片3层，外层短小，草质，具膜质边缘，中、内层草质或半膜质，边紫红色；边缘舌状花20多朵，蓝紫色，结实；中央两性花多数，花冠管状，黄色。瘦果倒卵状长圆形，紫褐色，长2.5~3 mm，具1~3条纵纹，被疏粗毛，上端具1~2层冠毛，外层冠毛短膜片状或脱落，内层毛状，污白色或带红色。花期7—9月；果期8—10月。

【生　境】生于中、低海拔地区路旁、田边、旷野及草地上。

【分　布】我国东北部、北部和西北部各省区；中部和南部少数地区有栽培。朝鲜、日本、俄罗斯西伯利亚东部也有分布。

【采集加工】春、秋二季采收。挖出根，去除泥沙，编成辫状晒干，或直接晒干。

【药材性状】本品根茎呈不规则块状，大小不一，顶端有茎、叶的残基；质稍硬。根茎簇生多数细根，长3~15 cm，直径0.1~0.3 cm，多编成辫状；表面紫红色或灰红色，有纵皱纹；质较柔韧。气微

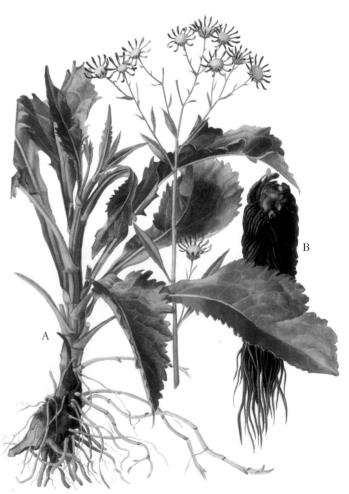

A. 植株；B. 药材（紫菀）

糯稻根

【来　源】本品为禾本科植物糯稻**Oryza sativa** L. var. **glutinosa** Matsum 的根。

【植物特征】一年生丛生草本。叶片线形，长30~60 cm，宽6~15 mm，稍粗糙，叶鞘无毛，叶舌长15~25 mm，膜质，幼时有明显的叶耳。夏、秋季抽穗，圆锥花序长15~30 cm，多分枝；小穗两侧压扁，由一朵两性花及两枚外稃组成，颖极退化，仅在小穗柄的先端留下半月形的痕迹；结实小花的外稃硬膜质，具细毛，有5脉；雄蕊6。颖果阔椭圆形，淡黄色。

【生　境】栽培植物。

【分　布】全国各地均有栽培，全球热带及温带地区广为栽培。

【采集加工】秋季采收。挖取根，洗净，晒干。

【药材性状】本品常结成疏松的团块，上端有多数分离的圆柱形残茎，中空，长2.5~6.5 cm，外包数层黄白色的叶鞘；下端簇生多数弯曲的须根，须根直，直径约1 mm，黄白色至黄棕色，略具纵皱纹。体轻，质软。气微，味淡。

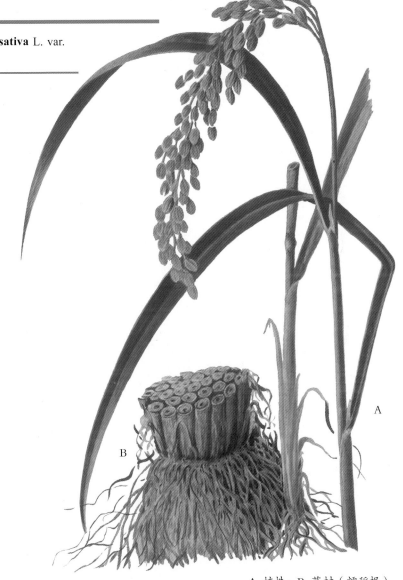

A. 植株；B. 药材（糯稻根）

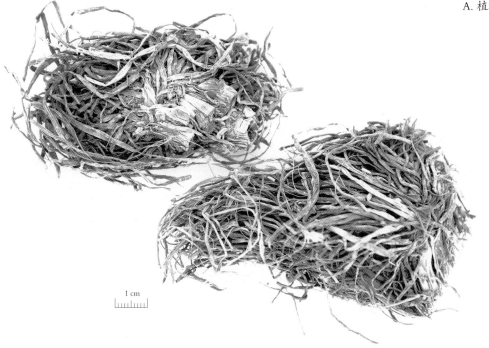

1 cm

【性味归经】味甘，性平。归肝、肺、肾经。

【功能主治】止汗，生津。用于自汗，盗汗，小儿脾虚发热，肝炎，乳糜尿。

【用法用量】用量30~60 g。

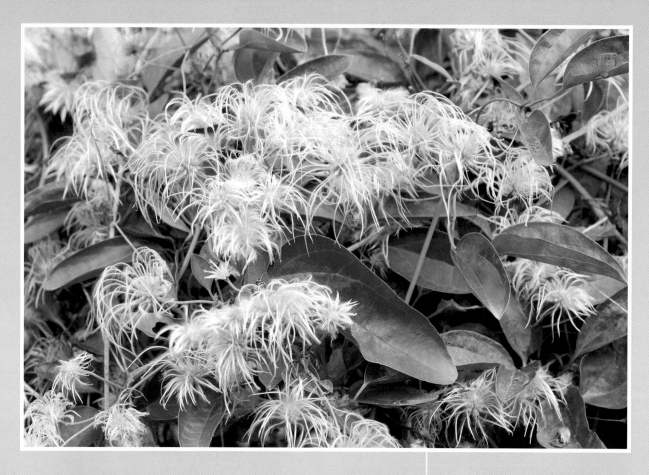

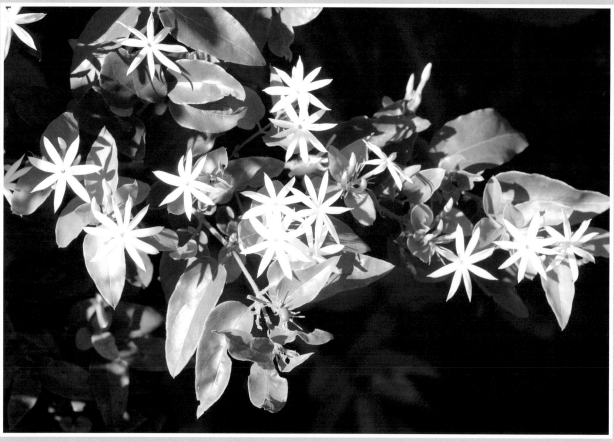

三 茎木类

JING MU LEI

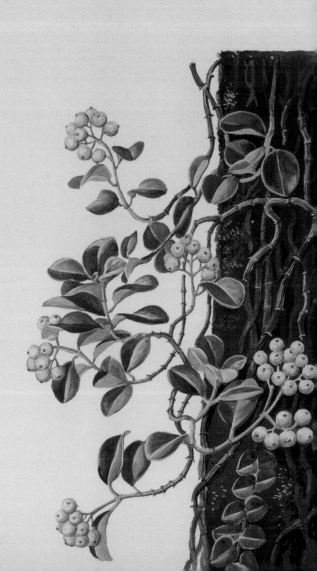

九里香

【别　名】七经通。

【来　源】本品为芸香科植物千里香**Murraya paniculata**（L.）Jack.或九里香**Murraya exotica** L. 的嫩枝叶。

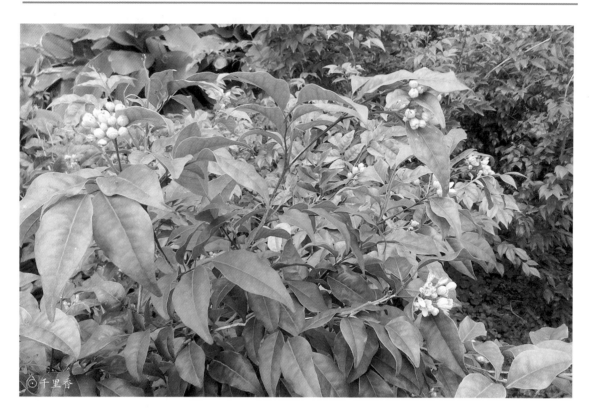

◎千里香

◎千里香

【植物特征】常绿灌木或小乔木。高1.5~5 m，有时可达8 m。奇数羽状复叶互生，叶轴无翅；小叶3~7片，互生，椭圆形，长4.5~8 cm，小叶中部以下最宽，先端渐尖，钝头且常微凹入，基部楔尖，下面密生腺点，腺点干后褐黑色，上面有时沿中脉被微柔毛。花直径3~4 cm，白色，芳香，3至数朵组成腋生和顶生聚伞花序，稀单花；萼片5，卵状三角形，基部合生；花瓣5，倒披针形至狭椭圆形；雄蕊10，5长5短；柱头粗厚。浆果纺锤形或椭形，中部以下最大，长12~20 mm，直径5~10 mm，红色。花期4—8月，也有秋后开花；果期9—12月。

【生　境】沿海岸较干燥的沙土灌丛中，零星野生，各地广泛栽培。

【分　布】海南、广东、广西、湖南、贵州、云南等省区的南部。中南半岛和马来半岛也有分布。

◎九里香

【植物特征】九里香与千里香的形态较为相似，九里香的小叶中部以上最宽，而千里香是小叶中部以下最宽。

【生　境】生于离海岸不远的平地、缓坡、小丘的灌木丛中。喜生于沙质土、向阳地方。

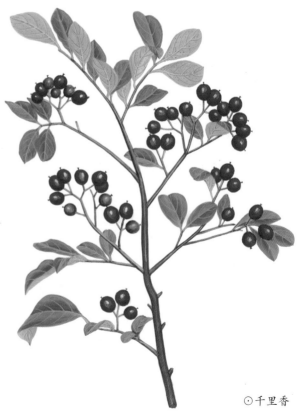

⊙千里香

【分　布】台湾、福建、广东、海南、广西五省区南部。越南北部也有分布。

【采集加工】全年均可采收，除去老枝，阴干。

【药材性状】千里香　嫩枝呈圆柱形，直径1~4 mm。表面深绿色，被茸毛；质韧，不易折断，断面不平坦。奇数羽状复叶有小叶3~7片；小叶互生，小叶片多卷缩或破碎，完整者展平后呈椭圆形或近菱形，长2~7 cm，两面深绿色，有透明腺点，小叶柄短或近无柄；质脆，易碎。聚伞花序有时存在，花直径约4 cm。气香，味苦、辛、麻舌。以叶多、色绿、香气浓者为佳。

九里香　小叶中部以上最宽。

【性味归经】味辛、苦，性温；有小毒。归肝、脾、胃经。

【功能主治】麻醉，镇惊，解毒消肿，祛风活络。用于跌打肿痛，风湿骨痛，胃痛，牙痛，破伤风，流行性乙型脑炎。外用治虫、蛇咬伤，局部麻醉。

【用法用量】用量9~15 g（鲜品15~30 g）。外用适量，鲜叶捣烂敷患处。

【注　意】阴虚者慎用。

【附　方】

①跌打肿痛：鲜九里香叶、鲜地耳草、鲜水茴香、鲜山栀叶各等量，共捣烂，酒炒敷患处。

②风湿骨痛：九里香根、五色梅根、龙须藤根各15 g。炖猪骨或浸酒服。

③胃痛：a.九里香叶粉、两面针粉各2份，鸡骨香粉、松花粉各1份，和匀，加黏合剂制成水丸。每次服10~15丸，每日3次。b.九里香叶9 g，瓦楞子（煅）30 g，共研末，每次服3 g，每日3次。

④流行性乙型脑炎：鲜九里香叶15~30 g，鲜刺针草30~90 g，水煎，分2~3次服（或鼻饲）。高热者加大青叶30 g；抽搐频繁痰多者，另取鲜九里香叶15~30 g，捣烂，用凉开水冲服。

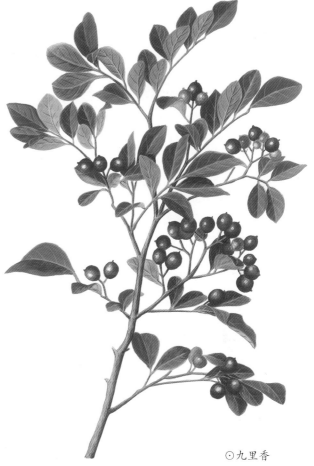

⊙九里香

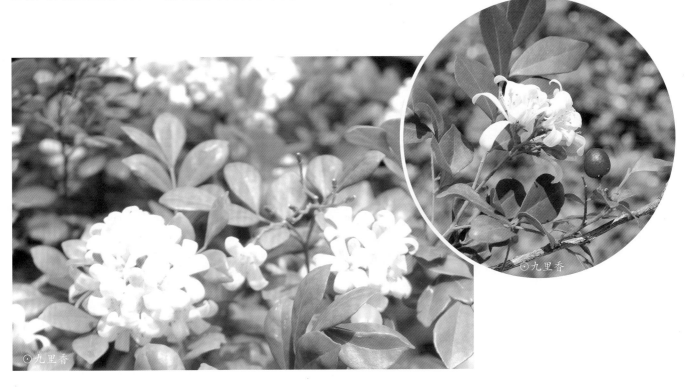

⊙九里香

⊙九里香

三丫苦

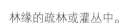

【别　名】小黄散、鸡骨树、二枝枪、二叉虎。

【来　源】本品为芸香科植物三叉苦**Evodia lepta**（Spreng.）
Merr. 的嫩枝叶。

【植物特征】灌木或小乔木。高2~
5 m。树皮灰白色。叶对生，揉之有
香气，膜质，具3小叶的复叶；小叶
狭椭圆形或长圆形，长6~15 cm，
宽2~5 cm，先端长渐尖，基部渐
狭有透明油点。圆锥花序腋生，
花单性，黄色；小苞片三角形；
萼片4，长圆形，长不及1 mm，
被短柔毛；花瓣4，卵圆形，长不
及1.5 mm；雄花有雄蕊4，长超过
花瓣1倍；雌花子房上位，4室，被
毛，花柱有短毛，柱头4浅裂。果由
4个分离的心皮所组成，成熟心皮直
径4~6 mm；种子黑色，圆形，直径
约3 mm，有光泽。花期4—6月；果期
7—10月。

【生　境】生于丘陵、平原、溪边、

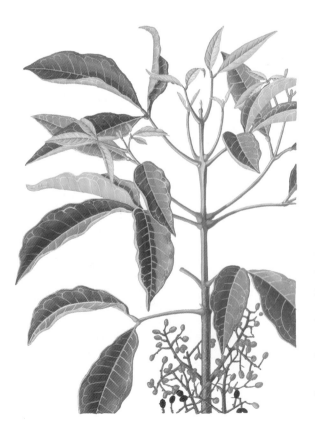

林缘的疏林或灌丛中。

【分　布】台湾、海南、广东、福
建、江西、广西、云南、贵州。越
南、老挝、泰国也有分
布。

【采集加工】夏、秋二
季采收嫩枝叶，晒干。

【药材性状】本品呈圆
柱形或方柱形，直径
0.3~1 cm。常绿灰色，
有直线纹。质硬而脆，
易折断。三出复叶对
生；小叶片多皱缩或破
碎，完整小叶片长圆状
披针形，长6~15 cm，
上面褐绿色，下面色较
浅，两面光滑无毛，有
透明腺点。气微香，味
极苦。以枝嫩、叶绿者
为佳。

【性味归经】味苦，性
寒。归肝、肺、胃经。

【功能主治】清热解
毒，散瘀止痛。用于感
冒发热，咽喉肿痛，肺

热咳嗽，扁桃体炎，咽喉炎，肺炎，
风湿性关节炎，坐骨神经痛，胃痛，
黄疸型肝炎。防治流行性感冒，流行
性脑脊髓膜炎，流行性乙型脑炎，中
暑。外用治跌打扭伤，虫、蛇咬伤，
痈疖肿毒，湿疹，皮炎。

【用法用量】用量9~15 g。外用适
量，鲜叶捣烂敷或煎水洗患处，也可
阴干研粉调制软膏搽患处。

【附　方】

❶感冒发热：三叉苦根或茎、鸭脚
木根或茎各100 g，水煎，过滤，浓
缩至200 mL，每次60 mL，每日1~2
次。

❷预防流行性感冒，流行性脑脊
髓膜炎，流行性乙型脑炎：三丫苦
20 g，野菊花、金银花各15 g，加水
500 mL，煎至300 mL，每日1次，连
用3~5日。

❸外阴瘙痒：三叉苦叶、鸭脚木
叶、榕树须（气根）、乌桕叶各
30 g，薄荷叶15 g，煎水洗患处。

❹痈疖肿毒：三叉苦叶2份，山大
颜叶、了哥王根皮及叶、土白菝各1
份，捣烂，用45％乙醇浸透，外敷患
处，每日换药1次。重症时配口服清
热解毒的中草药。

大驳骨

【别　名】黑叶接骨草、大驳骨丹、黑叶小驳骨。

【来　源】本品为爵床科植物大驳骨**Justicia ventricosa** Wall. [*Adhatoda ventricosa*（Wall.）Nees] 的带叶嫩枝。

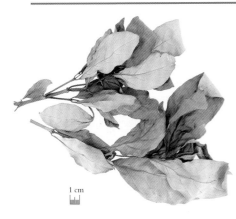

1 cm

【植物特征】多年生粗壮草本或亚灌木状。高约2 m。除花序外全株无毛。茎和分枝均节部肿胀。叶对生，膜质，椭圆形至倒卵形，长10~17 cm，宽3~6 cm，先端短渐尖，基部渐狭，叶面常见泡状隆起。花白色或微红，排成顶生穗状花序；苞片大，彼此重叠，阔卵形或近圆形，长1~1.5 cm，被微柔毛；萼长约3 mm，有5个线形的裂片；花冠长1.5~1.7 cm，二唇形；雄蕊2，花药2室，不等高。蒴果长约8 mm，被柔毛，每室有2颗种子。花期秋、冬季。

【生　境】生于沟边、疏林下、村旁或灌丛中。

【分　布】我国南部和西南部。亚洲东南部也有分布。

【采集加工】夏、秋季采收，枝叶晒干。

【药材性状】本品嫩枝方柱形，四角钝。表面灰褐色至黄褐色，直径5~9 mm，平滑或有纵皱纹，有白色小斑点和突起皮孔，节膨大呈膝状。质稍脆，易折断，断面不平整，髓海绵状，白色。叶对生，叶片椭圆形，革质，灰绿色或黄绿色，叶脉明显，无毛。气微，味微辛。以叶片色灰绿、茎枝细者为佳。

【性味归经】味辛、微苦，性平。归肝、脾经。

【功能主治】活血散瘀，续筋驳骨，祛风消肿，止痛。用于血瘀肿痛，骨折，跌打损伤，月经不调，风湿性关节炎，无名肿毒。

【用法用量】用量15~30 g。外用适量，鲜品捣烂敷患处。

【附　方】

❶骨折：大驳骨、小驳骨、酢浆草、两面针根（均为鲜品）各30 g。捣烂，加黄酒少许，骨折复位后外敷患处，然后小夹板固定骨折部位。每日换药1次。

❷跌打损伤：a.大驳骨根、山荔枝各15 g，鸟不企6 g，加入白酒60 mL，浸泡数日。内服少许，外擦患处。b.大驳骨、小驳骨、透骨消、泽兰、血见愁各15 g，两面针9 g。水煎，兑酒服。

❸风湿骨痛：大驳骨、莪术各60 g，香附子30 g，共捣烂，酒炒敷患处。

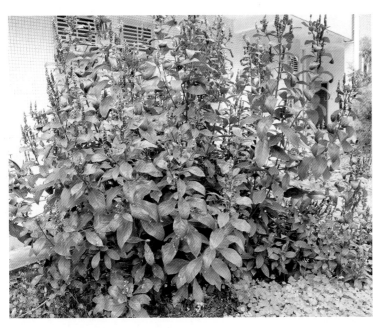

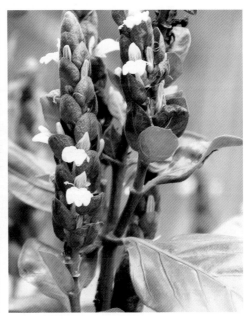

川木通

【别　名】海木通、海通。

【来　源】本品为毛茛科植物小木通**Clematis armandii** Franch. 或绣球藤**Clematis montana** Buch.-Ham.的藤茎。

◎小木通

【植物特征】木质藤本。长4~6 m。茎圆柱形，稍木质，小枝常棕紫色。三出复叶对生，有较长的叶柄，小叶革质，卵形至披针形，长7~12 cm，宽达5 cm，先端渐尖，基部圆形或浅心形，全缘，两面无毛；基出脉在上面凸起，网脉常不明显。花白色，盛开时直径3~4 cm，组成腋生和顶生、与叶近等长的圆锥花序，腋生花序总梗基部覆有多数鳞片；苞片生于下部的较大，常3裂，上部的小，不裂；萼片4，伸展，长圆状倒卵形或长圆形，边缘被短绒毛；花瓣无；雄蕊和心皮均多数。瘦果椭圆形，长约3 mm，顶冠有长达5 cm的宿存羽状花柱。花期3—4月；果期4—7月。

【生　境】生于山坡、山谷、路旁或灌丛中。

【分　布】广东、广西、云南、贵州、西藏、四川、陕西、甘肃、湖北、湖南、江西、福建。越南也有分布。

◎绣球藤

【植物特征】木质藤本。茎圆柱形，有纵条纹。小枝有短柔毛，后变无毛；老茎外皮剥落。三出复叶，数叶与花簇生，或对生；小叶片卵形、宽卵形至椭圆形，长2~7 cm，宽1~5 cm，先端急尖或渐尖，3浅裂，边缘有锯齿，两面疏生短柔毛，有时下面较密。花1~6朵与叶簇生，直径

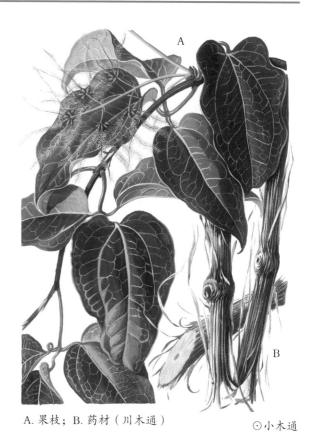

A. 果枝；B. 药材（川木通）

⊙小木通

⊙小木通

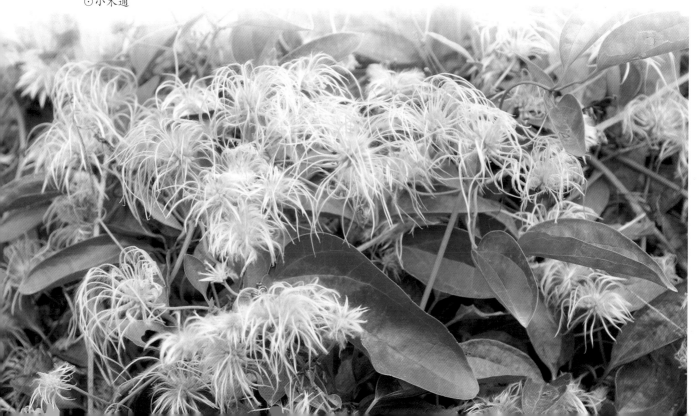

3~5 cm；萼片4，开展，白色或外面带淡红色，长圆状倒卵形至倒卵形，长1.5~2.5 cm，宽0.8~1.5 cm，外面疏生短柔毛，内面无毛；雄蕊无毛。瘦果扁，卵形或卵圆形，长4~5 mm，宽3~4 mm，无毛。花期4—6月；果期7—9月。

【采集加工】全年可采，采后，将藤茎截成长段，除去外皮，晒干或阴干。也有趁鲜切薄片晒干。

【药材性状】本品呈长圆柱形，略弯曲，长50~100 cm，直径1.5~3 cm。表面黄色或黄褐色，具纵沟纹，有时可见撕裂状残留外皮；节隆起，节上可见对生的侧枝痕或叶痕。质坚硬，难折断，体轻。折断面同劈裂状，粗糙不平。横切面黄白色，木质部宽广，有放射状纹理，密布多环针孔状导管，髓很小，不明显。气微，味淡或微苦。以条粗而直、黄白色、无黑色者为佳。

【性味归经】味淡、苦，性寒。归心、肺、小肠、膀胱经。

【功能主治】利尿消肿，通经下乳，活血止痛。用于尿路感染，小便不利，肾炎水肿，心烦尿赤，口舌生疮，湿热痹痛，经闭，乳汁不通。

【用法用量】用量3~6 g。

【注　意】气弱津伤，精滑遗尿，小便过多者及孕妇忌服。

【附　方】尿路感染：川木通、车前子、生蒲黄、萹蓄各9 g，水煎服。

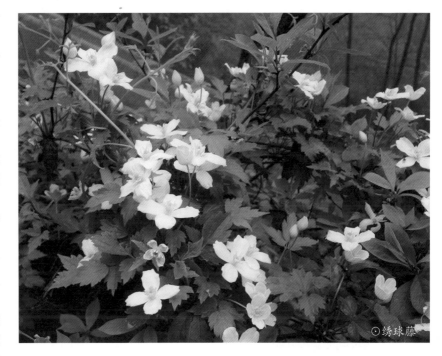

⊙绣球藤

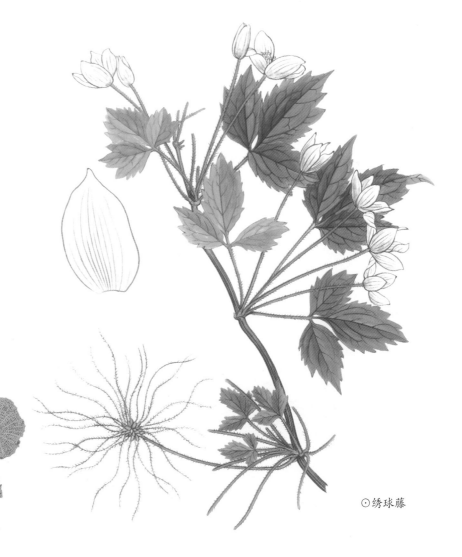

1 cm

⊙小木通

⊙绣球藤

广东络石藤

【别　名】匍匐九节、络石藤、葡萄九节、穿根藤。

【来　源】本品为茜草科植物蔓九节**Psychotria serpens** L. 的带叶藤茎。

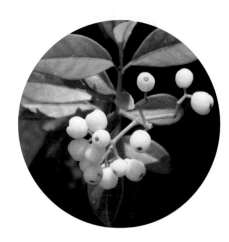

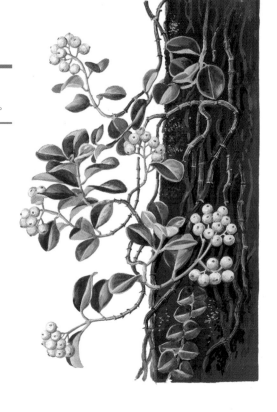

【植物特征】攀缘或匍匐藤本，全身无毛。茎多分枝，以不定根攀附他物上。单叶对生，膜质，椭圆形、卵形或卵状长圆形，长1.5~6 cm，宽0.5~3.5 cm，先端急尖或圆，基部圆，全缘；侧脉每边5~6条；叶柄长3~5 mm；托叶在叶柄内，长约2 mm，下部合生，先端2裂，早落。圆锥花序顶生，总花梗长2~3 cm；总苞片线状披针形，长达2 mm，苞片较小；花萼管部倒圆锥形，长约1 mm，檐部5齿裂；花冠白色，长约7 mm，冠管长约3 mm，喉部被柔毛，檐部5裂，裂片长圆状披针形；雄蕊5，着生于冠

管喉部，花药伸出。浆果近球形，直径3~4 mm，成熟时白色。花期4—6月；果期全年。

【生　境】生于路旁、疏林下，常以气根攀附于树上或石上。

【分　布】香港、广东、海南、广西、浙江、福建、台湾。日本、朝鲜、越南、柬埔寨、老挝、泰国也有分布。

【采集加工】夏秋采收，全株晒干备用。

【药材性状】茎枝圆柱形，常切成长3~5 cm，直径3~8 mm的短段，老茎直径达1.5 cm。表面黑褐色，有纵皱纹或棱纹，节上常生出不定根。老茎质坚硬，难折断，切断面浅棕红色，髓小；小枝质脆，断面中空。单叶对生，卵形或卵状长圆形，长1.5~5 cm或过之，宽0.8~2 cm，灰绿色至青黑色，全缘，膜质；托叶棕褐色，常脱落。气微，味涩微甘。以茎条均匀、叶多者为佳。

【性味归经】味涩、微甘，性微温。

【功能主治】祛风止痛，舒筋活络。用于风湿性关节炎，腰骨痛，腰肌劳损。

【用法用量】常用量10~15 g。

【附　注】《中华人民共和国药典》所载络石藤的原植物为夹竹桃科植物络石Trachelospermum jasminoides（Lindl.）Lem.，全国大部分地区均用之。华南地区使用的则以上述广东络石藤为主，而广东汕头等少数地方则用桑科薜荔Ficus pumila L.的带叶匍匐枝作络石藤入药。

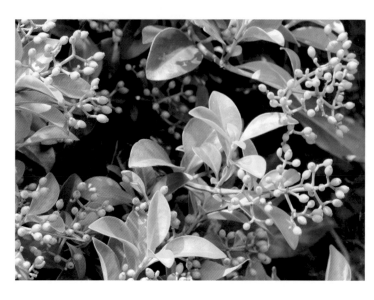

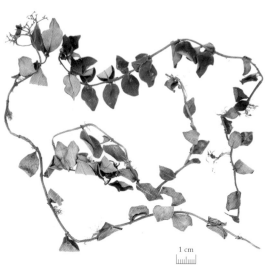

1 cm

小驳骨丹

【别　名】接骨木、驳骨丹、小驳骨、裹篱樵。

【来　源】本品为爵床科植物小驳骨**Justicia gendarussa** Burm.
f. [*Gendarussa vulgaris* Nees] 的带叶茎枝。

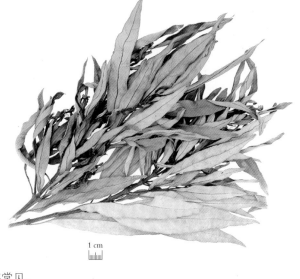

1 cm

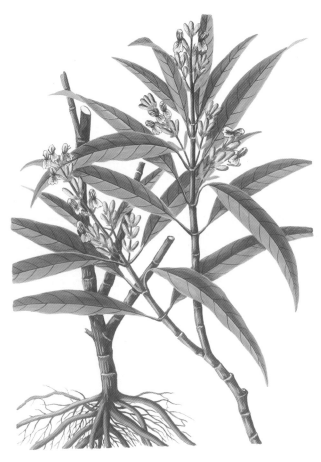

路旁常见。

【分　布】香港、广东、海南、台湾、广西、云南。印度、斯里兰卡、中南半岛至马来半岛也有分布。

【采集加工】全年均可采割，除去杂质，晒干。

【药材性状】本品茎呈圆柱形，有分枝，长40~90 cm。节部膨大，稍带紫绿色，有少数淡黄色皮孔。质脆，易折断，断面黄白色。叶对生，叶片多卷缩或破碎，完整者展平后呈狭披针形至线状披针形，长5~11 cm，黄绿色，叶脉稍带紫色。穗状花序顶生，棕黄色，花冠二唇形。气微，味辛、酸。以叶多、色绿者为佳。

【性味归经】味辛、微酸，性平。归肝、肾、肺经。

【功能主治】续筋接骨，消肿止痛。用于骨折，挫扭伤，风湿痹痛，风湿性关节炎。

【用法用量】用量15~30 g。外用适量，鲜品捣烂敷患处。

【附　方】

❶月经不调：小驳骨丹、益母草、鸭舌癀各40 g，水煎服。

❷产后腹痛：小驳骨丹、白及各60 g，胡椒15 g，加入酒250 mL浸泡数日，每次10~15 mL，温服。

【植物特征】多年生直立草本或亚灌木。高约1 m。茎圆柱形，节部明显膨大。枝常深紫色。叶对生，有短柄或近无柄，叶片膜质，狭披针形或线状披针形，长5~11 cm，宽5~15 mm，先端渐尖，基部渐狭，全缘；中脉和侧脉均深紫色。花白色或粉红色，组成顶生穗状花序；萼5深裂，裂片线状披针形，长3~4 mm；花冠长1.2~1.7 cm，檐部二唇形，上唇直立，长圆状卵形，微凹头，下唇伸展，先端3裂，下部有喉凸；雄蕊2，伸出管口之上，药室一上一下，较低一室基部有距。蒴果长约12 mm；种子生于种钩上。花期春、夏季。

【生　境】常栽培作绿篱，于村边、

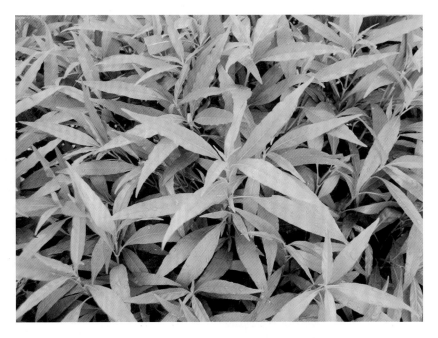

小通草

【别　名】通条木。

【来　源】本品为旌节花科植物喜马山旌节花**Stachyurus himalaicus** Hook. f. et Thoms. ex Benth.、中国旌节花 **Stachyurus chinensis** Franch. 或山茱萸科植物青荚叶**Helwingia japonica**（Thunb.）F. Dietr.的茎髓。

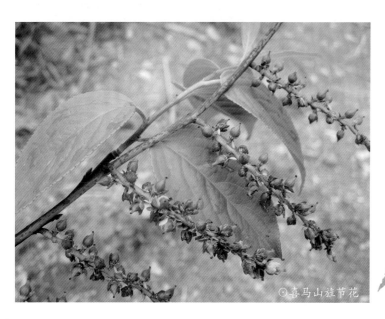

◎喜马山旌节花

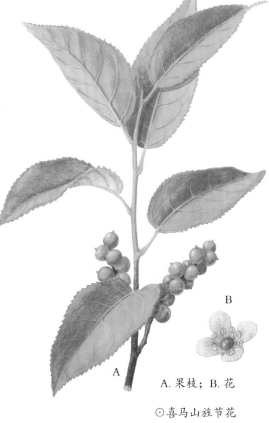

B

A

A. 果枝；B. 花

⊙喜马山旌节花

◎喜马山旌节花

【植物特征】灌木。高2~5 m。小枝褐色，有白色皮孔。叶互生，厚膜质或近革质，长圆形或长圆状披针形，长8~14 cm，宽3.5~5.5 cm，先端尾状渐尖或渐尖，基部圆至近心形，边缘密生锐尖的小钝齿，齿的尖端常硬化；侧脉5~7条，两面凸起；叶柄常紫色，长达1.5 cm。花黄色，长约6 mm，排成直立或下垂的穗状花序，通常着生在老枝叶痕之上；总花梗极短或近于无；萼片4，阔卵形，钝头；花瓣4，倒卵形。浆果近球形，直径7~8 mm，顶冠以宿存花柱。花期3—4月；果期5—8月。

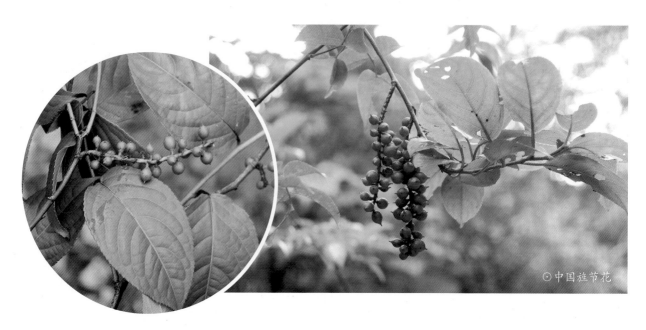

⊙中国旌节花

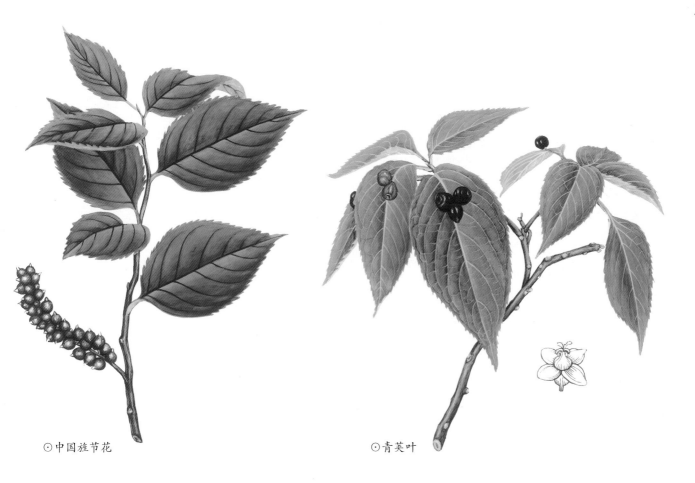

⊙中国旌节花　　　　　　⊙青荚叶

【生　境】常生于山坡林中。

【分　布】湖北、湖南、江西、台湾、广东、广西、贵州、四川、云南、西藏等地。尼泊尔、印度、不丹、缅甸也有分布。

◎中国旌节花

【植物特征】落叶灌木。高2~4 m。树皮光滑紫褐色或深褐色；小枝具淡色椭圆形皮孔。叶互生，纸质至膜质，卵形，长圆状卵形至长圆状椭圆形，长5~12 cm，宽3~7 cm，先端渐尖至短尾状渐尖，基部钝圆至近心形，边缘为圆齿状钝齿，侧脉5~6对，在两面均凸起，细脉网状，叶面亮绿色，无毛，背面灰绿色，无毛或仅沿主脉和侧脉疏被短柔毛，后很快脱落；叶柄长1~2 cm，通常暗紫色。穗状花序腋生，先叶开放，长5~10 cm，无梗；花黄色，长约7 mm，近无梗或有短梗；苞片1，三角状卵形，先端急尖，长约3 mm；小苞片2，卵形，长约2 cm；萼片4，黄绿色，卵形，长约3.5 mm，先端钝；花瓣4，卵形，长约6.5 mm，先端圆形，雄蕊8，与花瓣等长，花药长圆形，纵裂，2室；子房瓶状，连花柱长约6 mm，被微柔毛，柱头头状，不裂。果实圆球形，直径6~7 cm，无毛，近无梗，基部具花被的残留物。花粉粒球形或近球形，赤道面观为近圆形或圆形，极面观为三裂圆形或近

圆形，具三孔沟。花期3—4月；果期5—7月。

【生　境】生于海拔400~3 000 m的山坡谷地林中或林缘。

【分　布】河南、陕西、西藏、浙江、安徽、江西、湖南、湖北、四川、贵州、福建、广东、广西和云南等地。越南北部也有分布。

◎青荚叶

【植物特征】落叶灌木。高1~2 m。幼枝绿色，无毛，叶痕显著。叶膜质，卵形、卵圆形，稀椭圆形，长3.5~9（~18）cm，宽2~6（~8.5）cm，先端渐尖，极稀尾状渐尖，基部阔楔形或近于圆形，边缘具刺状细钝齿；叶面亮绿色，背面淡绿色；中脉及侧脉在上面微凹陷，下面微突出；叶柄长1~5（~6）cm；托叶线状分裂。花淡绿色，花萼小，花瓣长1~2 mm，镊合状排列；雄花4~12，呈伞形或密伞花序，常着生于叶面中脉的1/3~1/2处，稀生于幼枝上部；花梗长1~2.5 mm；雄蕊3~5，生于花盘内侧；雌花1~3，着生于叶上面中脉的1/3~1/2处；花梗长1~5 mm；子房卵圆形或球形，柱头3~5裂。浆果幼时绿色，成熟后黑色，分核3~5。花期4—5月；果期8—9月。

【生　境】常生于海拔3 300 m以下的林中，喜阴湿及肥沃的土壤。

【分　布】我国黄河流域以南各省区。日本、缅甸北部、

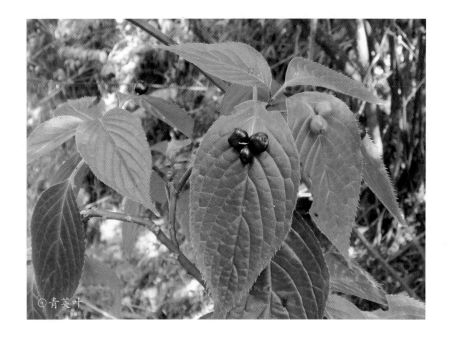

⊙青荚叶

印度北部也有分布。

【采集加工】秋季割取茎，截成段，趁鲜取出髓部，晒干。

【药材性状】喜马山旌节花、中国旌节花　呈细圆柱形，不等长，长25~50 cm，直径0.5~1 cm，白色或淡黄色。体轻，质松软，略有弹性，易折断，断面平坦，显银白色光泽。水浸后有黏滑感。气微，无味。以条粗、色白者为佳。

　　青荚叶　表面有浅条纹。质较硬，捏之不易变形。水浸后无黏滑感。

【性味归经】味甘、淡，性寒。归肺、胃、小肠经。

【功能主治】利尿，催乳，清热安神。用于水肿，淋病，急性肾炎，膀胱炎，小便不利，乳汁不通，肺热咳嗽，心烦失眠。

【用法用量】用量3~9 g。

【注　意】气虚无湿热者及孕妇忌用。

【附　方】

❶急性尿道炎：小通草6 g，地肤子、车前子各15 g，水煎服。

❷产后乳汁不通：小通草6 g，王不留行9 g，黄蜀葵根12 g，煎汤代茶饮。如因血虚乳汁少，加猪蹄1对，水炖，食肉喝汤。

❸小便不利：小通草、车前子、水菖蒲各15 g，生石膏3 g，水煎服。

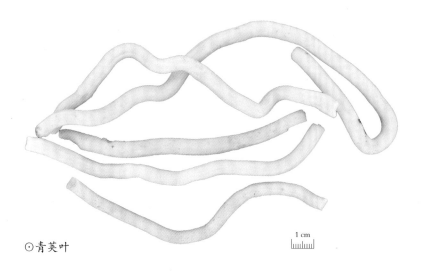

⊙青荚叶

1 cm

古山龙

【别　名】黄连藤、黄藤。

【来　源】本品为防己科植物古山龙**Arcangelisia gusanlung** H. S. Lo 的藤茎。

【植物特征】木质大藤本。老茎粗大，直径达6~7 cm，断面黄色。小枝有纵纹。叶薄革质，阔卵形至阔椭圆形，长8~12 cm，先端骤尖，基部近截平至微圆；掌状脉3~5条；叶柄近盾状着生，长达8 cm，基部肿胀膝曲。花小，单性异株，多朵排成腋生或圆锥花序（老茎）；雄花有花被3轮，每轮3片，外轮很小，苞片状，中轮长约2 mm；雄蕊9~12，合生，花药横裂，4室。核果近球形，黄色，长2.5~3 cm，内果皮外面被长毛。花期3—4月。

【生　境】生于山地林中。

【分　布】海南岛南部和西部。

【采集加工】全年均可采收。砍下藤茎，截段，晒干。

【药材性状】本品呈圆柱形，直径3~7 cm，树皮灰褐色，有纵皱纹及浅沟纹。质坚韧，横切面皮部较薄，木质部棕黄色或淡黄色，有数圈环纹和放射状纹理，导管孔多而明显，髓位于中央。气微，味苦。以断面黄色、味苦者为佳。

【性味归经】味苦，性寒；有小毒。

【功能主治】清热利湿，泻火解毒，止痛杀虫。用于肠炎、疟疾，扁桃体炎，支气管炎，疖肿。

【用法用量】用量9~15 g。外用适量，煎水洗或研末敷。

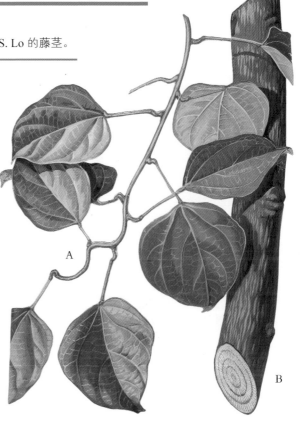

A. 枝叶；B. 药材（古山龙）

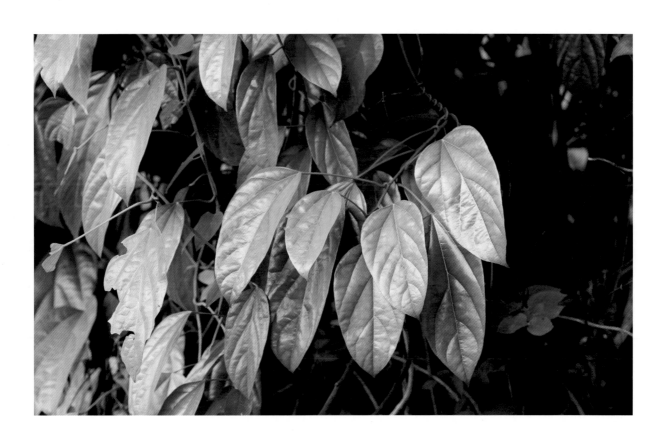

石楠藤

【来　源】本品为胡椒科植物毛蒟**Piper hongkongense** C. DC. [*Piper puberulum*（Benth.）Maxim] 的枝叶。

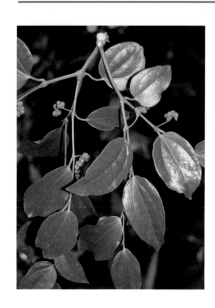

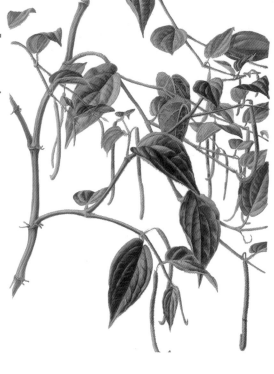

序轴和苞片与雄花序的相同；子房球形，柱头4。浆果球形，直径约2 mm。花期3—5月。

【生　境】生于林中，攀缘于树上或石上。

【分　布】广东、广西、云南、贵州。

【采集加工】全年可采。割取带叶茎枝，晒干。

【药材性状】茎枝呈细长圆柱形，常略扁，有分枝，长达150 cm，直径0.3~0.6 cm。表面灰褐色或灰棕色，有纵沟纹，节部膨大，主茎节部生有不定根，幼枝有短柔毛。质稍韧，断面黄白色，木质部有针孔状导管，髓灰白。单叶互生，膜质，干后皱缩，青绿色，卵形至长卵形，长5~11 cm，宽2~6 cm，先端渐尖至短尖，基部稍偏斜，心形，叶脉5~7条，两面或下面被短柔毛。气微香，味辛辣。以茎细、叶多、色青绿者为佳。

【性味归经】味辛，性温。归肝、脾经。

【植物特征】攀缘藤本。长达数米。茎枝具膨大节，幼枝被短柔毛。叶互生，膜质，卵形至卵状披针形，长5~11 cm，宽2~6 cm，先端短渐尖，基部浅心形，两侧不等，背面被短柔毛；叶脉5~7条；叶柄长5~10 mm，密被短柔毛。花无花被，单性，雌雄异株，密聚成与叶对生的穗状花序；雄花纤细，长约7 cm，总花梗与花序轴均被疏柔毛；苞片圆形，中央具短柄，盾状，无毛；雄蕊2，花丝极短；雌花序长4~6 cm，总花梗、花

【功能主治】祛风湿，舒筋络，强腰膝，除痹痛。用于风寒湿痹，筋骨疼痛，腰膝无力，跌打损伤，胃腹疼痛，风湿性腰腿痛，肾虚咳嗽，阳痿。

【用法用量】用量6~9 g；研粉服1.5~3 g。外用适量，煎水洗患处。

【附　注】

❶山蒟Piper hancei Maxim.也按石楠藤入药。

❷广东汕头、潮安一带以萝藦科植物球兰Hoya carnosa（L.）R. Br.的去叶茎枝作石楠藤入药，这种植物当地叫作绣球花。

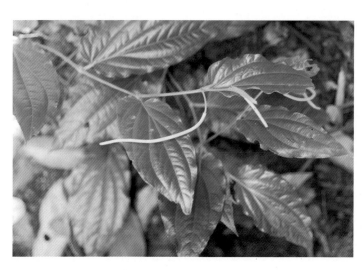

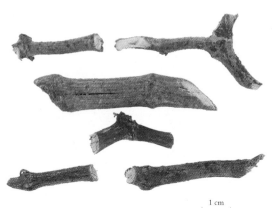

1 cm

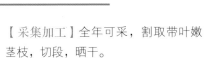

白花丹

【别　名】白雪花、白皂药、一见消。

【来　源】本品为白花丹科植物白花丹**Plumbago zeylanica** L. 的嫩枝叶。

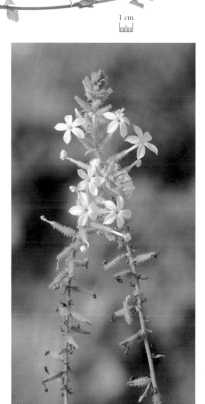

1 cm

【植物特征】攀缘状亚灌木。茎有密的线纹，髓白色。叶互生，膜质，卵形至卵状椭圆形，长3~8 cm，宽2~5 cm，先端短尖或渐尖；叶柄短，基部抱茎。穗状花序生于枝顶，总花梗长5~15 mm，花序轴长2~8 cm，具腺毛；苞片卵形；花萼长约11 mm，宽约2 mm，裂片5，外面被头状腺毛；花冠高脚碟状，白色或淡蓝色；雄蕊与冠筒近等长，花药约2 mm，蓝色；子房长圆形，花柱细长，顶点5裂。蒴果长圆形，长5~7 mm，成熟时上部5裂。花期10月至翌年3月；果期12月至翌年4月。

【生　境】生于阴湿处或半遮阴的地方。各地庭园、药圃常有栽培。

【分　布】香港、广东、海南、台湾、福建、广西、贵州、云南、四川。南亚和东南亚各国均有分布。

【采集加工】全年可采，割取带叶嫩茎枝，切段，晒干。

【药材性状】本品茎枝多已切成3~5 cm的短段，圆柱形，有细线棱，灰绿色至灰黄色。质坚可折断，断面黄白色，纤维质，有白色的髓或中空。叶皱缩或切碎，灰绿色，完整的叶为卵形或卵状椭圆形，膜质，光滑无毛，叶柄稍抱茎。气微，味微苦、涩。以叶多，色灰绿，茎枝幼嫩者为佳。

【性味归经】味苦、涩，性温；有毒。归肝、肺经。

【功能主治】散瘀消肿，祛风止痛。用于风湿性骨痛。外用治跌打肿痛，扭挫伤，体癣，癣疥湿痒，疮疡肿毒。

【用法用量】用量5~9 g（煎4小时以上）。鲜叶捣烂后外敷患处，外敷不宜超过30分钟，局部有灼热感即除去。

【注　意】孕妇忌服。

【附　方】

❶关节扭伤，软组织挫伤：白花丹叶5片，地耳草15~21 g，松树皮，苦楝树叶各适量（皆为鲜品）。将上药捣烂加酒，炒后趁温外敷于局部（避开伤口）。每日1次，每次30分钟。

❷肝炎，肝硬化：鲜白花丹根150 g，加水煎8小时，去渣，浓缩至1 000 mL，加入白糖适量，成人每日90~300 mL，分3次饭后服，10~15日为1个疗程（治疗剂量由小到大）。如无不良反应可连服2~3个疗程。

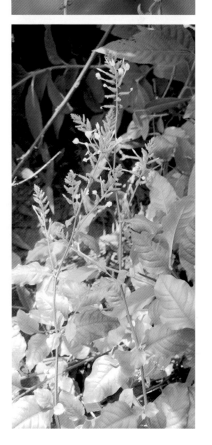

白花茶

【别　名】左扭藤、扭肚藤。

【来　源】本品为木樨科植物扭肚藤**Jasminum elongatum**（Bergius）Willd. [*Jasminum amplexicaule* Buch. –Ham.] 的嫩枝叶。

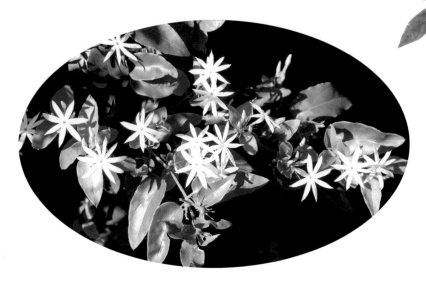

【植物特征】木质藤本。长达4~6 m。嫩部被柔毛。单叶对生，膜质，卵形至卵状披针形，长3~7 cm，宽2~5 cm，顶部急尖，基部圆或心形，全缘，叶面被柔毛或变无毛，叶背常仅脉上有毛；侧脉每边4~6条；叶柄长3~5 mm，密被柔毛。花白色，5~7朵排成顶生，伞形状聚伞花序；花柄长1~3 mm，被柔毛；花萼管部长1~2 mm，檐部5~8裂，裂片线形，长5~8 mm；花冠高脚碟状，冠管长约2 cm，檐部通常8裂，长7~10 mm；

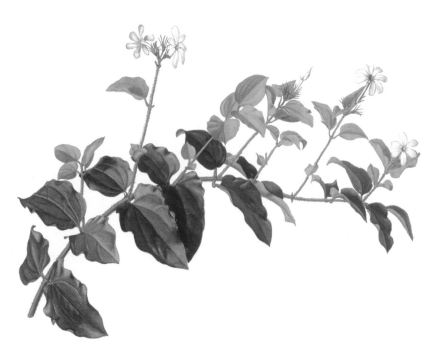

雄蕊2，内藏，花丝长约1 mm；子房2室。浆果卵状长圆形，常孪生。花期4—12月；果期8月至翌年3月。

【生　境】生于海拔850m以下的灌木丛、混交林及沙地。

【分　布】香港、广东、海南、广西、云南。越南、缅甸至喜马拉雅山一带也有分布。

【采集加工】夏、秋季采收带叶嫩枝，切段，晒干。

【药材性状】枝圆柱形，扭曲，节部膨大，商品多数为3~5 cm短段，直径0.4~0.5 cm。表面棕褐色至茶褐色，较光滑，幼枝有柔毛。质坚，断面黄白色，常中空。叶对生，卵状披针形，长3~7 cm，宽2~3 cm，棕褐色，微有光泽，基部稍心形，全缘，具被毛短柄，质脆，易破碎。气微，味淡微苦。以叶片多、完整、棕褐色者为佳。

【性味归经】味微苦，性凉。归肝、脾、肾、胃、大肠经。

【功能主治】清热解毒，利湿消滞，解郁疏肝。用于急性胃肠炎，湿热腹痛，四肢麻痹肿痛，痢疾，急性结膜炎，急性扁桃体炎。

【用法用量】用量15~30 g。

【附　方】

❶湿热腹痛：白花茶、阮生龙、乌柏树、红救主、七枝莲、独脚柑、槐花各15 g，水煎服。

❷四肢麻痹肿痛：白花茶15~30 g，与猪蹄炖，喝汤食肉。

❸乳疮：白花茶30 g，赶狗章6 g，水煎服。

过岗龙

【别　名】过岗扁龙、过江龙、眼镜豆、扭龙、左右扭、扭骨风。

【来　源】本品为豆科植物榼藤子**Entada phaseoloides**（L.）Merr. 的藤茎。

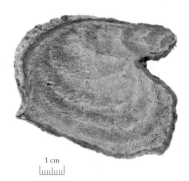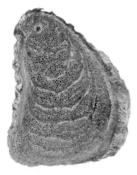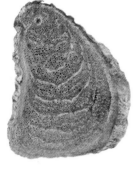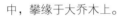

1 cm

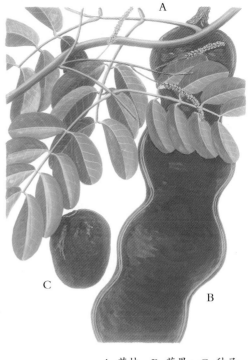

A. 花枝；B. 荚果；C. 种子

【植物特征】木质大藤本。叶对生，二回偶数羽状复叶，长10~25 cm，通常有羽片2对，顶生1对羽片已变为卷须，每羽片有小叶2~4对；小叶对生，长椭圆形，长3~8.5 cm，宽1.5~4 cm。花淡黄色，长2~3 mm，穗状花序腋生，10~25 cm，穗状花序有时再复合成圆锥花序状；花萼钟状，5齿裂；花瓣5，长椭圆形，淡黄色；雄蕊10，分离，较花冠长。荚果木质，长达1 m，宽8~10 cm，弯曲，扁平，多节，成熟时逐节脱落，每节具1颗种子；种子近圆形，扁平，直径4~6 cm，暗褐色，稍具网纹。花期3—6月；果期8—11月。

【生　境】生于山涧或山坡混交林中，攀缘于大乔木上。

【分　布】台湾、广东、香港、海南、福建、广西、云南、西藏。东半球热带地区也有分布。

【采集加工】全年均可采收。砍下藤茎，洗净，切片，蒸后晒干。

【药材性状】本品为不规则块片，大小不等，厚1~2 cm。外皮棕褐色或淡棕色，粗糙，有灰白色地衣斑块，具明显纵皱纹或纵沟纹，有点状皮孔和枝痕，一侧常有一条棱脊状突起。切面皮部深棕色，有红棕色或棕黑色树脂状物渗出，木部棕色或浅棕色，有多数导管孔，环绕髓部有一圈红棕色树脂状物，位置偏于有棱脊的一侧。质坚硬，不易折断。气微，味微涩。以片大、色红、树脂状物多者为佳。

【性味归经】味微苦、涩，性平；有小毒。归肝、脾经。

【功能主治】祛风除湿，活血通络。用于风湿性关节炎，跌打损伤，四肢麻木。

【用法用量】用量9~30 g，水煎服或泡酒服。外用煎水洗患处。

【附　注】榼藤子的种子亦入药，称木腰子或过岗龙子。味甘，性平。具解痉止痛之功，用于胃痛和痔疮痛。通常研末口服，一次量1~3 g。据报道种仁有毒，故内服不宜过量。

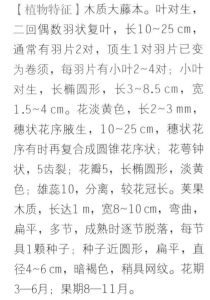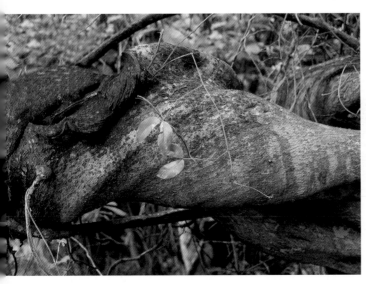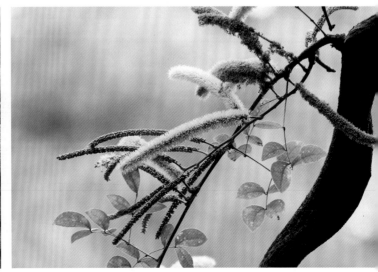

血风藤

【别　名】小鸡血藤、血通、槟榔钻、大血通。
【来　源】本品为大血藤科植物大血藤**Sargentodoxa cuneata**（Oliv.）Rehd. et Wils. 的藤茎。

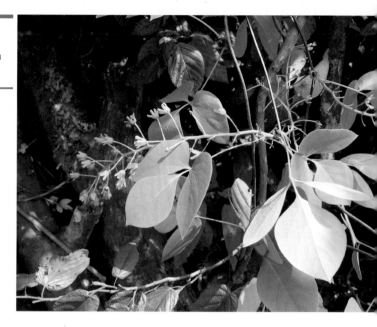

【植物特征】落叶木质藤本。长达10 m。茎圆柱形，褐色，有条纹，冬芽覆有鳞片。叶为三出复叶，叶柄长5~10 cm；小叶两面无毛，有光泽，全缘，顶生小叶菱形或阔椭圆形，长4~14 cm，基部楔尖，小叶柄长5~10 mm，侧生小叶较大，斜卵形，两侧不对称，外侧阔大，小叶柄极短。花春季开放，单性，雌雄异株，排成腋生下垂的总状花序；雄花花梗基部有1苞片和2小苞片；萼片6，长圆形，长6~12 mm；花瓣6，菱状圆形，长约1.2 mm；雄蕊与花瓣同数而对生；雌花有6个退化雄蕊和多枚分离、螺旋状排列的心皮。浆果卵形或长圆形，长7~10 mm，成熟时蓝色，被白霜，有长约1 cm的肉质果梗。花期4—5月；果期6—9月。
【生　境】生于山谷溪边林下。
【分　布】河南、安徽、江苏、浙江、福建、江西、湖南、湖北、广东、广西、四川、云南等地。老挝、越南也有分布。
【采集加工】秋、冬二季采收藤茎，除去侧枝，切段，晒干或阴干。
【药材性状】本品呈圆柱形，常略扭曲，节膨大，长30~60 cm，直径1~3 cm。外皮灰棕色，粗糙，常鳞片状剥落，剥落处呈暗红棕色。质硬，断面皮部红棕色，周边有6处向内凹入，木质部黄白色，有多数导管孔及红棕色放射状纹理，髓部小。气微，味微涩。以粗细均匀、色红棕者为佳。
【性味归经】味微苦、涩，性平。归肝、大肠经。
【功能主治】祛风除湿，活血通经，驱虫。用于肠痈腹痛，热毒疮疡，阑尾炎，经闭腹痛，风湿筋骨酸痛，四肢麻木拘挛，钩虫病、蛔虫病和血丝虫病。
【用法用量】用量9~30 g。
【注　意】孕妇忌服。
【附　方】
① 急性单纯性阑尾炎：大血藤60 g，蒲公英30 g，大黄9~18 g，厚朴9 g，水煎服。
② 风湿关节炎：大血藤30 g，五加皮、威灵仙藤叶各15 g，水煎服。
③ 经闭：鲜大血藤根60 g，益母草30 g，水煎服。

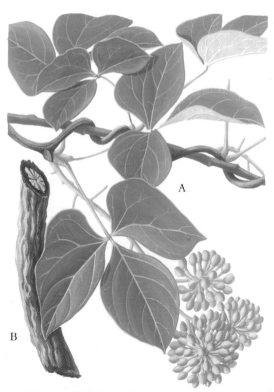

A. 果枝；B. 药材（血风藤）

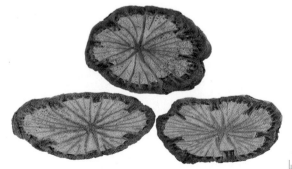

1 cm

江南柏

【别　名】江南侧柏叶。

【来　源】本品为罗汉松科植物罗汉松Podocarpus macrophyllus（Thunb.）D. Don或短叶罗汉松Podocarpus macrophyllus（Thunb.）D. Don var. maki Endl. 的嫩枝叶。

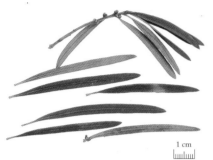

1 cm

◎罗汉松

【植物特征】乔木。高20 m，直径达90 cm。树皮灰色或灰褐色，浅纵裂，成薄片状脱落。枝开展或斜展，较密。叶螺旋状着生，条状披针形，微弯，长7~12 cm，宽7~10 mm，先端尖，基部楔形，叶上表面深绿色，有光泽，中脉显著隆起，下表面带白色、灰绿色或淡绿色，中脉微隆起。雄球花穗状、腋生，常3~5个簇生于极短的总梗上，长3~5 cm，基部有数枚三角状苞片；雌球花单生叶腋，有梗，基部有少数苞片。种子卵圆形，直径约1 cm，先端圆，成熟时肉质假种皮紫黑色，种托肉质圆柱形，红色或紫红色，柄长1~1.5 cm。花期4—5月；种子8—9月成熟。

【生　境】生于海拔200~1 000 m的山地林中。庭园常见栽培。

【分　布】江苏、浙江、福建、安徽、江西、湖南、四川、云南、贵州、广西、广东、香港、澳门、海南。日本也有分布。

◎短叶罗汉松

【植物特征】小乔木或灌木。树皮成薄片状脱落。枝向上斜展，密集。叶螺旋状着生，密集，线状披针形，长2.5~7 cm，宽3~7 mm，先端钝或圆，基部楔形，叶上表面深绿色，有光泽，中脉隆起，下表面灰绿色或淡绿色，中脉微隆起。雄球花穗状，腋生，常3~5个成簇着生于极短的总梗上，基部有数枚苞片；雌球花单生叶腋，具梗，基部具少数苞片，最内方承托胚珠的杯状苞片花后发育成假种皮，基部苞片发育成肥厚肉质的种托。种子卵圆形，直径约1 cm，成熟时假种皮紫黑色，种托肉质，圆柱形，红色，种柄长1~1.5 cm。

【生　境】栽培植物。

【分　布】江苏、浙江、福建、江西、湖南、湖北、陕西、四川、云南、贵州、广西、广东。原产日本。

【采集加工】全年可采。剪取嫩枝叶，晒干，或带幼枝扎成小把。

【药材性状】罗汉松　本品嫩枝直径0.2~0.5 cm，淡黄褐色，粗糙。叶5~10片，丛生，螺旋状排列；叶片线状披针形，长7~12 cm，宽0.7~1 cm，先端尖，叶上表面灰绿色至暗褐色，下表面淡黄绿色至淡棕色，两面的中脉均突起，具短柄；革质而脆，易折断。气微，味淡。以色青绿、少枝梗、无老茎者为佳。

⊙罗汉松

短叶罗汉松　本品叶片线状披针形，长2.5~7 cm，宽3.5~7 mm，先端圆或钝，叶上表面灰绿色至暗褐色，下表面淡黄绿色至淡棕色，两面的中脉均突起，具短柄；革质而脆，易折断。气微，味淡。

【性味归经】味微苦、辛，性微寒。归肺、肝、大肠经。

【功能主治】止血，活血，舒筋活络。用于月经过多，血虚面黄，吐血，咯血，跌打损伤。

【用法用量】用量9~15 g。

【附　方】

❶胃痛：江南柏、南五味子根各9 g，香橼6 g，水煎服。

❷血虚，面色萎黄：江南柏18~21 g，水煎，早晚饭前各服1次。

❸神经衰弱，失眠，心悸：江南柏10 g，合欢花、远志、柏子仁各6 g，水煎服。

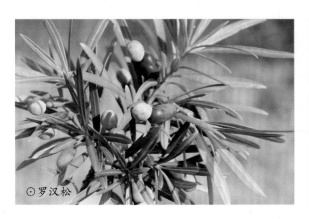

⊙罗汉松

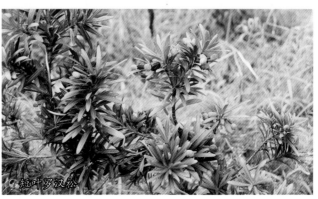

⊙短叶罗汉松

青风藤

【别　名】青藤、土藤。

【来　源】本品为防己科植物风龙Sinomenium acutum（Thunb.）Rehd. et Wils. 的藤茎。

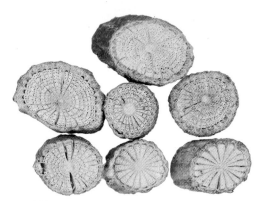

1 cm

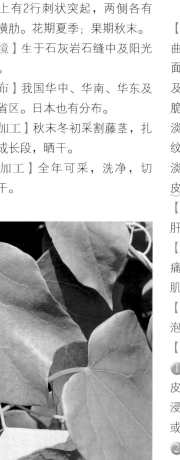

A. 花枝；B. 茎下部

【植物特征】木质大藤本。长达20 m。枝圆柱形，有很密的直线纹，无毛或被微毛。叶互生，叶片革质，形状多变异，卵状心形、近圆形或有时阔卵形，长6~14 cm，先端短尖，基部稍心形，全缘或有角状粗齿，有时掌状深裂至浅裂，干时灰绿色，叶面无毛或被疏柔毛，背面被毛稠密至稀疏，有时近无毛；掌状脉5~7条；叶柄长5~11 cm。圆锥花序腋生，雄花序长达15 cm，雌花序较短；萼片6，长圆形或倒卵形，长1.8~2.5 mm；花瓣6，稍肉质，基部

二侧内折抱着花丝，长不及萼片的1/2。核果近圆形，甚扁，内果皮背肋上有2行刺状突起，两侧各有一行小横肋。花期夏季；果期秋末。

【生　境】生于石灰岩石缝中及阳光充足处。

【分　布】我国华中、华南、华东及西南各省区。日本也有分布。

【采集加工】秋末冬初采割藤茎，扎把或切成长段，晒干。

【采集加工】全年可采，洗净，切片，晒干。

【药材性状】本品呈圆柱形，常微弯曲，长20~70 cm，直径0.5~2 cm。表面灰绿色至棕褐色，小枝上有直线纹及皮孔，节部稍膨大。体轻，质硬而脆，易折断，断面不平整，灰黄色或淡灰棕色，皮部窄，木质部有车辐状纹理，并有多数针孔状导管孔，髓部淡黄白色。气微，味苦。以条匀、外皮色灰绿者为佳。

【性味归经】味辛、苦，性温。归肝、脾经。

【功能主治】祛风湿，通经络，止痛。用于风湿性关节炎，关节肿痛，肌肤麻木，瘙痒，肢体疼痛。

【用法用量】用量6~9 g，水煎服或泡酒服。

【附　方】

❶风湿性关节炎：青风藤60 g，五加皮30 g，寮刁竹根15 g，白酒500 g，浸泡1周，每次服30 mL，每日2次。或水煎服，每日1剂。

❷跌打损伤，陈旧腰痛：青风藤根60 g，五加皮、八角枫根各30 g，水煎服。每日1剂。

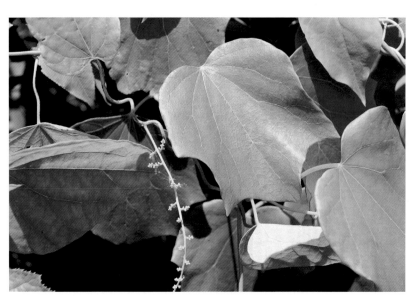

苦木

【别　名】熊胆树、苦树皮、苦皮树、苦皮子、苦胆木。
【来　源】本品为苦木科植物苦木**Picrasma quassioides**
（D. Don）Benn.的茎木和枝叶。

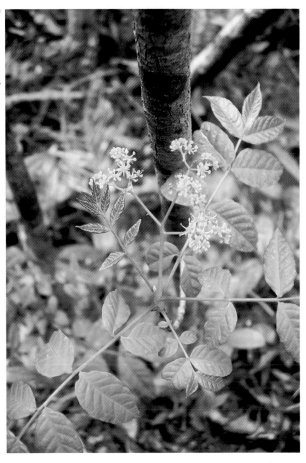

【植物特征】落叶乔木。高15 m。全株有苦味。树皮紫褐色，平滑，有灰色斑纹。叶互生，奇数羽状复叶，长15~30 cm；小叶9~15，卵状披针形或阔卵形，先端渐尖，基部楔形，除顶生小叶外，其余小叶基部均两侧不对称，上面无毛，嫩叶下面在中脉和侧脉上有柔毛，叶缘具不整齐的粗钝齿；托叶披针形，早落。复聚伞花序腋生，花雌雄异株，黄绿色；萼片通常5，卵形或长卵形，外被黄褐色微柔毛；花瓣5，卵形或阔卵形，两面中肋附近均被微柔毛；雄花中的雄蕊长为花瓣的2倍，雌花中的雄蕊短于花瓣；花盘4~5裂；心皮2~5，分离，每心皮有1胚珠。核果成熟后蓝绿色，长6~8 mm，萼片宿存。花期4—5月；果期6—9月。

【生　境】生于湿润、肥沃的山坡、山谷及村边的疏林中。

【分　布】黄河流域以南各省区。印度、日本、不丹、尼泊尔、朝鲜也有分布。

【采集加工】夏、秋季采收，将树干、树枝切片，晒干。

【药材性状】本品树干片块大小不一，厚约5 mm，偶有

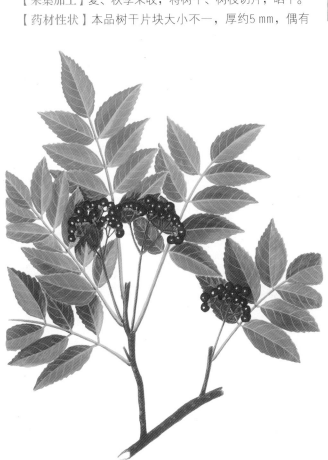

残留树皮，木部淡黄色。枝圆柱形，长短不一，直径0.5~2 cm，表面灰绿色或棕绿色，有细密的直线纹及点状皮孔；质脆，易折断，断面不平整，淡黄色或黄白色，嫩枝髓部较大。叶为奇数羽状复叶，易脱落，常在老枝上留下半圆形或近圆形的疤痕；小叶卵状椭圆形，先端锐尖，基部偏斜，边缘具钝齿，两面通常绿色，嫩叶下面淡紫红色，沿中脉上有柔毛。气微，味极苦。

【性味归经】味苦，性寒；有小毒。归肺、大肠经。

【功能主治】清热解毒，抗菌消炎，燥湿杀虫。用于急性扁桃体炎，感冒，肺热咳嗽，肺痛，霍乱吐泻，痢疾，湿热胁痛，湿疹。外用治烧、烫伤，毒蛇咬伤，痈疖肿毒，疥癣。

【用法用量】用量5~10 g。外用适量，煎水洗患处或研末涂敷患处。

【附　方】

❶阿米巴痢疾：苦木、石榴皮各15 g，竹叶椒9 g，水煎服。

❷细菌性痢疾：苦木9~15 g，研末，分3~4次服。

❸疮疖，体癣，湿疹：苦木适量，煎水洗患处。

胆木

【别　名】药乌檀、山熊胆、熊胆树、树黄柏。

【来　源】本品为茜草科植物乌檀 **Nauclea officinalis**（Pierrc ex Pitard）Merr. et Chun 的茎。

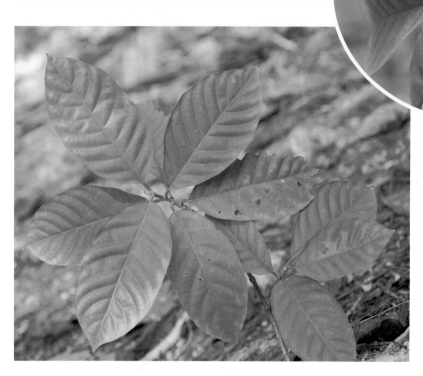

【性味归经】味苦，性寒；有小毒。归肺、膀胱、大肠经。

【功能主治】清热解毒，消肿止痛。用于感冒发热，急性扁桃体炎，咽喉炎，支气管炎，肺炎，泌尿系统感染，肠炎，外耳道疖肿，胆囊炎。外用治乳腺炎，痈疖脓肿。

【用法用量】用量3~6 g。外用适量，鲜品捣烂外敷或煎水洗患处。

【附　方】钩端螺旋体病：胆木、大青叶、地胆草、紫珠草各60~90 g，水煎，分3次服。小儿用量酌减。

【植物特征】乔木。高4~12 m。枝稍纤细，光滑无毛。叶对生，膜质或薄革质，椭圆形，很少倒卵形，长7~9 cm，宽3.5~5 cm，先端渐尖或略钝，基部楔形或阔楔形；侧脉纤细，每边5~7条，近边缘处分枝连接，两面稍凸；叶柄长10~15 mm；托叶早落，倒卵形，长6~10 mm，先端圆。头状花序单个顶生；总花梗长1~3 cm，中部以下的苞片早落。果序中的小果融合，成熟时黄褐色，直径9~15 mm，表面粗糙；种子长1 mm，椭圆形，一面平坦，一面拱凸，种皮黑色有光泽，有小窝孔。花期夏季。

【生　境】生于山地杂木林中。

【分　布】香港、广东、海南、广西、云南。越南、柬埔寨、老挝、泰国、马来西亚、印度尼西亚也有分布。

【采集加工】全年均可采收。取树干、大枝，切片，晒干。

【药材性状】本品为不规则的片或小块，有的带皮部。外皮棕黄色，粗糙，较疏松，易剥离。横切面皮部棕褐色，木部黄色或棕黄色。质坚硬，难折断，气微，味苦。以色鲜黄、块片大小均匀、味苦者为佳。

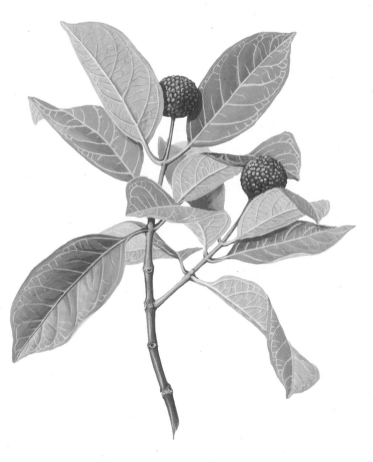

络石藤

【别　名】石龙藤、感冒藤、爬墙虎。

【来　源】本品为夹竹桃科植物络石**Trachelospermum jasminoides**（Lindl.）Lem. 的带叶藤茎。

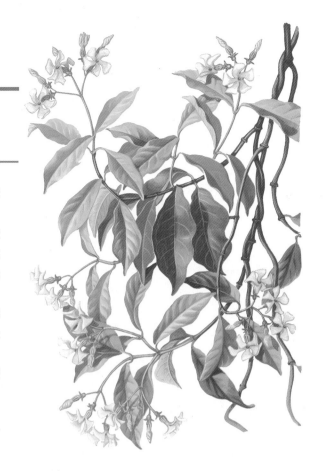

【植物特征】木质藤本。茎褐色，散生皮孔，被柔毛或近无毛。单叶对生，椭圆形、倒卵形或披针形，长2~10 cm，宽1~4.5 cm，先端短尖，基部楔形，两面无毛或背面疏被柔毛；侧脉每边6~12条；叶柄短，被短柔毛。顶生或腋生的聚伞花序，常有花4~15朵；花白色，花萼5裂，长2~5 mm，外面被疏柔毛；花冠高脚碟状，冠管长5~10 mm，檐部5裂，长5~10 mm；雄蕊着生冠管中部，内藏；花盘5裂。蓇葖果双生，绒状披针形，长10~20 cm；种子线形，长1.5~2 cm，顶有一束长毛。花期3—7月；果期7—12月。

【生　境】生于溪边、路旁或疏林内，常攀缘于树干、墙壁或石壁上。

【分　布】陕西、甘肃、四川、湖南、湖北、河北、河南、山东、江苏、安徽、浙江、台湾、福建、江西、海南、广东、广西、贵州、云南等地。日本、朝鲜和越南也有分布。

【采集加工】冬季至次春割取藤茎，除去杂质，晒干。

【药材性状】本品圆柱形，弯曲，多分枝，长短不一，直径1~5 mm，表面红褐色，有皮孔，常生不定根；质硬，易折断，断面淡黄白色，常中空。叶对生，革质，稍皱卷或破碎，展平后完整叶片呈椭圆形或卵状披针形，边缘略反卷，上面灰绿色或棕绿色，下面色较淡。气微，味微苦。以叶多而色绿者为佳。

【性味归经】味苦，微寒。归心、肝、肾经。

【功能主治】祛风止痛，活血通络。用于风湿热痹，风湿性关节炎，腰腿痛，跌打损伤，痈疖肿毒。外用治创伤出血。

【用法用量】用量9~15 g。外用适量，鲜品捣烂或干品研粉敷患处。

【附　方】

❶跌打损伤，关节酸痛：络石藤30 g，水煎，黄酒送服。

❷坐骨神经痛：络石藤60~90 g，水煎服。

❸关节炎：络石藤、五加皮根各30 g，牛膝根15 g，水煎服，白酒为引。

❹咳嗽喘息：络石藤15 g，水煎服。

❺腹泻：络石藤60 g，红枣10个，水煎服。

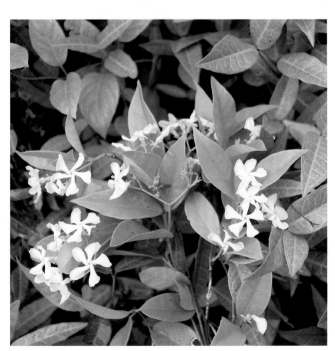

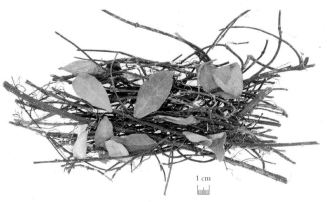

1 cm

宽筋藤

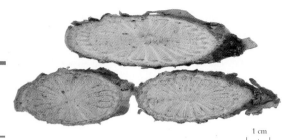

【别　名】伸筋藤、舒筋藤。

【来　源】本品为防己科植物中华青牛胆 **Tinospora sinensis**（Lour.）Merr.的藤茎。

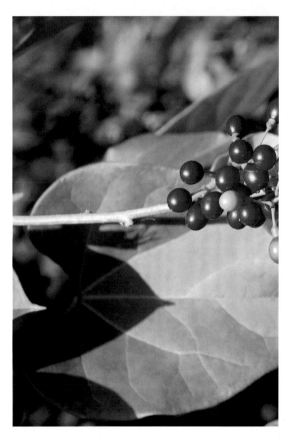

【药材性状】本品为长圆状斜片或短段，直径0.9~2 cm，切成段的小藤茎长3.5~5 cm，表面褐色，有明显的纵沟纹；栓皮薄，皱缩不平，常与木质部分离。断面灰白色，具明显的菊花状纹，髓白色；体轻，质疏松。气微，味微苦。以片大、色白者为佳。

【性味归经】味苦，性凉。归肝、脾经。

【功能主治】舒筋活络，祛风除湿。用于风湿痹痛，坐骨神经痛，腰肌劳损，筋络拘挛，骨折，跌打扭伤。

【用法用量】用量9~15 g。

【附　方】

❶风湿性关节炎：a.宽筋藤15~30 g，桑枝、地稔、松节各30 g，水煎服。b.宽筋藤、山苍子根、大血藤、骨碎补各15 g，水煎服。

❷风湿骨痛，半身不遂：宽筋藤9~15 g，水煎服或泡酒服。

❸骨折，跌打损伤：宽筋藤9~15 g，水煎服。外用鲜品捣烂敷患处。

❹外伤出血：a.宽筋藤9~15 g，水煎服。b.宽筋藤研末撒于患处。

【植物特征】落叶高大藤本。长达10 m。老茎肥壮，表皮褐色，膜质，有瘤突状皮孔；嫩枝绿色，有条纹，被柔毛。叶膜质，阔卵状心形或圆心形，稀阔卵形，长7~14 cm，宽5~13 cm，先端骤尖，基部心形，两面被短柔毛，下面甚密；掌状脉5条；叶柄长6~13 cm，被短柔毛。总状花序，雄花序单生或几个簇生，雌花序单生；萼片6，排成2轮，外轮小，长1~1.5 mm，内轮阔卵形，长达5 mm；花瓣6，近菱形，瓣片长约2 mm；雄花有6枚雄蕊，比花瓣稍长；雌花有3心皮。核果近球形，直径9~10 mm，鲜红色，内果皮背部有龙骨状凸起和许多疣状小凸点，胎座迹有椭圆形的开口；种子长约5 mm。花期4月；果期5—6月。

【生　境】生于村落附近的疏林中或篱笆上。

【分　布】海南、广东、澳门、广西、云南。中南半岛、印度、斯里兰卡也有分布。

【采集加工】全年可采。割取藤茎，切成斜片或短段，晒干。

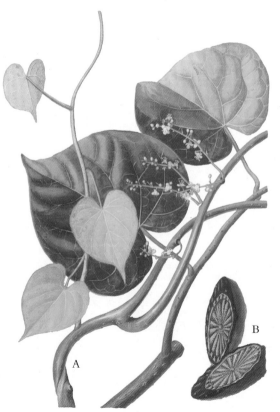

A.雄花枝；B.药材（宽筋藤）

通草

【别　名】通花根、大通草、白通草、主通、泡通、木通树。

【来　源】本品为五加科植物通脱木**Tetrapanax papyriferus**（Hook.）Koch 的茎髓。

【植物特征】小乔木或灌木。高1~3.5 m。树皮深棕色，略有皱裂。嫩枝淡棕色，有明显皮孔及叶痕，密被黄色绒毛。叶大型，集生枝顶，厚膜质或薄革质，轮廓近圆形，长50~80 cm，宽50~70 cm，掌状5~11深裂，裂片长圆形或卵状长圆形，全缘或具疏钝齿，或有2~3枚小裂片，叶面无毛，背面密生白色绒毛；叶柄粗壮，长30~50 cm；托叶与叶柄基部合生。花白色，多朵排成伞形花序，此花序在茎上复组成略大型的圆锥花序，伞形花序直径1~1.5 cm，总花梗长1~1.5 cm，花梗长3~5 mm，均密生白色绒毛；萼筒杯状，萼齿不明显；花瓣4，稀5；雄蕊与花瓣同

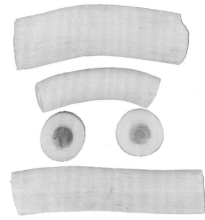

1 cm

数；子房下位，2室，花柱离生。果球形，直径约4 mm，黑色。花期10—12月；果期至翌年1—2月。

【生　境】生于山坡向阳肥沃的土壤上。

【分　布】陕西、河南、浙江、江苏、安徽、湖北、湖南、广东、江西、福建、台湾、广西、云南、四川、贵州。

【采集加工】秋季采收。割取茎，截成段，趁鲜取出髓部，理直，晒干。

【药材性状】本品为圆柱形，长15~40 cm，直径1~2.5 cm。表面白色或淡黄白色，有浅纵沟纹。体轻，质松软，稍有弹性，易折断，断面平坦，显银白色光泽，中部常空心或有半透明的隔膜，在纵剖面上隔膜呈梯状排列。气微，无味。以条粗、色白者为佳。

【性味归经】味甘、淡，性寒。归肺、胃、小肠经。

【功能主治】清热利尿，通气下乳。用于水肿，小便不利，热淋涩痛，尿急，乳汁较少或不下。

【用法用量】用量3~6 g。

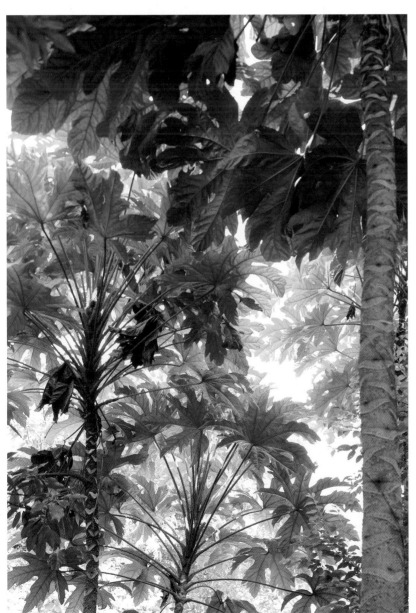

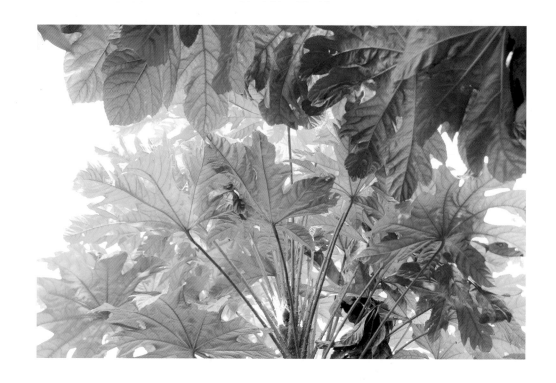

【注　意】孕妇忌服。

【附　方】

❶产后乳汁不通：a.通草9g，与猪蹄炖汤服。b.通草9g，王不留行4.5g，水煎服。体弱者加炙黄芪12g。

❷热淋，小便不利，小腹虚满：通草6g，水煎，加入葱同服。

❸急性肾炎：通草6g，茯苓皮12g，大腹皮9g，水煎服。

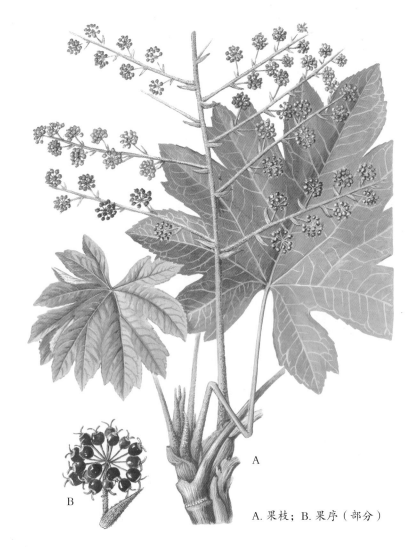

A.果枝；B.果序（部分）

紫花杜鹃

【别　名】岭南杜鹃、异叶杜鹃。

【来　源】本品为杜鹃花科植物紫花杜鹃*Rhododendron mariae* Hance的带叶嫩枝。

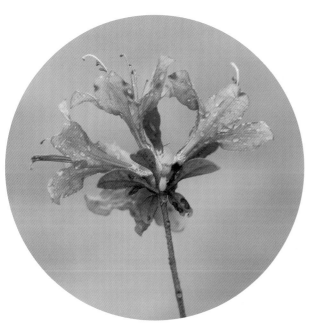

色，下面淡绿色，两面均有棕色糙伏毛，中脉上的毛常很密，缘毛很明显。气微，味微涩。以叶多、枝嫩、色绿者为佳。

【性味归经】味苦、辛、涩，微温。归肺、大肠经。

【功能主治】镇咳，祛痰，平喘。用于咳嗽，哮喘，支气管炎。

【用法用量】用量30~45 g（鲜品60~90 g）。

【附　方】

❶慢性支气管炎：a.鲜紫花杜鹃60 g，水煎，浓缩至40 mL，分2次饭后服。10日为1个疗程。b.紫花杜鹃30 g，胡颓子叶15 g，救必应12 g，甘草4.5 g，水煎，分2次服。连服20日。

❷跌打损伤：紫花杜鹃根3~6 g，水煎，冲酒服。

❸口疮：紫花杜鹃鲜叶适量，捣烂敷患处。

【植物特征】常绿灌木。高1~3 m。小枝圆柱形，被红褐色刚毛状糙伏毛。叶互生，革质，椭圆形至椭圆状长圆形，有时倒卵形，春生叶长3~9 cm，宽1.3~4 cm，夏生叶长1~3 cm，先端短尖，基部楔形或稍钝，两面疏被糙伏毛，以叶缘和叶面中脉上较浓密；侧脉上面凹入；叶柄长约1 cm。伞形花序顶生，有花12~22朵；花紫色，芳香，花梗长约1.5 cm；花萼5齿裂，被毛；花冠漏斗形，冠管圆筒状，纤细，长约1 cm，裂片5，伸展，与花冠管等长；雄蕊5，花丝白色，花药顶孔开裂；花柱细长，柱头头状。蒴果卵状，长约1 cm，被毛，开裂为5果瓣。花期3—6月；果期7—11月。

【生　境】生于低山、丘陵灌丛中。

【分　布】香港、广东、广西、江西、福建、湖南。

【采集加工】全年均可采收。割取带叶嫩枝，阴干或晒干。

【药材性状】本品嫩枝呈圆柱形，直径2~4.5 mm，褐色，密被黄棕色糙伏毛；质脆，易折断，断面不平整，淡黄绿色。叶片常破碎，完整叶常椭圆形或长圆形，叶长3~9 cm，上面深绿

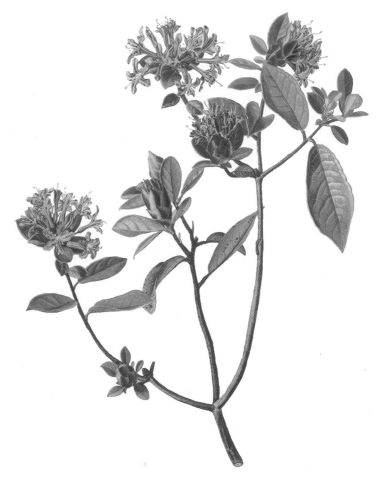

猴耳环

【别　名】蛟龙木、尿桶公。

【来　源】本品为豆科植物猴耳环**Pithecellobium clypearia**（Jack.）Benth. [*Archidendron clypearia*（Jack.）Nielsen] 的带叶嫩枝。

【植物特征】常绿乔木。高达10 m。嫩枝有棱角，稍被微柔毛。叶为二回羽状复叶，有羽片4~7对，总轴有锐角，在每一对羽片下及叶柄近基部有腺体1枚；下部的羽片有小叶3~6对或更多，上部的羽片有小叶10~12对；小叶对生，小叶片近菱形，最顶的长可达2~6 cm，宽0.7~3 cm，其他的较小，先端短尖，叶面微光亮，背面近无毛或被褐色柔毛。圆锥花序顶生和腋生，被褐色微柔毛；花柄短，数朵聚成小头状花序；萼钟形，长约2 mm，被微柔毛，裂齿不明显；花冠白色，长3~4 mm，外面被褐色微柔毛；雄蕊长约为花冠3倍。荚果呈二或三回旋转，在种子着生处之间的外边缘凹下。花期2—6月；果期4—8月。

【生　境】生于疏林或密林中。

【分　布】浙江、福建、台湾、广东、广西、海南、云南。热带亚洲也有分布。

【采集加工】全年可采。摘取带叶嫩枝，晒干。

【药材性状】本品嫩枝有纵棱，略呈方柱形，直径0.5~2 cm，棕色至棕褐色；质坚实，但易折断，断面木部黄白色，髓部小，棕色。叶互生，为二回羽状复叶，羽片常4~6对，有的多达11对；小叶常蜷缩或破碎，易脱落，近革质，菱形，顶生的小叶最大，长2~6 cm，上面深绿色至棕黄色，微有光泽，下面色较浅。气微，味微涩。以茎枝幼嫩、叶片多者为佳。

【性味归经】味微苦、涩，性凉。归脾、胃、肝经。

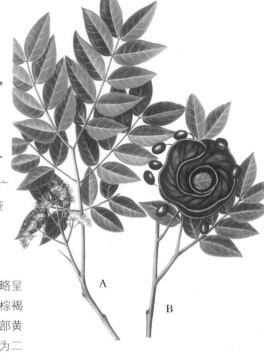

A. 花枝；B. 果枝

【功能主治】清热解毒，凉血消肿。用于上呼吸道感染，咽喉炎，扁桃体炎，痢疾。外用治烧、烫伤，疮痈疖肿。

【用法用量】用量10~15 g。外用干品研末调茶油涂患处，或鲜叶捣烂敷患处。

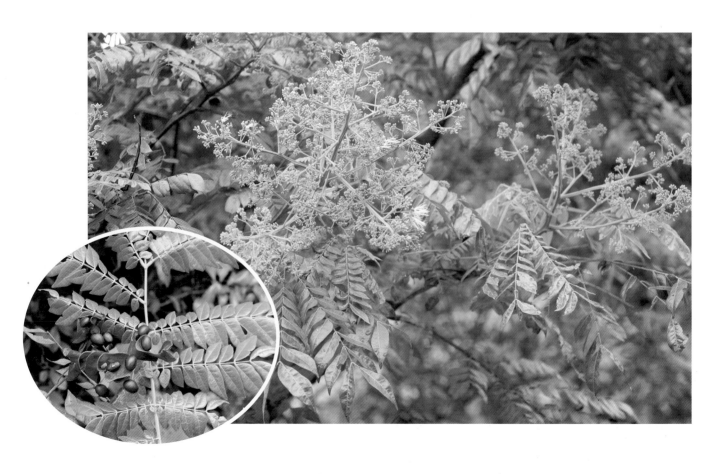

漆大姑

【别　名】漆大伯、两面毛、生毛七。

【来　源】本品为大戟科植物毛果算盘子**Glochidion eriocarpum** Champ. ex Benth. 的嫩枝叶。

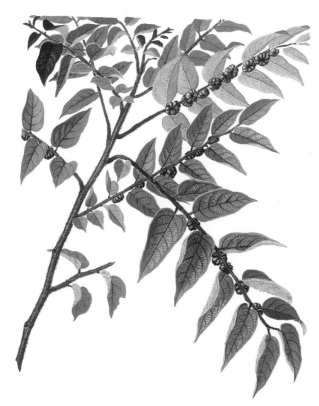

【植物特征】灌木。高0.5~2 m。多分枝，枝密被淡黄色柔毛。单叶互生，膜质，卵形或卵状披针形，长4~5 cm，有时可达7 cm，宽1.5~3.5 cm，先端渐尖，基部圆或楔形，全缘，两面被长柔毛；侧脉每边4~5条；叶柄长1~2 mm；托叶钻状，长3~4 mm。花2~4朵簇生叶腋，有时单生；雄花有柄，萼片6，长圆形，外面被柔毛，长2.5~4 mm；雄蕊3；雌花几无柄，萼片长圆形，长2.5~3 mm，不等大，两面被长柔毛；子房5室，密被柔毛。蒴果扁球形，宽8~10 mm，具5条纵沟，密被长柔毛，顶具宿存花柱。花期6—10月；果期7—11月。

【生　境】生于山地疏林或灌木林中。

【分　布】海南、广东、香港、福建、台湾、广西、云南、贵州。越南、泰国也有分布。

【采集加工】夏、秋季采收，枝叶晒干。

【药材性状】本品嫩枝长20~40 cm，直径0.2~0.4 cm，密被淡黄色长柔毛。叶蜷缩，展平呈卵形或卵状披针形，长4~5 cm，全缘，先端渐尖，两面均被长柔毛，黄绿色；叶柄短，有黄色柔毛。气微，味苦涩。

【性味归经】味苦、涩，性微寒。归胃、大肠经。

【功能主治】清热利湿，解毒止痒。用于肠炎，痢疾，剥脱性皮炎，皮肤湿疹。外用治漆树过敏，水田皮炎，皮肤瘙痒，荨麻疹。

【用法用量】用量15~30 g。外用适量，煎水洗或研末敷患处。

【附　方】

①过敏性皮炎：漆大姑、杠板归、千里光、盐肤木叶各30~60 g，煎水熏洗。

②乳腺炎：a.漆大姑15~30 g，水煎服。b.鲜叶捣烂外敷患处。

③烧伤，湿疹：漆大姑鲜叶适量，水煎，洗患处。

④痔疮溃疡不收口：漆大姑叶，煅至存性，研末敷患处。

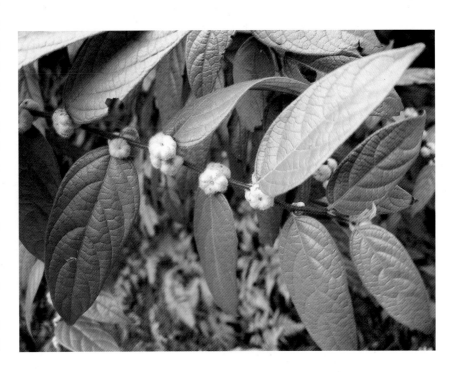

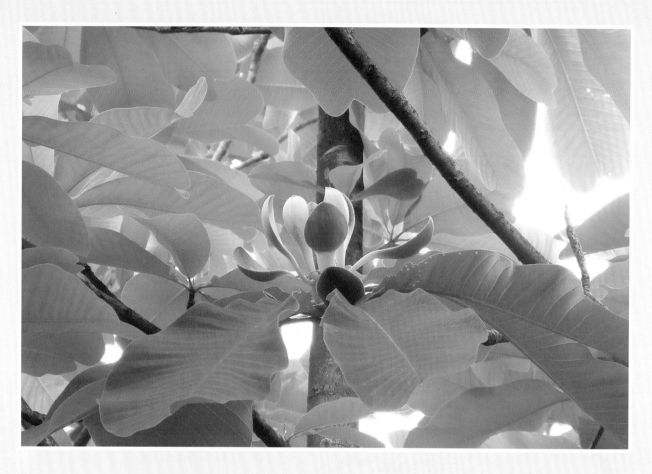

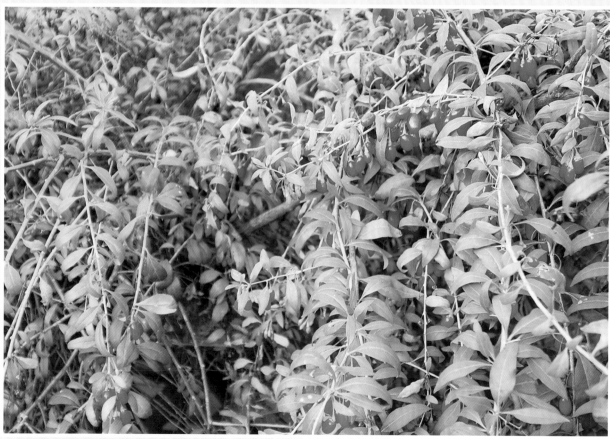

皮类

PI LEI

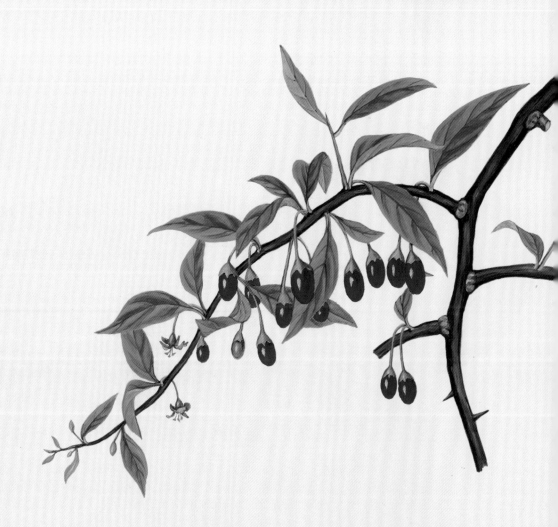

地骨皮

【别　名】枸杞根、土地骨

【来　源】本品为茄科植物宁夏枸杞**Lycium barbarum** L.或枸杞**Lycium chinense** Mill. 的根皮。

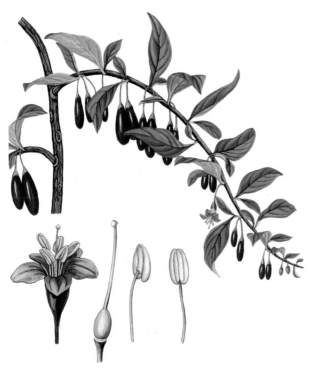

⊙宁夏枸杞

◎宁夏枸杞

【植物特征】灌木。高50~150 cm。树冠圆形，主茎粗壮，分枝细长，先端常弯曲下垂，常成刺状。单叶互生或有时数叶密集成簇于短枝上，叶片卵状披针形或窄倒卵形，长2~8 cm，宽0.5~3 cm，边缘全缘，两面无毛；叶柄短。花腋生，常单一或2~6朵簇生于短枝上，花梗细；花萼钟状，先端2~3裂，稀4~5裂，常深裂至半或更深，裂片宽卵状或卵状三角形，裂片先端有时再2浅裂；花冠漏斗状，管部长约8 mm，较裂片长，管中下部变窄，先端5裂；雄蕊5，生于花冠管上，外露。浆果卵圆形或椭圆形，长1~2 cm，成熟时红色，有肾形扁平种子多数。花、果期5—10月。

【生　境】生于潮湿、强日照、土层深厚的黄土沟岸及山坡。多为栽培。

【分　布】山西、内蒙古、陕西、甘肃、青海、宁夏、新疆等地。

◎枸杞

【植物特征】灌木。茎高50~80 cm。枝有棱角，疏生黑色小斑点，常具针状刺。单叶互生或有时数叶密集成簇，卵形或卵状披针形，长1.5~4 cm，宽5~15 mm，先端短尖

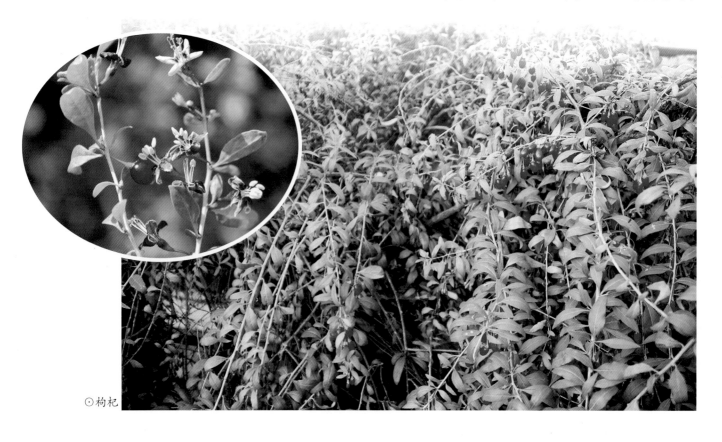

⊙枸杞

或钝，基部楔形至阔楔形，无
毛；叶柄长不及1 cm。秋末冬
初开紫色花，常1~8朵簇生于
叶腋；花梗长约6 mm；花萼钟
状，先端5浅裂，宿存；花冠漏
斗状，5裂；雄蕊5，生于花冠
管上，花药分离，纵裂。浆果
椭圆形，长约1.5 cm，成熟时红
色，有肾形扁平种子10~30颗。
花、果期6—11月。

【生　境】栽培植物。

【分　布】我国南北各地。朝
鲜、日本、欧洲也有分布。

【采集加工】春、夏季采收。
挖取根部，除去须根，洗净，
晒干，或斜切成薄片，晒干。

【药材性状】本品呈筒状，长
3~10 cm，宽0.5~1.5 cm，厚
0.1~0.3 cm。外表面灰黄色至
棕黄色，粗糙，有不规则的纵
皱纹，易成鳞片状剥落。内表
面黄白色至灰黄色，较平坦，
有细纵纹。体轻，质脆，易折
断，断面不平坦，外层黄棕
色，内层灰白色。气微，味微
甘而后苦。以皮厚、外表面色
棕黄者为佳。

【性味归经】味甘，性寒。归
肺、肝、肾经。

【功能主治】清热凉血。用于
阴虚潮热，骨蒸盗汗，肺结核
低热，肺热咳嗽，咯血，衄
血，糖尿病。

【用法用量】用量9~15 g。

【附　方】

❶阴虚潮热：地骨皮、知母、
银柴胡各9 g，鳖甲12 g，水煎
服。

❷肺热咳嗽：地骨皮12 g，桑
白皮、知母各9 g，黄芩、甘草
各6 g，水煎服。

❸疟疾：鲜地骨皮30 g，茶叶
3 g，水煎服。于疟疾发作前
2~3小时服下。

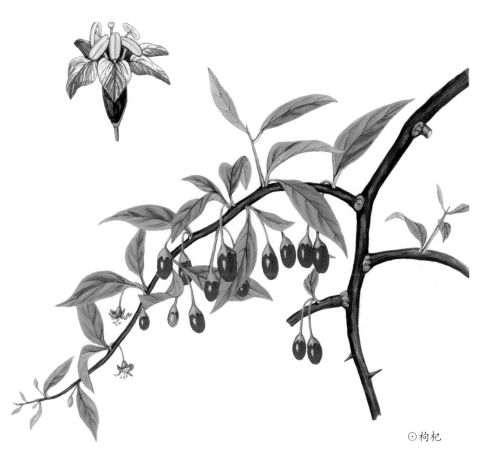

⊙枸杞

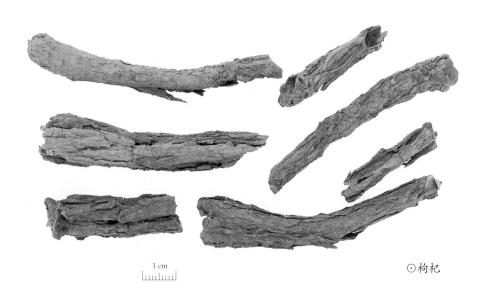

1 cm

⊙枸杞

杜仲

【别　名】扯丝皮、思仲，丝棉皮、玉丝皮、川杜仲。

【来　源】本品为杜仲科植物杜仲 **Eucommia ulmoides** Oliv. 的树皮。

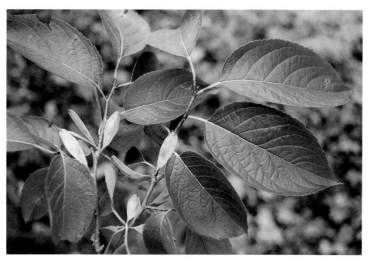

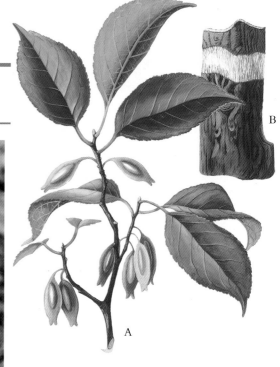

A. 果枝；B. 药材（杜仲）

【植物特征】落叶乔木。高达20 m。小枝有皮孔。树皮灰色，折断后有银白色、富弹性的橡胶丝相连。单叶互生，长椭圆形或长圆形，长6~13 cm，宽3.5~6.5 cm，边缘有钝齿，背面叶脉上有疏毛；叶柄长1~2 cm。花单朵腋生，单性，雌雄同株，无花被；雄蕊6~10，长约1 cm，花丝极短，药隔突出；子房有柄，扁平，先端2裂，柱头位于裂口内侧，先端反折。翅果长椭圆形，扁，长3~3.5 cm，宽1~1.5 cm，先端2裂，具薄翅；种子线形，两端圆形，长约1.5 cm。花期3—4月；果期10—11月。

【生　境】生于低山、谷地的疏林中。

【分　布】长江中游各省区有野生或栽培。世界温暖地区广为栽培。

【采集加工】春、夏季剥取树皮，相对层层平叠，放置在垫有稻草的平地上，压紧再覆盖稻草。2~3日后，树皮内表面由白色变棕褐色时，取出晒干。

【药材性状】本品呈板片状或两边稍向内卷，大小不一，厚2~7 mm。外表面淡棕色或棕褐色，有明显的皱纹或纵裂槽纹，有的树皮较薄，未去粗

皮，可见横裂的灰白色皮孔。内表面棕褐色至暗紫色，光滑。质脆，易折断，断面有银白色、富弹性的橡胶丝相连。气微，味稍苦，嚼之有胶状的残存物。以皮厚、块大、去净粗皮、断面橡胶丝多而有光泽、内表面暗紫褐色者为佳。

【性味归经】味甘、微辛，性温。归肝、肾经。

【功能主治】补肝肾，强筋骨，安胎，降血压。用于肝肾不足，腰膝酸痛，筋骨无力，头晕目眩，肾虚尿频，妊娠漏血，胎动不安。

【用法用量】用量6~15 g。

【附　方】

❶早期高血压：生杜仲12 g，桑寄生15 g，生牡蛎18 g，白菊花、枸杞子各9 g，水煎服。

❷腰膝酸痛：a.杜仲、牛膝各12 g，补骨脂、红花各9 g，鸡血藤15 g，水煎服。b.杜仲、牛膝各12 g，补骨脂、红花各9 g，鸡血藤15 g，研成粗末，用白酒500 g，浸泡7日，每次服50 mL，每日2次。

❸肾炎：杜仲、盐肤木根皮各30 g，加猪肉炖服。

❹妇人胞胎不安：杜仲（去粗皮）10克，红枣3枚，水煎服。

❺小便余沥：杜仲120 g，小茴香（盐炒）60 g，车前子45 g，山茱萸（炒）90 g，研末，制蜜丸。每日早上服15 g。

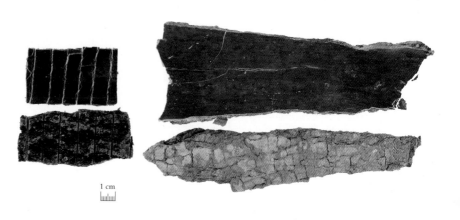

1 cm

厚朴

【别　名】川朴、紫油厚朴。

【来　源】本品为木兰科植物厚朴**Magnolia officinalis** Rehd. et Wils.或凹叶厚朴**Magnolia officinalis** Rehd. et Wils. **var. biloba**（Rehd. et Wils.） Cheng et Law 的干皮、根皮和枝皮。

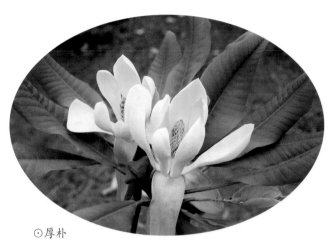

⊙厚朴

◎厚朴

【植物特征】落叶乔木。高5~15m。树皮紫褐色。嫩枝幼时有细毛，老茎无毛，冬芽圆锥状，芽鳞密被黄褐色绒毛。叶互生，革质，椭圆状倒卵形，长25~45 cm，宽10~20 cm，先端圆形，有短尖头，基部楔形，有时圆形，全缘，上面淡黄绿色，无毛，幼时下面密生灰色毛，老叶呈白粉状，侧脉上密生长毛；叶柄长3~4 cm。花单生枝顶，白色，芳香，直径12~15 cm；萼片与花瓣共9~12，肉质，近等长。蓇葖果长椭圆状卵形，长9~12 cm；种子三角状倒卵形，外种皮红色。花期5—6月；果期8—10月。

【生　境】生于山地林中，多数为栽培。

【分　布】浙江、江西、湖南、湖北、四川、贵州、云南、广东、广西、陕西、甘肃等地。

◎凹叶厚朴

【植物特征】凹叶厚朴与厚朴植物特征不同的主要是叶片先端2裂。

【生　境】生于海拔300~1 000 m的山地林中。

【分　布】广东、福建、浙江、江西、安徽和湖南。

【采集加工】4—6月剥取，干皮置沸水中微煮，堆置阴湿处，"发汗"至内表面变紫褐色或棕褐色时，蒸软，

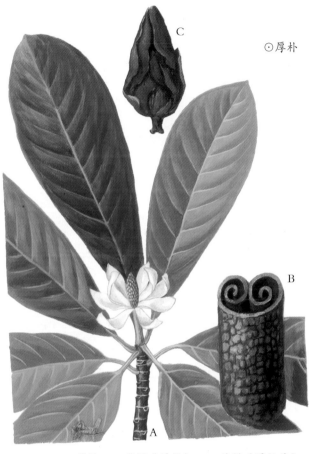

⊙厚朴

A. 花枝；B. 药材（厚朴）；C. 药材（厚朴花）

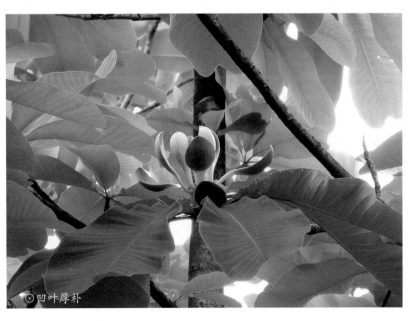

◎凹叶厚朴

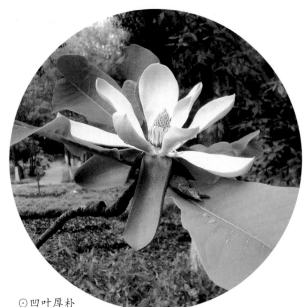

⊙凹叶厚朴

研末，每次服3g，每日2~3次。

❸肠梗阻（气胀较重者）：厚朴、赤芍各15g，炒莱菔子30g，芒硝、枳实、大黄各9~15g，桃仁9g，水煎服。

【附　注】

厚朴或凹叶厚朴的干燥花为厚朴花。呈狭圆锥形，长4~7cm，基部直径1.5~2cm，通常红棕色。花被9~12片，外轮3片长圆状倒卵形，较薄，中轮和内轮倒卵形至椭圆形，肉质。雄蕊多数，花药条形。心皮多数，螺旋状排列于圆锥形花托上。质脆，易碎。气香，味淡。以体大而完整、色棕红、气香浓者为佳。

厚朴花味苦，性温。归脾、胃经。具理气化湿之功。

卷成筒状，晾干或微火焙干；根皮和枝皮直接阴干。

【药材性状】干皮　呈卷筒状或双卷筒状，长30~35cm，厚0.2~0.7cm，习称"筒朴"。近根部的干皮稍厚，一端展开如喇叭口，习称"靴筒朴"。外表面灰棕色，粗糙，有时外皮呈鳞片状，较易剥落，有纵皱纹和椭圆形皮孔，刮去粗皮者显黄棕色。内表面紫棕色或紫褐色，略显平滑，具细密纵纹，划之显油痕。质坚硬，不易折断，断面颗粒性，外层灰棕色，内层紫色或棕色，有时可见星状小结晶。气香，味辛辣，微苦。味微苦为优质厚朴的重要指标。

根皮　呈单筒状或不规则块片，有的弯曲似鸡肠，习称"鸡肠朴"。质硬，较易折断，断面纤维性。

枝皮　呈单筒状，长10~20cm，厚0.1~0.2cm。质脆，易折断，断面纤维性。

【性味归经】味苦、辛，性温。归脾、胃、肺、大肠经。

【功能主治】燥湿消痰，下气除满。用于腹痛胀满，食积气滞，反胃呕吐，宿食不消，痰壅喘咳，湿满泻痢，驱蛔虫。

【用法用量】用量3~9g。

【附　方】

❶腹满痛，便秘：厚朴、枳实各9g，大黄6g，水煎服。

❷急性肠炎，细菌性痢疾：厚朴适量，

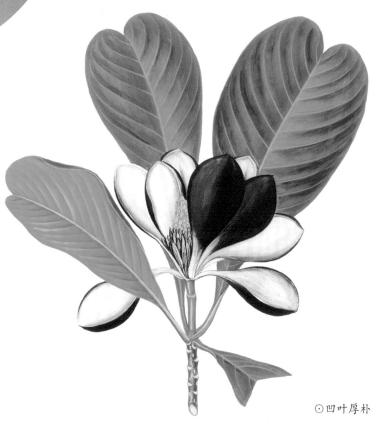

⊙凹叶厚朴

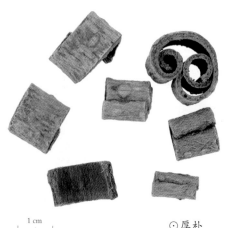

1 cm

⊙厚朴

海桐皮

【别　名】鸡桐木、空桐树、山芙蓉。

【来　源】本品为豆科植物刺桐**Erythrina variegata** L.
[*Erythrina indica* Lam.] 的茎皮。

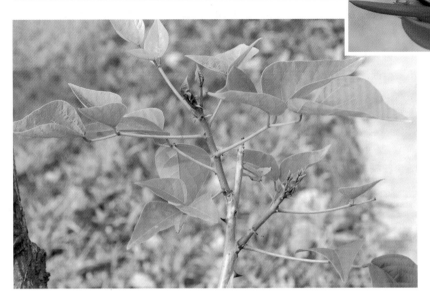

【植物特征】落叶乔木。高可达20 m，通常10~15 m。茎灰色，有刺。三出复叶互生，叶柄长9~14 cm；小叶膜质，阔卵形，长10~15 cm，先端稍钝，侧生小叶两侧稍不对称，两面鲜绿色，小叶柄短，小托叶为腺体状。花组成密生的总状花序，总梗木质，粗壮，长7~10 cm；花鲜红色，花萼佛焰状，长2~3 cm，口部倾斜，一边开裂；花冠旗瓣长5~6 cm，翼瓣和龙骨瓣比萼短。荚果肥厚，长达30 cm，念珠状；种子暗红色，长约15 mm。花期3月；果期8月。

【生　境】栽培植物。

【分　布】广东、海南、香港、广西、云南、福建有栽培。原产印度至大洋洲海岸林中，马来西亚、印度尼西亚、柬埔寨、老挝、越南也有分布。

【采集加工】初夏剥取有钉刺的树皮，晒干。

【药材性状】本品呈板片状，两边略向内卷，厚0.3~1 cm。外表面黄绿色、淡棕色或棕色，常有宽窄不等的纵凹纹，钉刺长圆锥形，多已脱落，高0.5~0.8 cm，锐尖，基部直径0.5~1 cm。内表面黄棕色，较平坦，有细密网纹。质硬而韧，断面条裂状、不整齐。气微香，味微苦。以皮薄、带钉刺者为佳。

【性味归经】味苦，性平。归肝、脾、肾经。

【功能主治】祛风湿，舒筋活络。用于风湿麻木，腰腿筋骨疼痛，跌打损伤。外用治各种顽癣，皮肤湿疹。

【用法用量】用量9~15 g。

【附　方】

❶风湿骨痛：海桐皮12 g，千斤拔15 g，秽草（落马衣）9 g，水煎服。

❷腰膝疼痛、手足拘挛：海桐皮、熟地黄各12 g，牡丹皮，牛膝、山萸肉、补骨脂各9 g，葱白10 g，水煎服。

❸小儿蛔虫病：海桐皮1.5~3 g，研末，冲服。

❹肝硬化腹水：鲜海桐皮30 g，炖猪骨，喝汤。

❺牙痛：海桐皮适量，水煎，漱之。

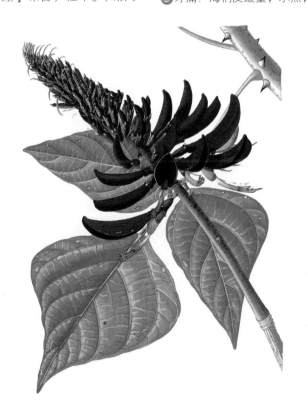

椿皮

【别　名】樗白皮、臭椿皮、椿白皮、椿根皮、凤眼草、樗根皮。

【来　源】本品为苦木科植物臭椿**Ailanthus altissima**（Mill.）Swingle 的根皮或干皮。

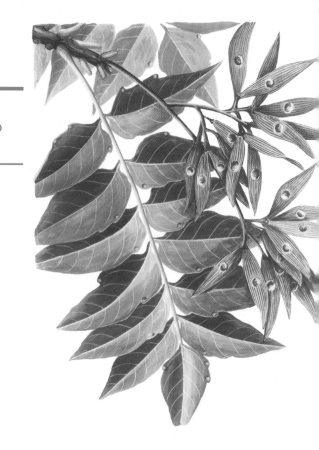

【植物特征】落叶大乔木。高达20 m。树皮平滑而有纵纹。嫩枝被黄色或黄褐色柔毛，老茎脱落。叶为奇数羽状复叶，长40~60 cm，叶柄长7~13 cm，有小叶13~27片；小叶对生或近对生，膜质，卵状披针形，长7~13 cm，宽2.5~4 cm，先端长渐尖，基部偏斜，截形或稍圆，两侧各具1或2个粗钝齿，齿背有腺体1个。圆锥花序近枝顶腋生，长10~30 cm；萼片5，长0.5~1 mm；花瓣5，长2~2.5 mm，基部两侧被硬毛；雄蕊10，花丝基部密被硬毛；心皮5，花柱5，黏合。翅果长椭圆形，长3~4.5 cm，宽1~1.2 cm；种子位于翅的中间，扁圆形。花期4—5月；果期8—10月。

【生　境】栽培植物。

【分　布】我国除西北和海南外，各地均有分布。世界各地广为栽培。

【采集加工】全年均可采收。剥取根皮和干皮，晒干或刮去粗皮后晒干。

【药材性状】根皮　呈不整齐的片状、卷片状或卷筒状，长短不一，厚0.3~1 cm。外表面灰黄色或黄褐色，粗糙，有多数突起的皮孔及不规则纵、横裂纹，除去粗皮者为黄白色；

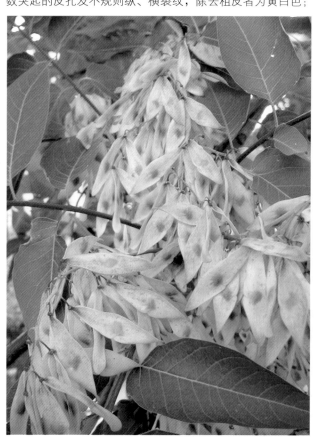

内表面淡黄色，较平坦，密布棱形小孔或点状突起。质硬而脆，易折断，断面不平整，外层颗粒性，内层纤维性。气微，味苦。

干皮　较厚，外表面灰黑色，粗糙不平，有深纵裂纹，刮去粗皮后较平坦，淡棕黄色。根皮和干皮均以片大、肉厚、无粗皮、色黄白者为佳。

【性味归经】味苦、涩，性寒。归胃、肝、大肠经。

【功能主治】燥湿清热，止泻，止血。用于慢性痢疾，肠炎，便血，遗精，功能性子宫出血。

【用法用量】用量6~9 g。

【附　方】

❶久痢，便血：椿根皮焙干研粉，每次9 g，温开水送服。

❷湿热带下：椿皮、益母草各等量，共研细粉，每次9 g，每日2~3次。

【附　注】臭椿的干燥成熟果实亦入药，称凤眼草或凤眼子。味苦、涩，性寒。具清湿热，止痢之功。

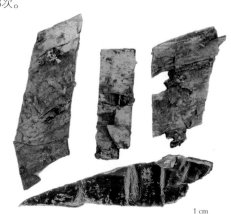

1 cm

藤杜仲

【别　名】花皮胶藤。

【来　源】本品为夹竹桃科植物杜仲藤**Urceola micrantha**（Wall. ex G. Don）D. J. Middleton [*Ecdysanthera utilis* Hayata et Kawakami、*Parabarium micranthum*（Wall.）Pierre.] 的茎皮。

【植物特征】攀缘灌木。有乳汁。小枝有皮孔。叶对生，椭圆形或卵状椭圆形，长5~8cm，宽1.5~3cm，先端渐尖，基部楔形，全缘；叶柄长约1.5cm。花淡红色，排成长约9cm的聚伞花序；花萼5深裂，内面基部有时有少数腺体，裂片披针形；花冠坛状，裂片5，在花蕾中内褶，开花后伸直；雄蕊5，生于花冠筒的基部，花药粘生于柱头上，花丝极短；花盘环状，肉质。蓇葖果基部膨大，先端狭尖；种子长约2cm，有一束长约4cm的种毛。花期3—6月；果期7—12月。

【生　境】生于山谷、疏林或密林、灌木丛、水旁等处。

【分　布】台湾、福建、海南、广东、湖南、广西、云南、四川等地。印度、尼泊尔、泰国、老挝、越南、日本、马来西亚、印度尼西亚也有分布。

【采集加工】全年可采。剥取茎皮，晒干。

【药材性状】本品呈卷筒状、瓦槽状或不规则片状，厚3~5mm。外表面深褐色，粗糙，灰白色点状皮孔很明显，栓皮多已刮去；内表面较平滑。质脆，易折断，断面有橡胶丝。气微，味微涩。以片大、外表面褐色、刮净外皮、断面橡胶丝多者为佳。

【性味归经】味苦、涩，性平；有小毒。归肝、肾经。

【功能主治】祛风活血，强筋骨，健腰膝。用于风湿痹痛，高血压。

【用法用量】用量5~10g。外用鲜品捣烂敷患处。

【附　方】

❶风湿关节痛：藤杜仲9~15g，水煎服。

❷扭、挫伤，骨折：a.藤杜仲15~30g，水煎服。b.鲜藤杜仲捣烂敷患处。

❸外伤出血：藤杜仲适量，研末撒敷患处。

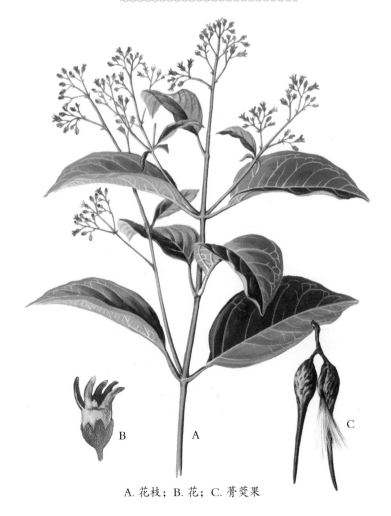

A. 花枝；B. 花；C. 蓇葖果

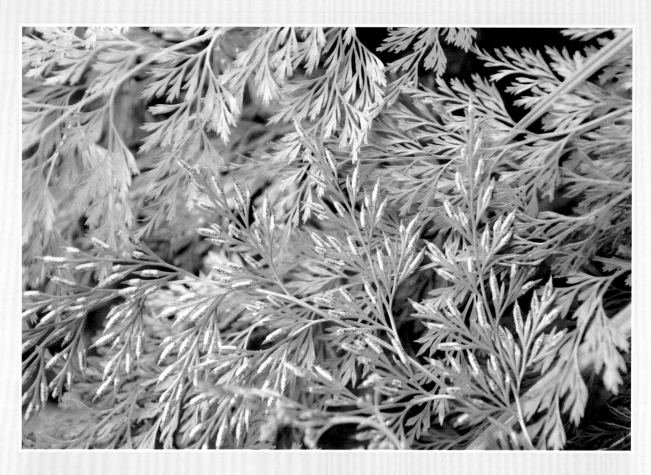
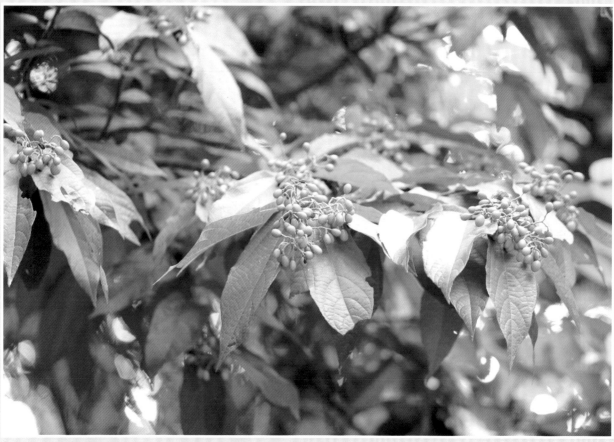

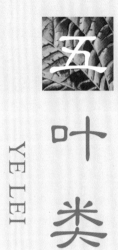

五

叶类

YE LEI

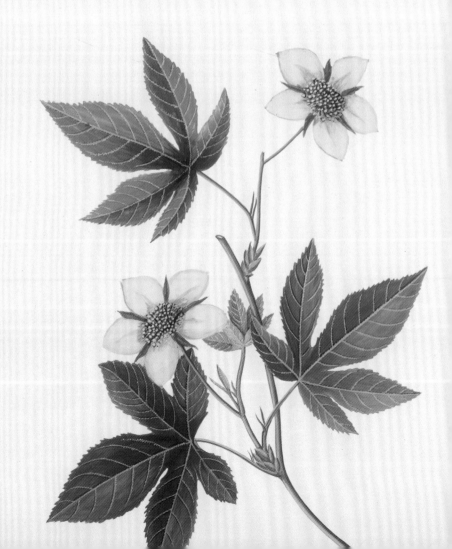

小野鸡尾

【别　名】解毒蕨、土黄连、小凤尾草、柏香莲、日本乌蕨、小金花草。

【来　源】本品为中国蕨科植物金粉蕨**Onychium japonicum**（Thunb.） Kuntze 的叶。

【植物特征】陆生草本。高40~100 cm。根茎长而横走，密被鳞片。叶远生，有长柄，叶片近革质，卵圆状披针形或三角状披针形，长12~30 cm，宽6~15 cm，三至四回羽状分裂；羽片互生，最下部的羽片为披针状三角形，斜展；小羽片和裂片均多数，最终裂片复3裂，小裂片长4~8 mm，宽1~2 mm，先端具短尖，无毛。孢子囊群着生在最终裂片的背面，短，囊群盖线形，膜质，与中脉平行。

【生　境】生于海拔100~1 500 m的林下、溪边石多的地上。

【分　布】华东、华中、华南及西南，北至陕西、河南、河北。越南、老挝、柬埔寨、缅甸、泰国、印度、日本、菲律宾、印度尼西亚及波利尼西亚也有分布。

【采集加工】夏、秋二季采收复叶，去除残存根茎，晒干。

【药材性状】本品稍卷缩，叶柄细长，略呈方柱状，绿黄色至浅棕黄色，具纵沟；叶片卵圆状披针形或三角状披针形，浅黄绿色或棕褐色，略有光泽，三至四回羽状分裂，末回裂片复3裂，小裂片梭形，先端短尖，全缘。孢子囊群生于最终裂片背面，与中脉平行，囊群盖短，浅棕色。气微，味苦。以色淡绿者为佳。

【性味归经】味微苦，性凉。归心、肝、肺、胃经。

【功能主治】清热解毒。用于感冒高热，肠炎，痢疾，小便不利。外用治烧、烫伤，外伤出血。

【用法用量】用量15~30 g。外用适量，研粉撒敷患处。

【附　方】

❶食物中毒：a. 小野鸡尾60~90 g，水煎服。b.鲜小野鸡尾适量，加凉开水捣汁服。 c.小野鸡尾、大血藤、茜草，水煎服。

❷烧伤：小野鸡尾、凤尾草、老君茶、女贞叶各等量，炒焦存性，研粉，每100 g细粉加冰片2 g，用食用油调成糊状，每日涂创面1~4次。创面有渗出或感染，直接用粉撒敷。

❸烫伤：a. 鲜小野鸡尾适量，捣烂、绞汁搽患处。b.金粉蕨全草适量，炒焦存性，研细末，食用油调搽患处。

A. 植株（部分）；B.叶的小裂片（背面），示孢子囊群着生位置

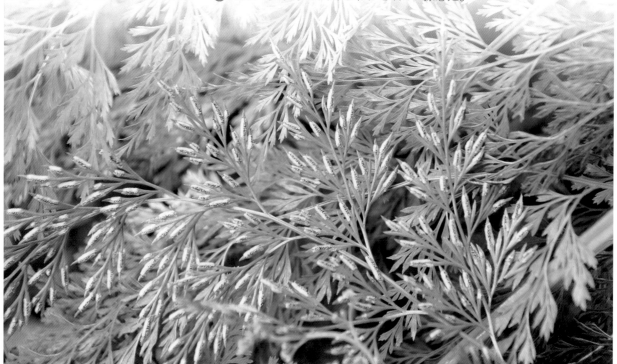

布渣叶

【别　名】破布叶

【来　源】本品为椴树科植物布渣叶**Microcos paniculata** L. [*Grewia microcos* L.] 的叶。

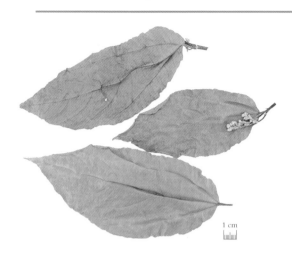

1 cm

球形，无毛，具短柄，柱头锥状。核果近球形或倒卵形，长约1 cm，成熟时棕色。花期6—7月。

【生　境】生于山谷、丘陵、平地或村边、路旁的灌木丛中。

【分　布】广东、香港、海南、广西、云南。中南半岛、印度及印度尼西亚也有分布。

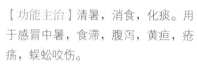

【植物特征】灌木或小乔木。高1.5~6 m或过之，幼嫩部分被星状柔毛。单叶互生，膜质，卵形至倒卵状长圆形，长8~18 cm，先端渐尖或急尖，基部圆，边缘有细钝齿，两面疏被星状毛或无毛；基出脉3条，侧脉每边4~6条，网脉明显；叶柄长1~1.5 cm，被星状毛；托叶线状披针形。花夏、秋间开放，淡黄色，辐射对称，组成顶生和腋生的聚伞圆锥花序；萼片5，长圆形，长约5 mm，被星状柔毛；花瓣5片，长圆形，长2 mm，两面被短柔毛，里面基部具腺体；雄蕊多数，离生；子房上位，近

【采集加工】夏、秋季采摘，去净枝梗，阴干。不宜曝晒，否则色变黄，质次。

【药材性状】完整叶片膜质，卵圆形或倒卵状长圆形，长10~15 cm，宽4~8 cm，黄绿色、枯黄色或淡黄棕色，具短柄，先端常渐尖，基部钝圆；叶脉于叶背突出，主脉3，小脉网状，叶脉及叶柄上被星状小柔毛，叶缘具小钝齿。质脆，易破碎。气微香，味淡、微酸。以叶片完整、色黄绿、不带叶柄者为佳。

【性味归经】味淡、微酸，性平。归胃、脾经。

【功能主治】清暑，消食，化痰。用于感冒中暑，食滞，腹泻，黄疸，疮疡，蜈蚣咬伤。

【用法用量】用量15~30 g。可配成凉茶。

【附　方】

❶消化不良，腹泻：布渣叶、番石榴叶、辣蓼各18 g，水煎服。每日两剂。

❷小儿秋季腹泻：布渣叶、云苓、淮山药各12 g，白术6 g，炒番石榴叶9 g，车前草15 g，水煎服。热重加黄芩6 g；腹痛肠鸣加藿香6 g。

❸小儿食欲不振，食滞腹痛：布渣叶、岗梅根、山楂、麦芽各9 g，水煎服。

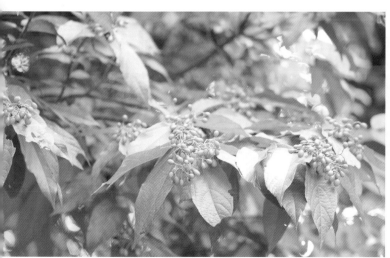

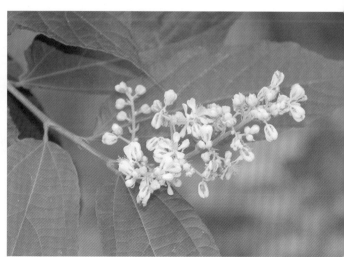

龙利叶

【别　名】龙舌叶。

【来　源】本品为大戟科植物龙利叶**Sauropus spatulifolius** Beille
[*Sauropus rostratus* Miq.] 的叶。

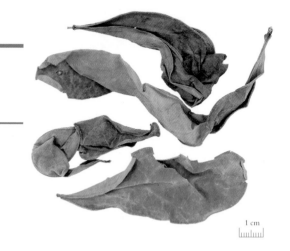

1 cm

【植物特征】小灌木。高30~40 cm。枝稍扭曲，下部斜倚。单叶互生，稍肉质，倒披针状匙形或长圆状匙形，长5~10 cm，宽2.5~4 cm，先端圆，基部楔尖或渐狭，上面深绿色或淡蓝绿色，中脉和侧脉附近常为苍白色。花小，紫红色，单性，雌雄同株，雄花几朵簇生或组成腋生聚伞花序，雌花常于叶腋单生或双生；雄花花萼盘状，雌花花萼陀螺状，均无花瓣。蒴果大如豌豆，外有宿萼包被。花期2—10月。

【生　境】栽培植物。

【分　布】华南地区有栽培。原产苏门答腊。

【采集加工】全年可采收，摘取叶片，阴干（不宜曝晒，曝晒后叶色黄且质软）。或晾至七、八成干时，叠齐扎把，用蒲席片遮盖，晒至足干。

【药材性状】叶片膜质，似舌形，长6~9 cm或过之，宽2.5~4 cm，先端钝或浑圆，基部楔形或渐狭，全缘，上表面深绿色，常有灰白色花斑，下表面黄绿色，中脉突出，侧脉5~6对，近边缘处连接。质柔韧，不易破碎。气微，味淡、微苦。以叶片大而完整、色深绿者为佳。

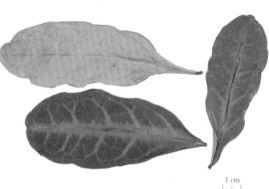

1 cm

【性味归经】味甘、淡，性平。归肺、胃经。

【功能主治】清热化痰，润肺通便，化痰止咳。用于肺燥咳嗽，急性支气管炎，支气管哮喘，咯血，失音，喉痛，大便秘结。

【用法用量】用量6~15 g。

【附　方】急性支气管炎，上呼吸道炎，支气管哮喘：龙利叶6~12 g（鲜品10~30 g），水煎服。

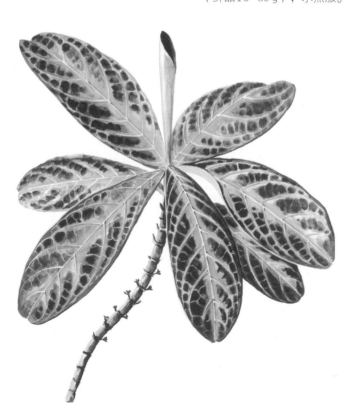

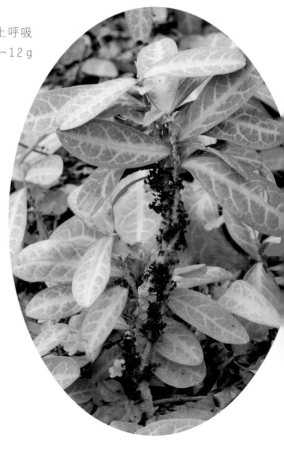

竹卷心

【别　名】竹针、竹心。

【来　源】本品为禾本科植物粉单竹**Bambusa chungii** McClure
[*Lingnania chungii*（McClure） McClure] 的幼叶。

【植物特征】植株木质化，呈乔木状。地下茎合轴型。竿高3～10 m，直径约5 cm，材厚3～5 mm；节间长，圆柱形，淡黄绿色，被白粉，节内无毛或幼时被灰白色绒毛，箨环凸起。竿箨脱落性，箨鞘背部常被白粉和黄绿色间以黑色刺毛，先端宽，常凹入，两肩略高起；箨耳狭长圆形，具缘毛；箨舌较短，长1～1.5 mm，先端略弯拱，被短缘毛；箨片卵状披针形，外反，边缘内卷，腹面密生短刺毛。叶片线状披针形或披针形，大小变异较大，通常长7～21 cm，宽1～2.8 cm，先端渐尖，基部楔形，歪斜。花序无叶，由单个或数个假小穗簇生于花枝节上组成，小穗阔卵形，长达2 cm，有小花2～5朵；颖1～2片；外稃阔卵形，长约9 mm，先端尖；内稃与外稃近等长，先端钝或截平；子房顶部被刺毛，花柱1，柱头2或3。

【生　境】生于村旁平地或丘陵山谷、河边。

【分　布】广东、香港、湖南、福建、海南、广西。

【采集加工】全年可采，多于清晨拔取卷而未展开的嫩叶，阴干，扎成小束。

【药材性状】本品呈长针状，长7～10 cm，直径0.1～0.3 cm，青绿色，日久变淡黄白色，下端略粗而圆，上端尖细，可见丝状平行脉。难展平，不易折断。气微香，味微甘。以细而短，色青绿者为佳。

【性味归经】味甘、苦，性微寒。归心、肝经。

【功能主治】清心除烦，止渴生津，解暑。用于热病心烦，伤暑口渴，目赤，心火热盛，口舌生疮，烫伤。

【用法用量】用量5～10 g。

【附　方】热病心烦，伤暑口渴：竹卷心10 g，水煎服。

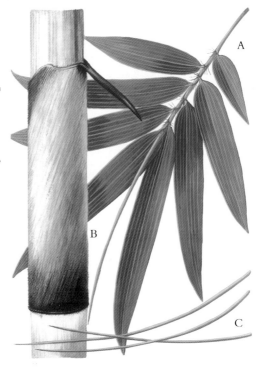

A. 小枝；B. 竿箨；C. 药材（竹卷心）

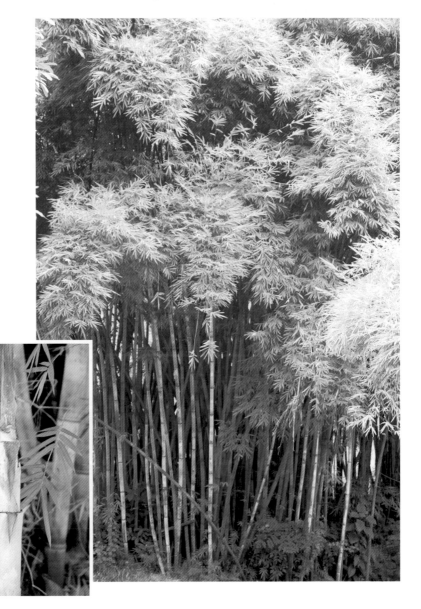

青蒟叶

【别　名】青蒟。

【来　源】本品为胡椒科植物蒌叶**Piper betle** L. 的叶。

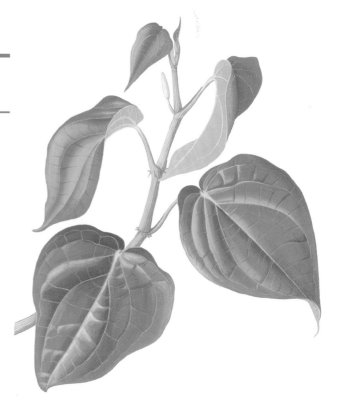

【植物特征】攀缘藤本。枝稍带木质，节上生根。叶互生，膜质或近革质，心形，阔卵形至卵状长圆形，上部叶有时为椭圆形，长7~15 cm，宽5~11 cm，先端渐尖，基部心形、浅心形，全缘，下面具细密腺点，沿脉上被粉状短柔毛；掌状脉7条；叶柄长2~5 cm，被粉状短柔毛；托叶早落。花无花被，单性，雌雄异株，密集成与叶对生的穗状花序；雄花序与叶片近等长，雌花序长3~5 cm；苞片近圆形，稀倒卵形，近无柄，盾状着生，直径1~1.3 mm；雄蕊2，花丝与花药近等长。浆果先端凸，被绒毛，下部与花序轴合生。花期5—7月。

【生　境】栽培植物。

【分　布】我国东起台湾，西至云南南部的各地有栽培。印度、斯里兰卡、越南、马来西亚、印度尼西亚、菲律宾及非洲也有分布。

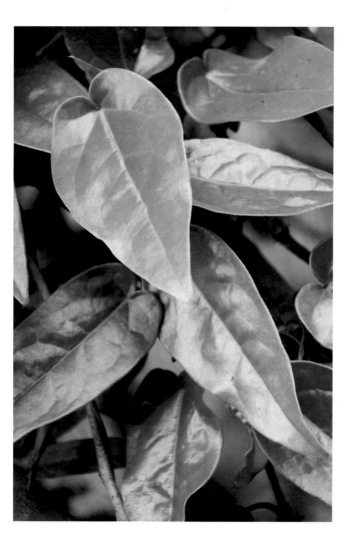

【采集加工】全年可采，以夏、秋季采收为多。将叶片摘下，晒干，或叠成小束，晒干。

【药材性状】叶片多皱缩，展平后通常心形或阔卵形，无毛，长7~15 cm，宽6~11 cm，基部近心形或稍偏斜，上表面灰绿色或黄绿色，散布银白色斑点，下表面浅黄绿色；老叶近革质，易折断；叶柄甚长，稍扭曲，有明显的纵皱纹及纵沟。具特异的香气，味微咸，稍辣。以叶片完整、色青绿、不带叶柄者为佳。

【性味归经】味辛、微甘，性温。归肺、脾、大肠经。

【功能主治】祛风散寒，行气化痰，消肿止痒。用于风寒咳嗽，支气管哮喘，风湿骨痛，胃寒痛，水肿，妊娠水肿。外用治皮肤湿疹，脚癣。

【用法用量】用量6~12 g。外用适量，煎水洗或泡浸患处。

【注　意】孕妇及阴虚者慎用。

【附　方】

❶风寒咳嗽：青蒟叶7片，东风橘、布渣叶各15 g，杧果核2个，水煎服。

❷跌打肿痛：青蒟叶120 g，捣烂，炖酒敷患处。

❸百日咳：青蒟叶7片，糖冬瓜15 g，加水200 mL，煎煮，浓缩至100 mL，温服。

❹疔疮：青蒟叶适量，葱头1个，豆豉5粒，捣烂敷患处。

❺囊痈：青蒟叶适量，煎水洗患处。

苦丁茶

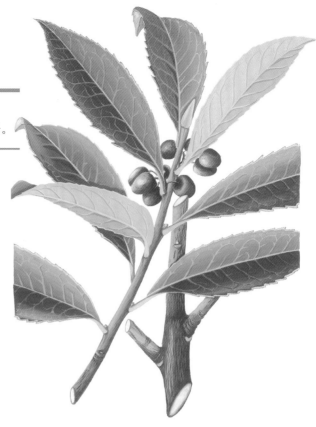

【别　名】苦登茶、大叶茶。

【来　源】本品为冬青科植物大叶冬青**Ilex latifolia** Thunb. 的叶。

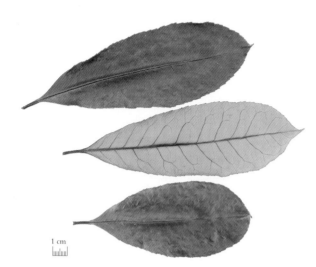

1 cm

【植物特征】乔木。高6~20 m。小枝粗壮，灰褐色，无毛，第一年生枝有明显的棱角。叶互生，革质，长圆状椭圆形或倒披针形，长14~28 cm，宽6~8 cm，先端短渐尖或钝，基部渐狭，边缘有小钝齿，齿钝而有黑色尖头，上面光亮，两面无毛；中脉上面沟状，侧脉每边10~14条；叶柄长1.7~2 cm，有翅。雌雄异株，雄花序为腋生，由聚伞花序组成的假圆锥花序生于二年生枝的叶腋内，有花3~7朵；花萼直径2.5 mm，裂片4，卵形或三角状圆形，干时干膜质；花冠轮状，花瓣4，倒卵状长圆形，长3.5~4 mm；雄蕊4，比花瓣短。果序腋生，假总状，总轴粗壮，长4~6 mm。核果球形，直径1~1.2 cm，红色；分核4个，长圆形，长约7 mm。花期4月；果期9—10月。

【生　境】生于山坡疏林中。

【分　布】安徽、浙江、福建、江西、广东、湖南、广西等地。

【采集加工】夏、秋季采摘叶片，晒干，或将叶片叠齐，扎成小把，晒干。

【药材性状】叶片完整而平直，通常长圆形，长8~25 cm或过之，叶缘有疏钝齿，齿的尖头黑色，上表面光滑，青黄色或青灰色，下表面青灰色或黄灰色；叶脉明显。质脆，易折断。气微，味苦、微甘。以叶片大、色青黄、味苦者为佳。

【性味归经】味苦、甘，性大寒。归肺、肝、肾经。

【功能主治】清热解毒，止渴生津。用于热病烦渴，头痛，牙痛，目赤，疟疾。

【用法用量】用量3~10 g。可配成凉茶。

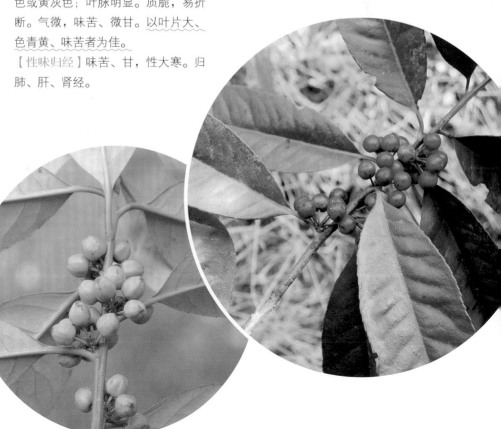

枇杷叶

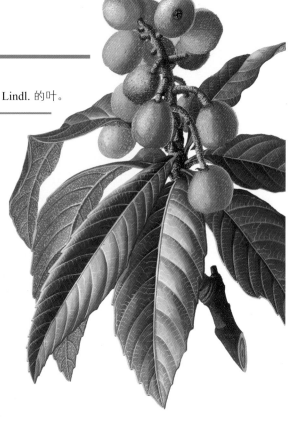

【别　名】卢橘。

【来　源】本品为蔷薇科植物枇杷**Eriobotrya japonica**（Thunb.） Lindl. 的叶。

【植物特征】常绿乔木。高5~10 m。小枝粗壮，密被锈色绒毛。叶革质，长椭圆形或倒卵形，长12~30 cm，宽3~9 cm，先端渐尖或短尖，基部楔形，下延，边缘有疏钝齿，叶上表面无毛，下表面密被灰褐色绒毛；侧脉11~20对；叶柄长6~10 mm。圆锥花序顶生花，长10~15 cm，花梗和总花梗密被锈色绒毛；花白色，芳香；花萼壶形，被绒毛，5裂；花瓣5片，卵形；雄蕊约20；子房下位，花柱5，离生。果椭圆形或球形，直径2~3.5 cm，成熟时黄色或橙色。花期10—12月；果期5—6月。

【生　境】栽培植物。

【分　布】甘肃、陕西、河南及长江以南各地。日本、印度、越南、缅甸、泰国、印度尼西亚也有栽培。

【采集加工】全年可采，将叶晒干。

【药材性状】叶片较少破碎，呈倒卵形或长卵形，长12~30 cm，宽4~9 cm，边缘具疏毛，中脉显著突起，叶上表面灰绿色至黄棕色，光亮，下表面被毛；革质，甚脆，易折断。气微，味甘、淡。以灰绿色、叶面具光泽、无枝梗、不破碎者为佳。

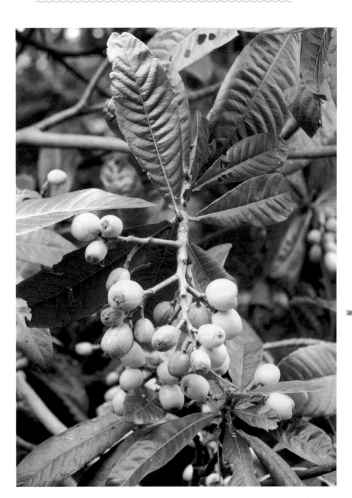

【性味归经】味苦，性微寒。归肺、胃经。

【功能主治】化痰止咳，和胃降气。用于支气管炎，痰多喘促，肺热咳喘，胃热呕吐，烦热口渴。

【用法用量】用量3~10 g。

【附　方】

❶支气管炎：枇杷叶、野菊花各15 g，白茅根、墨旱莲、柏子仁各9 g，水煎服。每日1剂。

❷风热咳嗽：枇杷叶、苦杏仁、桑白皮、菊花、牛蒡子各9 g，水煎服。

❸肺燥咳嗽：枇杷叶、干桑叶各9 g，茅根15 g，水煎服。

❹百日咳：枇杷叶、桑白皮各15 g，地骨皮9 g，甘草3 g，水煎服。

❺回乳：枇杷叶5片，牛膝根9 g，水煎服。

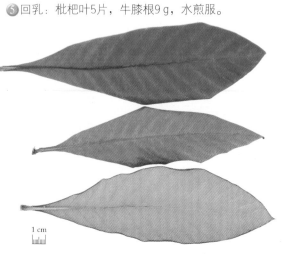

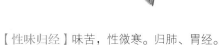

1 cm

罗汉叶

【别　名】甜茶。

【来　源】本品为蔷薇科植物甜叶悬钩子**Rubus suavissimus** S. k. Lee 的叶。

【植物特征】落叶灌木。高1~3 m。茎直立或倾斜，常具皮刺，绿色。单叶互生，膜质，轮廓近圆形，长5~16 cm，基部近心形，掌状5~8深裂，裂片披针形或椭圆形，中裂片常较长，边缘具重钝齿；基出脉5~7条，叶背中脉上有小皮刺1~2；叶柄长2~5 cm；托叶长2~4 mm，绿色，下半部贴生于叶柄。花单生于侧枝先端，直径3~5 cm；花梗弯垂，长1.5~4.5 cm；花萼5深

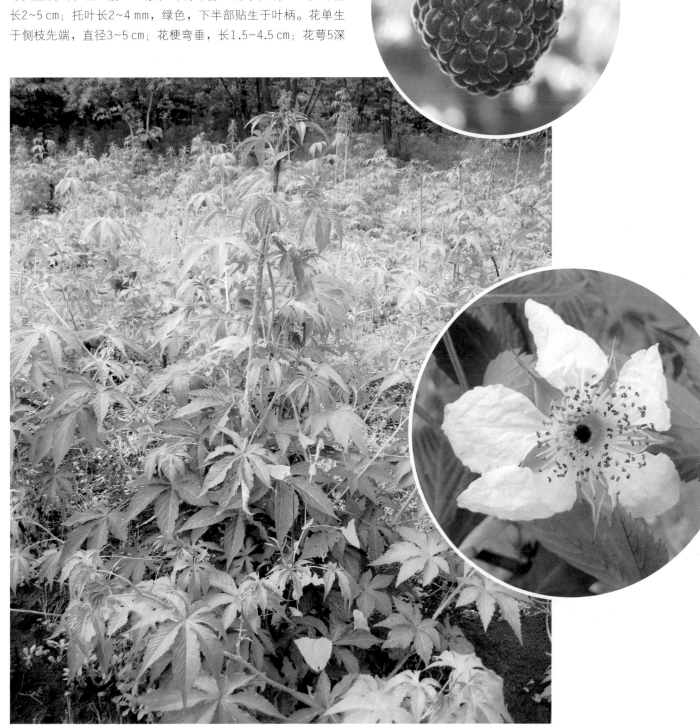

裂，裂片披针形，长7~10 mm，被毛；花瓣5，与萼裂片互生，白色，倒卵形，长约2.5 cm；雄蕊多数，长8~10 mm；雄蕊群牛干突起的花托上，被毛。聚合果卵球形，成熟时橙红色，味甜。

【生　境】生于海拔500~1 000 m丘陵山地常绿阔叶林中或灌丛中。

【分　布】广西和广东北部。

【采集加工】春末夏初采摘，晒干或焙干。

【药材性状】本品灰绿色、黄绿色至棕褐色，上表面色较深。薄膜质，多皱缩或破碎。完整叶润湿展平后叶片呈掌状5~8深裂，裂片披针形或椭圆形，长4~7 cm，宽1.2~2 cm，先端渐尖或尾状渐尖，边缘具细钝齿。基出脉5或7条，两面稍突起，被灰白色或灰褐色柔毛，叶背被毛较稀，中脉上有1~2枚小刺。叶柄浅褐色，长2~5 cm，有浅纵沟。托叶线形，多脱落。味甜。以叶片大、色棕褐、叶片破碎少、无枝梗者为佳。

【性味归经】味甘，性平。

【功能主治】清热消暑，解渴，降压。用于感冒发热，高血压，津干口苦。

【用法用量】用量9~15 g。

【附　方】高血压：罗汉叶3~5 g，泡水代茶饮。

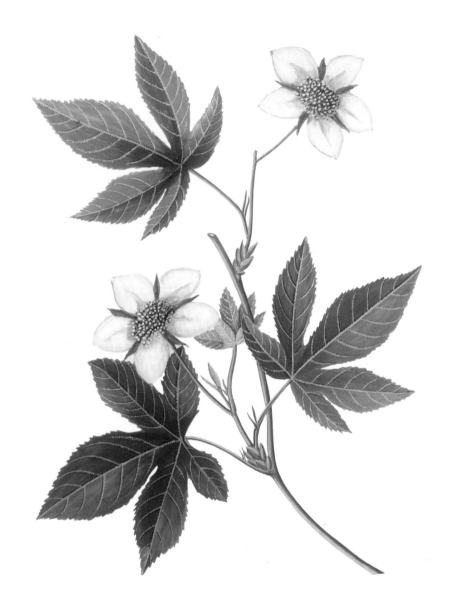

胡颓子叶

【别　名】蒲颓叶。

【来　源】本品为胡颓子科植物胡颓子**Elaeagnus pungens** Thunb. 的叶。

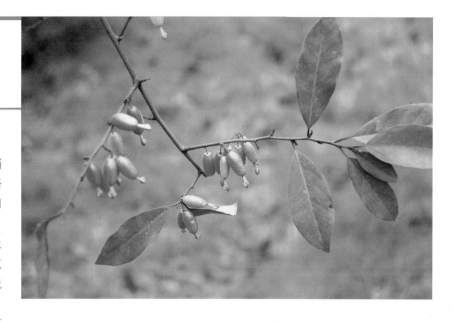

【植物特征】常绿灌木。高3~4 m。刺顶生或腋生，长20~40 mm。嫩枝稍压扁，密被锈色鳞片，老枝黑色，略有光泽。叶互生，革质，椭圆形或阔椭圆形，稀有长圆形，长5~10 cm，宽1.8~5 cm，两端钝或基部圆形，边稍反卷或略呈波状，两面密被银灰色、少数褐色的鳞片，但老叶上面脱净；侧脉每边7~9条，下面不明显。花白色，1~3朵生于腋生短枝上；花枝长3~5 mm，弯垂；花萼外面被鳞片，里面被星状毛，管部圆筒状或稍呈漏斗状，长5~7 mm，下部有深缢痕，其位置与子房顶部近等高，裂片4，三角形，长约3 mm，近渐尖；无花瓣；雄蕊4，花丝极短。坚果核果状，为肉质的宿萼筒所包裹，椭圆形，长12~14 mm，初被褐色鳞片，成熟时红色。花期9—12月；果期4—6月。

【生　境】生于山地林缘或山坡灌丛中。

【分　布】广东、广西、贵州、湖南、江西、安徽、江苏、浙江、福建等地。日本也有分布。

【采集加工】秋季采摘叶片，晒干。

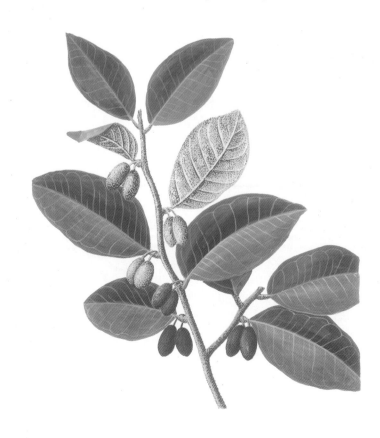

【药材性状】本品常稍皱缩，展平后呈椭圆形或长椭圆形，长4~10 cm，宽2~5 cm，先端钝，基部通常圆形，边缘微波状或反卷，上表面黄绿色，有光泽，下表面灰白色，被银白色鳞片；叶柄长通常不过1 cm；厚革质，易破碎。气微，味微涩。以叶大、色黄绿、上表面具光泽者为佳。

【性味归经】味微苦，性平。归肺、脾、胃经。

【功能主治】止咳平喘，祛风通络。用于支气管炎，咳嗽气喘，泄泻，痢疾，食欲不振，崩漏，痔疮出血。

【用法用量】用量9~15 g。外用煎水洗患处。

【附　方】

❶支气管炎：胡颓子叶15 g，紫菀6 g，百部9 g，水煎服。

❷肺虚喘咳气短：胡颓子叶焙干研末，每次6 g，米汤调和，加饴糖适量温服。

❸肺痨咯血：鲜胡颓子叶24 g（或干品15 g），冰糖15 g，开水冲炖，每日2次，饭后服。连服1周。

❹痈疽发背，金创出血：鲜胡颓子叶捣烂敷患处。

【附　注】胡颓子的根和果实亦入药，功效与胡颓子叶相近。

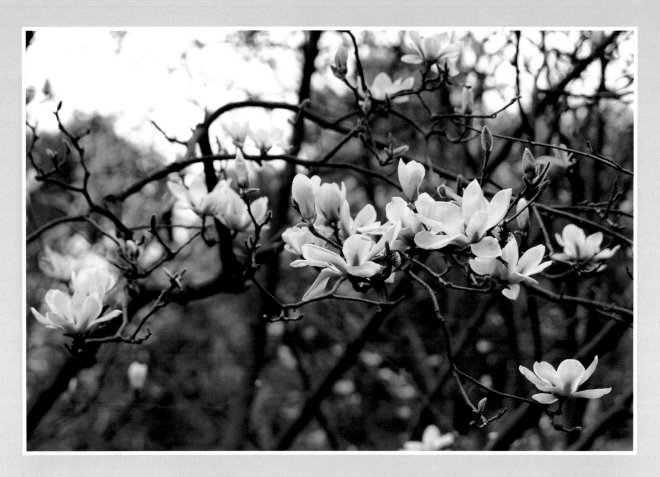

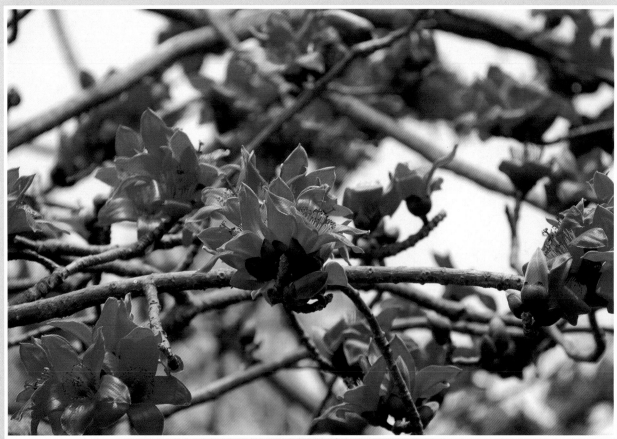

花类

HUA LEI

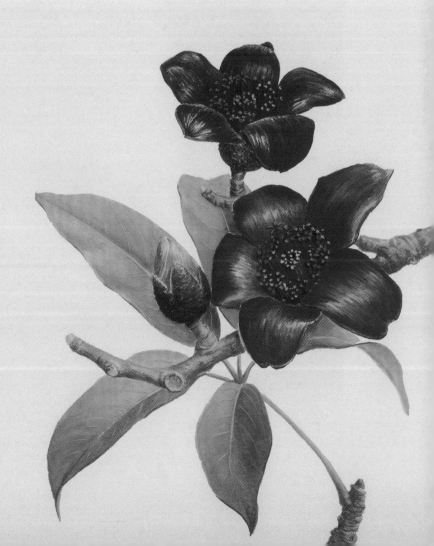

千日红

【别　名】百日红、千日白。

【来　源】本品为苋科植物千日红Gomphrena globosa L. 的头状花序。

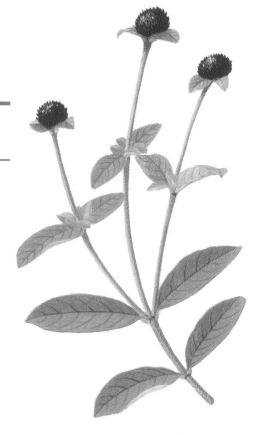

【植物特征】一年生直立草本。高20~60 cm，全株被白色硬毛。叶对生，膜质，长圆形，长5~10 cm，宽1.5~5 cm，先端钝或近短尖，基部渐狭；叶柄短或上部叶近无柄。花紫红色，排成圆球形或椭圆状球形的头状花序；苞片和小苞片紫红色、粉红色或白色，小苞片长约7 mm，背肋上有小齿；萼片5，长约5 mm；雄蕊5，花丝合生成管状，顶部5裂，裂片倒心形，花药着生于裂片的弯缺内，线形，1室。胞果不开裂。花、果期6—9月。

【生　境】庭园栽培。

【分　布】我国各地均有栽培，也有逸为野生。原产美洲热带地区。

【采集加工】夏、秋二季花开时采收花序，晒干。

【药材性状】本品呈球形或椭圆状球形，直径1.5~2 cm，由多数小花密集而成。花基部有膜质小苞片3片，外轮一片，卵形，内轮两片，

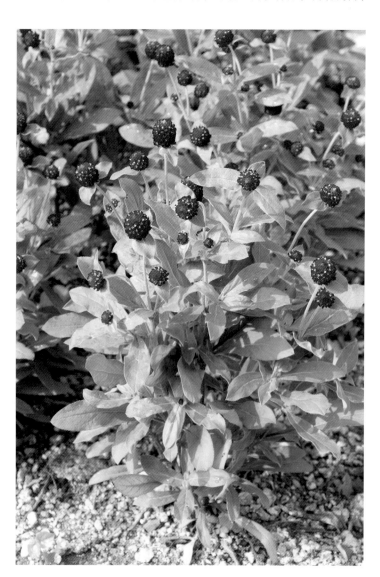

三角状披针形，紫红色；萼片5片，背棱上有细钝齿，外面密被白色长柔毛。胞果近球形。气微，味淡。以花序大、色紫红者为佳。

【性味归经】味甘、淡，性平。归肝、肺经。

【功能主治】止咳平喘，平肝明目。用于慢性气管炎，哮喘，痢疾，月经不调，跌打损伤，疮疖，小儿发热抽搐，癫痫。

【用法用量】用量5~10 g。

【附　方】

❶慢性支气管炎：千日红20个，枇杷叶5片，杜衡根0.9 g，水煎，加冰糖适量冲服。

❷咯血：千日红10个，仙鹤草9 g，水煎，加冰糖适量服。

❸风热头痛，目赤肿痛：千日红、钩藤各15 g，僵蚕6 g，菊花10 g，水煎服。

【附　注】广东等地常以带花序的全草入药，亦称千日红，具清肝明目，消肿散结，止咳平喘之功。

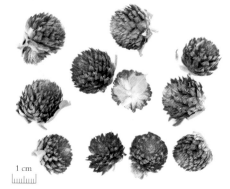

1 cm

木芙蓉花

【别　名】芙蓉花。

【来　源】本品为锦葵科植物木芙蓉**Hibiscus mutabilis** L. 的花。

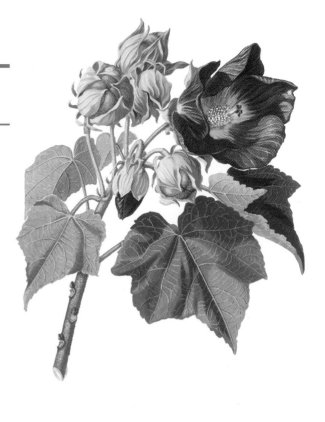

【植物特征】落叶灌木或小乔木。高2~5 m。小枝、叶柄、花梗和花萼均密被星状毛和直毛。叶宽卵形至卵圆形，直径10~15 cm，常3~4裂，裂片三角形，先端渐尖，具钝齿，上面疏被星状细毛和点，下面密被星状细绒毛；主脉7~11条；叶柄长5~20 cm；托叶披针形，长5~8 mm，常早落。花单生于枝顶叶腋间，花梗长5~8 cm；小苞片10，线形，长10~16 mm，宽约2 mm，密被星状柔毛，基部全生；萼钟形，长2.5~3 cm，裂片5，卵形，渐尖头；花初开时白色或淡红色，后变深红色，直径约8 cm，花瓣近圆形，直径4~5 cm，外面被毛；雄蕊柱长2.5~3 cm，无毛；花柱枝5，疏被毛。蒴果球形，直径约2.5 cm，被淡黄色刚毛；种子肾形，背面被长柔毛。花期8—10月；果期9—11月。

【生　境】多种植于庭园、村落附近或野生于荒地上或山坡、沟边的湿润处。

【分　布】辽宁、河北、山东、陕西、安徽、江苏、浙江、江西、海南、广东、福建、台湾、湖南、湖北、广西、云南、四川、贵州。日本和东南亚各国也有栽培。

【采集加工】夏、秋季采收花蕾或初开的花朵晒干。

【药材性状】本品呈不规则椭圆形或钟状。小苞片10片，线形；花萼5裂，灰绿色，表面被星状毛；花冠单瓣或重瓣，淡红色、红褐色或棕色。质软皱缩，中心有黄褐色花蕊。气微，味微苦。

【性味归经】味苦，性平。归肺、肝经。

【功能主治】润肺止咳，凉血止血，消肿解毒。用于肺燥咳嗽，久咳，咯血，月经过多，肺痈，急性中耳炎。外用治痈肿疮疖，乳腺炎，淋巴结炎，腮腺炎。外用治烧、烫伤，毒蛇咬伤，跌打损伤。

【用法用量】用量9~15 g。外用适量，研末，用油、凡士林、酒、醋或浓茶调敷。

【附　方】

❶经血不止：木芙蓉花、莲蓬壳各等量，研末，每次6 g，用米汤送服。

❷烫伤：木芙蓉花适量，研末，麻油调搽患处。

❸吐血，子宫出血，火眼，疮肿，肺痈：木芙蓉花9~30 g，水煎服。

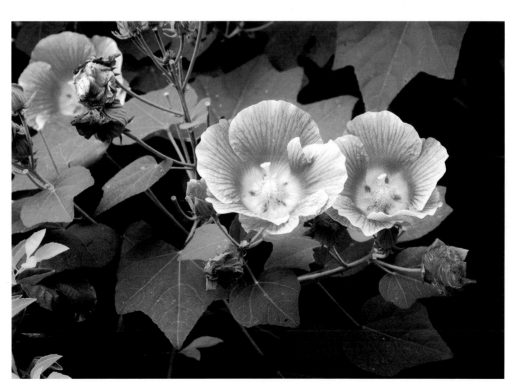

木棉花

【别　名】英雄树花。

【来　源】本品为木棉科植物木棉**Bombax ceiba** L. [*Gossampinus malabarica*（DC.）Merr.] 的花。

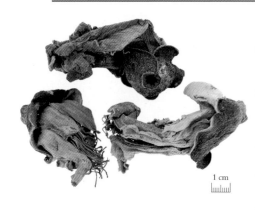

1 cm

黑色。花期3—4月；果夏季成熟。

【生　境】生于低山疏林、路边及庭园中。

【分　布】香港、广东、海南、福建、江西、台湾、广西、云南、四川、贵州。印度、斯里兰卡、中南半岛、马来西亚、印度尼西亚、菲律宾及澳大利亚也有分布。

【采集加工】春季采摘或拾取盛开花朵，晒干。

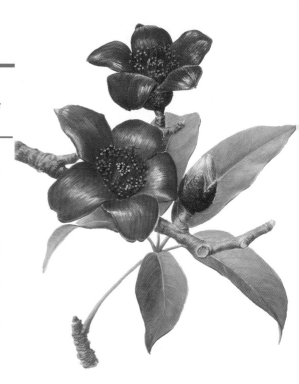

【植物特征】落叶大乔木。高可达25 m。茎和大枝有短而粗的圆锥形硬刺，树皮灰白色。叶互生，掌状复叶，具5~7片小叶；小叶长圆形或椭圆形，长10~20 cm，宽5~7 cm，先端渐尖，基部阔或稍狭，全缘。花早春先叶开放，红色，直径约10 cm或更大，簇生于枝的近顶处；萼杯状，长3~4.5 cm，先端5浅裂，裂片阔而钝；花瓣5，肉质，长圆形，长8~10 cm，两面被星状柔毛；雄蕊多数，排成多轮，花丝基部合生。果大，木质，长10~15 cm，果瓣内面有丝状绵毛；种子多数，倒卵形，

【药材性状】本品常皱缩成团，长5~8 cm。花萼杯状，长2.5~4 cm，直径2~3 cm，顶端3~5裂，厚革质，甚脆；外表面棕褐色，有纵皱纹，内表面被灰黄色短绒毛。花瓣5片，皱缩或破碎，外表面棕黄色或深棕色，被星状毛，内表面红棕色，星状毛较少；雄蕊多数，排成多列，基部合生呈筒状，花药肾形，卷曲。气微，味淡、微甘。以朵大完整，色棕黄者为佳。

【性味归经】味淡、涩，性平。归胃、大肠经。

【功能主治】清热利湿，解暑。用于肠炎，痢疾，血崩，痔疮出血。

【用法用量】用量9~15 g。可配成凉茶。

【附　方】

❶痢疾：木棉花、金银花、凤尾草各15 g，水煎服。

❷胃痛：木棉根或木棉树皮30 g，两面针根6 g，水煎服。

【附　注】木棉的树皮在广东按海桐皮入药，称作广东海桐皮。味苦，性平。具风湿痹痛，跌打肿痛之功。

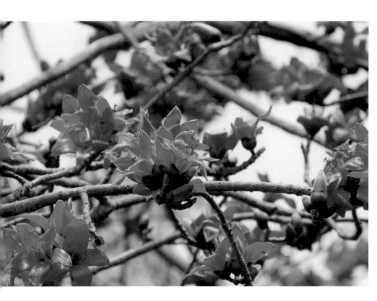

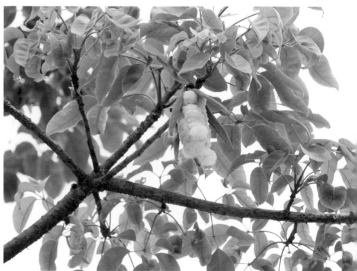

木槿花

【别　名】佛桑花、鸡肉花。

【来　源】本品为锦葵科植物木槿**Hibiscus syriacus** L. 的花。

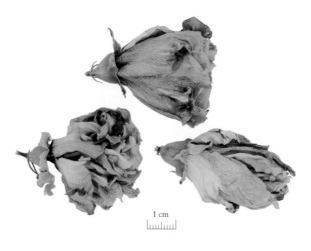

【植物特征】灌木或小乔木。高3~6 m。茎多分枝，嫩枝被柔毛，老茎无毛。叶互生，通常2~3枚簇生于短枝之顶，三角状卵形或菱形，长4~7 cm，宽2.5~5 cm，深浅不同的3裂或不裂，基部楔形，边缘具圆钝齿或尖锐的齿；主脉三条明显；叶柄长1~2 cm。花单生于叶腋；小苞片6~7，线形，长约为花萼的1/2，；萼5裂，长约1.5 cm，卵状披针形，密被星状柔毛；花冠紫红色或白色，花瓣基部与雄蕊合生；雄蕊多数，花丝连合成筒状；子房5室，花柱5裂。蒴果长椭圆形，被绒毛；种子黑褐色，背部有棕色长毛。花期7—10月。

【生　境】多见于庭园、村旁、园地作绿篱。

【分　布】全国各地有栽培。原产我国中部，现热带、亚热带地区均有种植。

【采集加工】夏、秋季摘取半开放花朵，晒干。

【药材性状】本品卷缩成团，呈卵状或圆柱形，长2~3 cm，直径1.5~2 cm。花萼钟形，灰绿色，表面密生小绒毛，具5裂片，花萼外面有数条灰绿色的线形副萼。花冠白色或黄白色，偶有蓝紫色，单瓣或重瓣，皱褶，中间有黄色或紫

蓝色花蕊。气微香，味甘。以朵大、萼绿瓣白者为佳。

【性味归经】味甘、苦，性凉。归脾、肺经。

【功能主治】清热凉血，解毒消肿。用于血痢便血，带下，风痰壅逆，反胃吐食，痔疮出血。外用治疮疖痈肿，烫伤。

【用法用量】用量6~12 g。外用适量，研粉，麻油调搽患处。

【附　方】

❶赤白痢：木槿花30 g，水煎，兑白蜜服。赤痢用红花，白痢用白花，忌酸冷。

❷妇人带下：木槿花6 g，研末，人乳拌后蒸熟食。

❸疮疖肿：鲜木槿花适量，甜酒少许，捣烂敷患处。

❹吐血，下血，赤白痢疾：木槿花9~13朵，酌加开水和冰糖浸半小时，饭前服，每日2次。

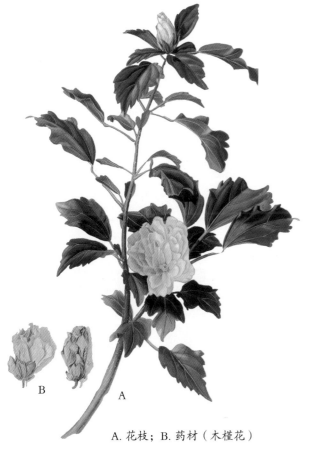

A. 花枝；B. 药材（木槿花）

辛夷

【别　名】木笔花。

【来　源】本品为木兰科植物望春花**Magnolia biondii** Pamp.、玉兰**Magnolia denudata** Desv.或武当玉兰**Magnolia sprengeri** Pamp. 的花蕾。

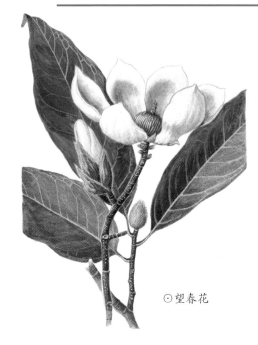

⊙望春花

◎望春花

【植物特征】落叶乔木。高达15 m。树皮淡灰色，平滑。顶芽卵形，长1.7~3 cm，密被淡黄色长柔毛。叶互生，长圆状披针形或卵状披针形，

长10~18 cm，宽3.5~6.5 cm，叶面暗绿色，背面淡绿色，初时被平伏毛，后无毛；侧脉10~15对；叶柄长1~2 cm，托叶痕为叶柄的1/5~1/3。花先叶开放，直径6~8 cm，芳香，花被片内两轮近匙形，中轮长4~6 cm，宽1.3~2.5 cm，内轮较窄小，白色，外表面基部紫红色；雄蕊长8~10 mm，花丝肥厚，外面紫色，内面白色。聚合果圆柱形，稍扭曲，长8~14 cm；果梗长约1 cm，疏生长绢毛；蓇葖果黑色，球形，两侧扁，密生凸起小瘤点。花期3月；果期9月。

【生　境】喜生于海拔400~2 000 m温凉湿润的山地林中。

【分　布】常见栽培于甘肃、陕西、河南、湖北、湖南、四川等地。

◎玉兰

【植物特征】落叶乔木。高达25 m。叶膜质，倒卵形、宽倒卵形或倒卵状椭圆形，基部徒长枝叶椭圆形，

长10~16 cm，宽6~10 cm，先端宽圆、平截或稍凹，具短突尖，中部以下渐狭成楔形，叶面深绿色，嫩时被柔毛，后仅中脉及侧脉留有柔毛，背面淡绿色，沿脉上被柔毛，侧脉每边8~10条，网脉明显；叶柄长1~2.5 cm，被柔毛，上面具狭纵沟；托叶痕为叶柄长的1/4~1/3。花蕾卵圆形，花先叶开放，直立，芳香，直径10~16 cm；花梗显著膨大，密被淡黄色长绢毛；花被片9，白色，基部常带粉红色，近相似，长圆状倒卵形，长6~8（~10）cm，宽2.5~4.5（~6.5）cm；雄蕊长7~12 mm，花药长6~7 mm，侧向开裂，药隔宽约5 mm，先端伸出成短尖头；雌蕊群淡绿色，无毛，圆柱形，长2~2.5 cm；雌蕊狭卵形，长3~4 mm，具长4 mm的锥尖花柱。聚合果圆柱形（在庭园栽培种常因部分心皮不育而弯曲），长12~15 cm，直径3.5~5 cm；蓇葖果

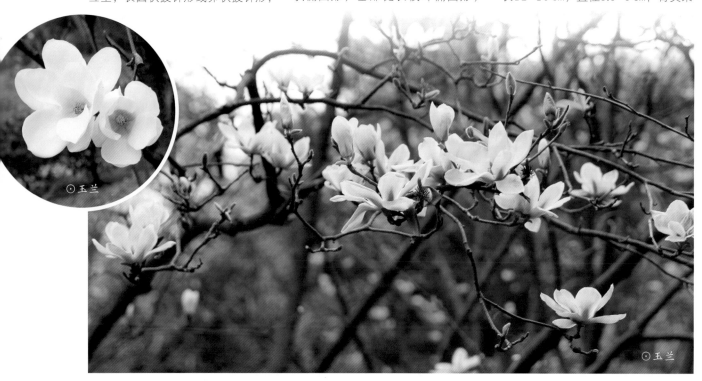

⊙玉兰

⊙玉兰

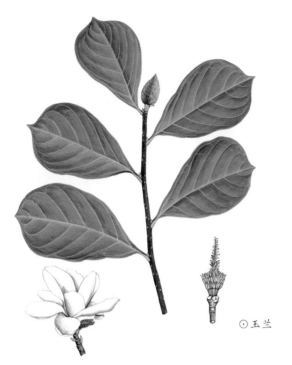

⊙玉兰

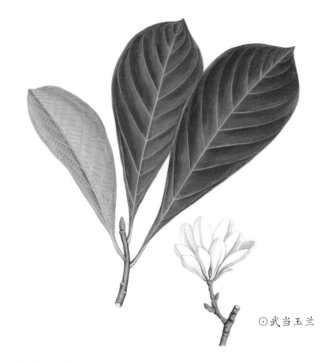

⊙武当玉兰

厚木质，褐色，具白色皮孔；种子心形，侧扁，高约9 mm，宽约10 mm，外种皮红色，内种皮黑色。花期2—3月；果期8—9月。

【生　境】生于海拔500~1 300 m的山地林中。各地不少庭园常有栽培。

【分　布】全国各地均有栽培；在东部的森林中有野生。

◎武当玉兰

【植物特征】落叶乔木。高达21 m。树皮淡灰褐色或黑褐色，老干皮具纵裂沟，成小块片状脱落。小枝淡黄褐色，后变灰色，无毛。叶倒卵形，长10~18 cm，宽4.5~10 cm，先端急尖或急短渐尖，基部楔形，叶面仅沿中脉及侧脉疏被平伏柔毛，背面初被平伏细柔毛，叶柄长1~3 cm；托叶痕细小。花蕾直立，被淡灰黄色绢毛，花先叶开放，杯状，芳香，花被片12~14，近相似，外面玫瑰红色，有深紫色纵纹，倒卵状匙形或匙形，长5~13 cm，宽2.5~3.5 cm，雄蕊长10~15 mm，花药长约5 mm，稍分离，药隔伸出成尖头，花丝紫红色，宽扁；雌蕊群圆柱形，长2~3 cm，淡绿色，花柱玫瑰红色。聚果圆柱形，长6~18 cm；蓇葖果扁圆，成熟时褐色。花期3—4月；果期8—9月。

【生　境】生于海拔1 300~2 400 m的山林间或灌丛中。

【分　布】陕西、甘肃南部、河南西南部、湖北西部、湖南西北部、四川东部和东北部。

【采集加工】冬末春初花将开放时采收，除去枝梗，阴干。

【药材性状】望春花　呈长卵形，似毛笔头，基部常有短梗，梗上有关节，长1.5~3 cm，直径1~1.5 cm。苞片2~3层，每层2片，两层苞片之间有小鳞芽，外表面密被灰白色或淡白色茸毛，内表面棕紫色或棕褐色，无毛；剥去苞片后，可见3片萼片状花被片，其内为6片较大的花瓣状花被，除去花被，内有多数棕黄色或淡绿色螺旋状排列的雄蕊和雌蕊。体轻，质脆。有特异的香气，味微辛而稍苦。以完整、瓣片包裹紧密、香气浓者为佳。

玉兰　长1.5~3 cm，直径1~1.5 cm。基部枝梗较粗壮，皮孔浅棕色。苞片外表面密被灰白色或灰绿色茸毛。花被片9，内外同形。

武当玉兰　长2~4 cm，直径1~2 cm。基部枝梗粗壮，皮孔红棕色。苞片外表面密被淡黄色或淡黄绿色茸毛，有的最外面苞片毛已脱落而呈黑褐色。花被片10~12（~15），内外无明显差异。

【性味归经】味辛，性温。归肺、胃经。

【功能主治】散风寒，通鼻。用于鼻塞，头痛，鼻炎，鼻窦炎。

【用法用量】用量3~9 g。外用适量。

【附　方】

①鼻渊：辛夷15 g，苍耳子5 g，香白芷3 g，薄荷叶1.5 g。研末，每次6 g，用葱、茶清食后调服。

②鼻尖微赤及鼻中生疮：辛夷研末，龙脑、麝香少许，用消毒棉布包裹药粉，塞入患处。

③鼻内窒塞不通，不得喘息：辛夷、川芎各30 g，细辛（去苗）20克，木通15 g。研末，用消毒棉布包裹药粉，塞入患处。

④鼻塞不知香臭味：辛夷、皂角、石菖蒲各等量，研末，用消毒棉布包裹药粉，塞入患处。

⑤牙齿作痛，或肿或牙龈浮烂：辛夷30 g，蛇床子60 g，青盐15 g。研末，用消毒棉布包裹药粉，塞入患处。

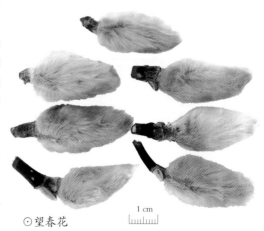

⊙望春花

1 cm

鸡冠花

【来　源】本品为苋科植物鸡冠花Celosia cristata L. 的花序。

【植物特征】一年生草本。高60~90 cm。茎直立,粗壮,绿色或带红色,近顶部略扁。单叶互生,长椭圆形至卵状披针形,长5~12 cm,宽3.5~6.5 cm,先端渐尖,基部渐狭而成叶柄,全缘,夏、秋季开花。穗状花序多变异,顶生,花序轴扁化成鸡冠状、卷冠状或羽毛状,有时花序轴多分枝而呈圆锥状;有紫、红、黄或多种颜色;花密生,每花有3苞片;花被5,长5~8 mm,干膜质,透明;雄蕊5,花丝下部合生成环状;雌蕊1,柱头2浅裂。胞果成熟时横裂,内有黑色细小的种子2至数粒。花、果期7—9月。

【生　境】生于旷野、田边、村旁。

【分　布】全国各地。非洲、亚洲和美洲热带地区均有分布。

【采集加工】夏、秋季花盛开时采摘,晒干。

【药材性状】本品为穗状花序,多扁平而肥厚,有纵褶,呈鸡冠状、卷冠状或圆锥状,长6~12 cm,宽8~14 cm,上缘宽,密生多数绒毛状鳞片。表面红色、淡红色、紫色、黄白色等。蒴果盖裂,种子黑色,有光泽。气微,味淡。以花序大而扁、色泽鲜艳者为佳。

【性味归经】味甘、涩,性凉。归肝、大肠经。

【功能主治】清热,止血,止痢。用于吐血,崩漏,痔血,便血,赤白带下,久痢不止。

【用法用量】用量9~15 g。

【附　方】

❶崩漏:红鸡冠花适量,晒干研末,酒调服。用药期间忌食鱼腥猪肉。

❷赤白带下:鸡冠花、椿根皮各15 g,水煎服。

❸腹泻,痢疾:鸡冠花15 g,石榴果皮9 g,刺黄柏6 g,水煎服。

❹遗精:鲜白鸡冠花30 g,金丝草、金樱子各15 g,水煎服。

❺青光眼:鸡冠花、艾根、牡荆根各15 g,水煎服。

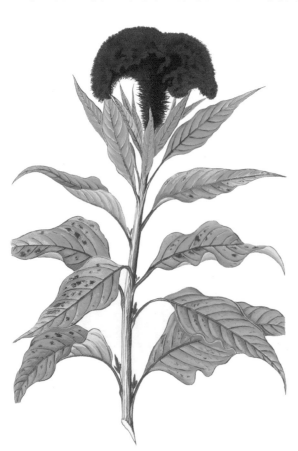

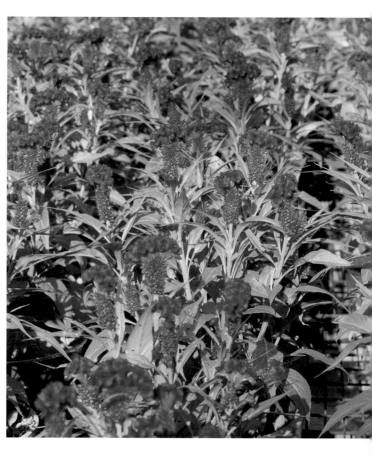

茉莉花

【别　名】茉莉。

【来　源】本品为木樨科植物茉莉花Jasminum sambac（L.）Ait.的花。

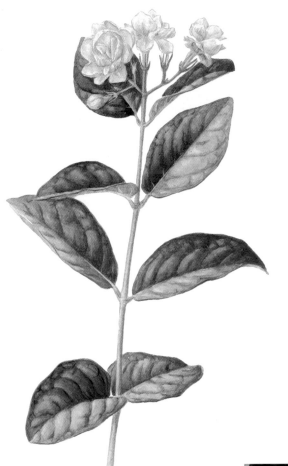

省区栽培。现广植于热带、亚热带及温带地区。原产印度。

【采集加工】夏、秋季当花初开时摘下，晒干。

【药材性状】本品常卷皱成团，展开后长1~1.5 cm，上部直径0.3~1 cm，黄棕色至棕褐色，基部的颜色略深。花蕾上部球形；花萼管状，绿色，具细长的裂齿8~9个，外面有皱缩直条纹，被稀疏短毛；花冠裂片长圆形，先端钝。气芳香，味涩。以朵大、色黄棕、气香浓者为佳。

【性味归经】味辛、甘，性温。归肝、胃经。

【功能主治】疏肝解郁，行气止痛。用于肝郁气滞所致的心胃气痛，胸胁胀痛。外用治目赤肿痛。

【用法用量】用量6~9 g。

【附　方】

❶感冒发烧，腹胀腹泻：茉莉花、青茶各3 g，土草果6 g，水煎服。

❷目赤肿痛，迎风流泪：a.茉莉花适量，水煎熏洗。b.茉莉花10 g，金银花9 g，菊花6 g，水煎服。

❸失眠：茉莉根0.9~1.5 g，加水研磨服。

【植物特征】攀缘状灌木。嫩枝常被柔毛。单叶对生，卵形或椭圆形，长4~9 cm，先端短尖或钝，基部阔楔形，全缘，两面被疏柔毛或无毛；叶柄长约5 mm，被短柔毛。夏季开花。聚伞花序顶生或腋生，通常具花3朵；总花梗长1~3 cm，花梗长5~10 mm，被柔毛；花萼管状，8~9裂，裂片线形，长约5 mm；花冠白色，冠管长5~12 mm，裂片长圆形，长9 mm；雄蕊2，着生于冠管内；子房2室，每室有胚珠2颗。花后通常不结果实。花期5—8月；果期7—9月。

【生　境】栽培植物。

【分　布】我国长江流域及其以南各

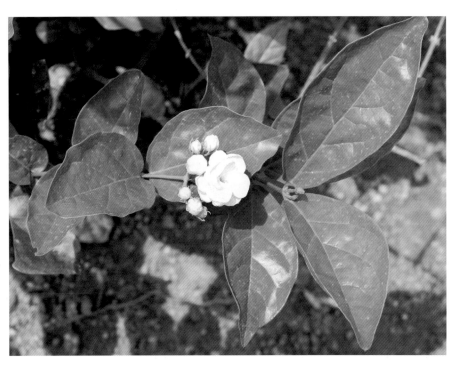

蚌花

【别　名】蚌兰花。

【来　源】本品为鸭跖草科植物紫万年青Rhoeo discolor（L.´Hér.）Hance的花。

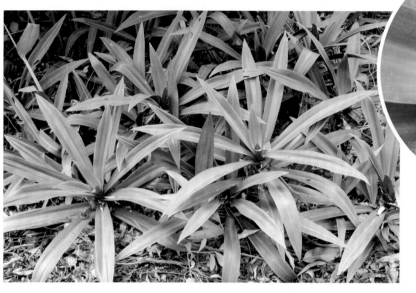

【植物特征】多年生、稍肉质的粗壮草本。高不及50 cm。茎粗厚而短，不分枝。叶互生，紧贴，披针形，长15~30 cm，叶面绿色，背面紫色。花白色，多朵聚生，被2枚蚌壳状的苞片包覆；苞片压扁，长3~4 cm，淡紫色；萼片和花瓣均3片，分离；雄花6，全能育，花丝被长毛；子房3室。蒴果室背开裂为2~3瓣。花期夏季。

【生　境】栽培植物。

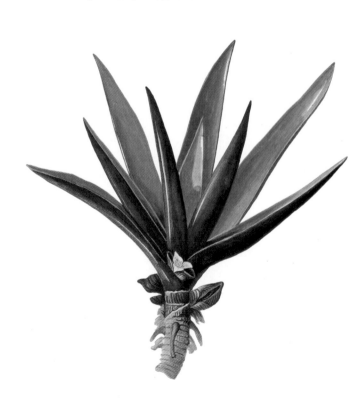

【分　布】我国南方各省区有栽培。原产热带美洲。

【采集加工】夏季摘取花序，晒干，或蒸10分钟后晒干。

【药材性状】本品扁而皱缩，紫褐色，高1.5~2 cm，宽3~4 cm，残存花序柄长0.5~1 cm，苞片大型，2片，淡紫色，蚌壳状；苞片内丛生多数花朵或为卵形的花蕾，有时有蒴果；花柄细长，基部有膜质、茶褐色小苞片；质柔韧。气微香，味淡。以完整、紫褐色、多花蕾者为佳。

【性味归经】味甘，淡，性微寒。归肺、肝、大肠经。

【功能主治】清肺化痰，凉血止血，止痢。用于肺热咳嗽痰血，百日咳，血热咯血，衄血，菌痢，淋巴结结核。

【用法用量】用量10~15 g。

【附　方】

❶肺热咳嗽，咯血：蚌花、麦冬各15 g，黄芩、百部各9 g，石枣子、竹林霄各12 g，甘草6 g，水煎，睡前服。

❷急性支气管炎：蚌花9 g，加适量冰糖炖服。

❸湿热泻痢：蚌花、马齿苋各30 g，车前草15 g，水煎服。

【附　注】紫万年青茎、叶的功效与花相同。另外，紫万年青鲜叶中所含的黏液质对消化道黏膜有保护作用。

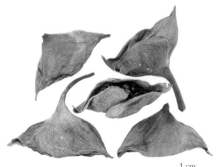

1 cm

凌霄花

【别　名】红花倒水莲、上树龙。

【来　源】本品为紫葳科植物凌霄Campsis grandiflora（Thunb.）Schum. 的花。

【植物特征】落叶木质藤本。常以气根攀附于树上或墙壁上。奇数羽状复叶；小叶常7~9片，对生，膜质，卵形或狭卵形，长4~6 cm，宽1.5~4 cm，先端渐尖，基部阔楔尖，边缘有钝齿；侧脉每边5~8条；小叶柄长5 mm左右。花鲜红色，硕大，排成顶生疏松的圆锥花序；花萼钟状，革质，长约为花冠1/2，5深裂约达中部，裂片三角形，渐尖；花冠漏斗状钟形，长4~6.5 cm或稍过之，盛开时直径约5 cm，檐部5裂，裂片圆形，近等大，伸展；雄蕊4，2长2短，均不伸出。蒴果室背开裂，含多数有翅的种子。花期5—8月。

【生　境】生于山谷、小河边、疏林下。

【分　布】长江流域各地，以及台湾、福建、河南、河北、山东、陕西、广西、广东。日本、越南、印度也有分布。

【采集加工】夏、秋二季花盛开时采摘，晒干。

【药材性状】本品多皱缩卷曲，展开后长约5 cm；花萼钟状，革质，长约2 cm，暗棕色，有5个长而锐尖的裂片，纵脉纹5条均很明显；花冠黄棕色，漏斗状钟形，5裂，裂片半圆形，外面具棕红色细脉纹和棕色斑点；雄蕊4，着生在花冠管上，2长2短。气微香，味微苦而略酸。以花完整、色黄棕者为佳。

【性味归经】味酸，性微寒。归肝、心包经。

【功能主治】活血通经，凉血祛风。用于月经不调，小腹胀痛，风疹瘙痒。

【用法用量】用量3~9 g。外用鲜品捣烂敷患处。

【注　意】孕妇慎用。

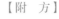

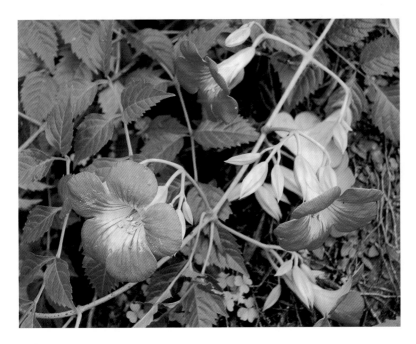

【附　方】

❶月经不调，瘀血经闭：凌霄花、月季花各9 g，益母草、丹参各15 g，红花6 g，水煎服。

❷急性胃肠炎：凌霄花根30 g，生姜3片，水煎服。每日1剂。

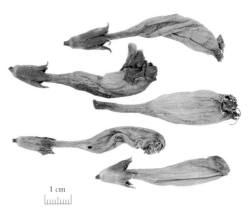

1 cm

黄花杜鹃

【别　名】羊踯躅、三钱三、毛老虎、一杯倒、闹羊花。

【来　源】本品为杜鹃花科植物黄花杜鹃Rhododendron molle G. Don 的花。

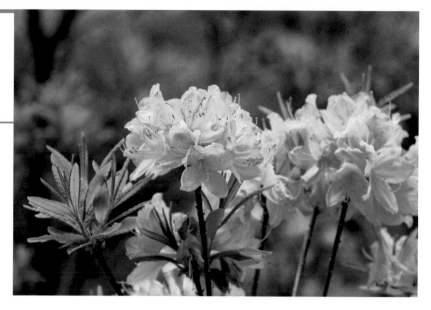

【植物特征】落叶灌木。高0.3～1 m。分枝稀疏，直立，上部被柔毛和刚毛。叶常聚生于枝顶，膜质，长圆形至长圆状披针形，长5.5～12 cm，宽1.5～3.5 cm，先端略钝，边上有缘毛，两面均被灰色柔毛。花金黄色，先叶开放或与叶同时开放，常5～9朵组成顶生伞形花序；花梗长达2.5 cm；花萼小；花冠阔钟状，盛开时直径5～6.5 cm，上侧裂片有淡绿色斑点；雄蕊5，与花冠近等长。蒴果圆柱状长圆形，长达2.5 cm，被柔毛和刚毛。花期3—5月；果期7—8月。

【生　境】生于山坡林缘或山脊灌丛、草地上。

【分　布】江苏、浙江、江西、福建、河南、湖北、湖南、广东、广西、四川和云南等地。

【采集加工】夏季当花初开时将整个花序摘下，晒干。

【药材性状】本品为伞形花序，由5～9朵花组成，常皱褶。花朵黄棕色，有灰白色、长短不等的花梗；花萼5裂，边缘有较长的细毛；花冠钟状，筒部长2.5～3 cm，先端常皱褶，表面疏生短柔毛；雄蕊较长，花丝卷曲并露出于花冠外。气微香，味微麻，痹舌。以朵大、色黄棕、无枝叶者为佳。

【性味归经】味辛，性温；有大毒。归脾经。

【功能主治】祛风除湿，散瘀镇痛，杀虫。可作麻醉剂。用于风湿顽痹，伤折疼痛，皮肤顽癣。

【用法用量】本品毒性极大，一般只外用，如需内服需遵医嘱。外用0.3～0.6 g，煎汤洗或涂敷患处。

【附　方】

❶跌打肿痛：黄花杜鹃6 g，小驳骨30 g，泽兰60 g，捣烂，用酒炒热，敷患处。

❷神经性头痛，偏头痛：鲜黄花杜鹃适量，捣烂，外敷后脑或痛处2～3小时。

❸皮肤瘙痒及顽癣：鲜黄花杜鹃15 g，捣烂敷患处。

【附　注】本植物的根、果实和果序均入药，根称三钱三，果实称八厘麻，果序称六轴子，均有剧毒，但毒性比花稍小，功能与花略同。

旋覆花

【别　名】金佛草、六月菊、鼓子花。

【来　源】本品为菊科植物旋覆花**Inula japonica** Thunb. 或欧亚旋覆花**Inula britannica** L. 的头状花序。

◎旋覆花

【植物特征】多年生草本。茎直立，单一或2~3条丛生，高30~70 cm。叶互生，无柄，近革质，长圆形或披针形，长4~13 cm，宽1.5~3.5 cm，先端渐尖，基部略狭，常有抱茎的圆形小耳，边缘具疏齿或全缘，背面被柔毛和腺点；中脉和5~7对侧脉密被长柔毛。头状花序直径3~4 cm，于枝顶排成疏散的伞房花序；总苞半球形，直径13~14 mm，总苞片约5层，近等长，外层叶质，内层干膜质，均有缘毛；花黄色，异形，外围雌花舌状，舌片线形，长10~13 mm，中央两性花管状，檐部5裂；花药基部具长尖的尾部。瘦果圆柱形，具10纵棱，被疏毛，长1~1.2 mm；冠毛白色，粗糙，与管状花近等长。花期6—10月；果期9—11月。

【生　境】生于海拔150~1400m的山坡、路旁、湿润草地、河岸和田埂。

【分　布】广布于我国北部、东北部、中部、南部和西南部各省区，但海南和云南未发现。蒙古、朝鲜、俄罗斯西伯利亚、日本也有分布。

◎欧亚旋覆花

【植物特征】多年生草本。根茎短，横走或斜升。茎直立，单生或2~3个簇生，高20~70 cm，径2~4稀6 mm，基部常有不定根，上部有伞房状分枝，稀不分枝，被长柔毛，全部有叶；节间长1.5~5 cm。基部叶在花期常枯萎，长椭圆形或

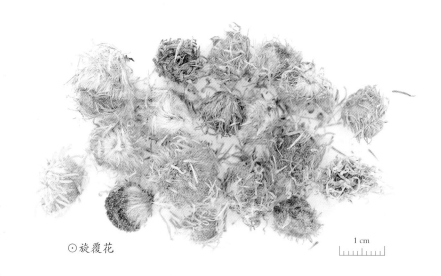

⊙旋覆花

1 cm

披针形，长3~12 cm，宽1~2.5 cm，下部渐狭成长柄；中部叶长椭圆形，长5~13 cm，宽0.6~2.5 cm，基部宽大，无柄，心形或有耳，半抱茎，先端尖或稍尖，有浅或疏齿，稀近全缘，上面无毛或被疏伏毛，下面被密伏柔毛，有腺点；中脉和侧脉被较密的长柔毛；上部叶渐小。头

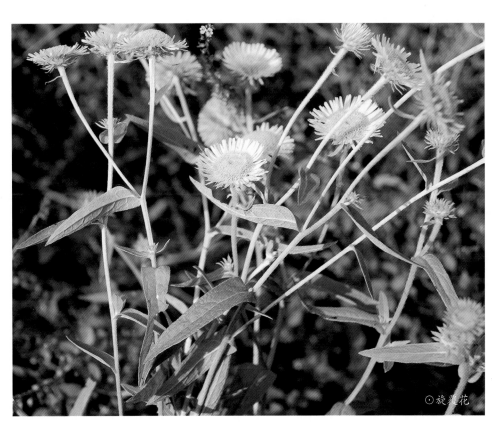

⊙旋覆花

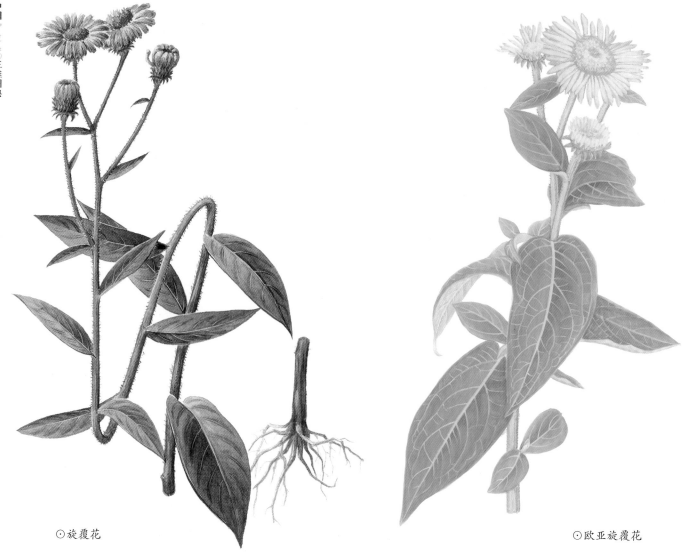

⊙旋覆花

⊙欧亚旋覆花

状花序1~5个，生于茎端或枝端，径2.5~5 cm；花序梗长1~4 cm。总苞半球形，径1.5~2.2 cm，长达1 cm；总苞片4~5层，外层披针形，基部稍宽，上部草质，被长柔毛，有腺点和缘毛，但最外层全部叶质，且常较长，常反折；内层披针状线形，除中脉外干膜质。舌状花舌片线形，黄色，长10~20 mm。管状花花冠上部稍宽大，有三角披针形裂片；冠毛1层，白色，与管状花花冠近等长，有20~25个微糙毛。瘦果圆柱形，长1~1.2 mm，有浅沟，被短毛。花期7—9月；果期8—10月。

【生　境】生于河流沿岸、湿润坡地、田埂和路旁。

【分　布】新疆北部至南部、黑龙江、内蒙古东部和南部、河北北部、华北、东北。欧洲、朝鲜、日本等地都有广泛的分布。

【采集加工】夏、秋二季花开放时采收，除去杂质，阴干或晒干。

【药材性状】本品呈扁球形或近半球形，直径1~1.5 cm。总苞由多数苞片组成，呈覆瓦状排列，苞片披针形或条形，灰黄色或黄绿色，长4~6 mm，被白色绒毛。舌状花1列，黄色，长约1 cm，多卷曲，且常脱落；管状花多数，棕黄色，长约5 mm，5齿裂，子房先端有多数白色冠毛，长约5 mm。瘦果有时可见，椭圆形；体轻，易散碎。气微，味微苦。以头状花序完整、色黄绿者为佳。

【性味归经】味微苦、咸，性温。归肺、肝、胃经。

【功能主治】消痰行水，降气止呕。用于风寒咳嗽，咳喘痰黏，呕吐嗳气，胸痞胁痛。

【用法用量】用量3~9 g。用纱布包煎或滤去毛。

【注　意】阴虚咳嗽，风热咳嗽者禁用。

【附　方】

❶伤寒发汗，嗳气不除者：旋覆花90 g，人参60 g，生姜150 g，代赭石30 g，炙甘草90 g，去核大枣12枚。上药用5L水，煮至3L，去渣，再煎至1.5L，每次温服500 mL，每日3次。

❷咳嗽气逆：旋覆花、苏子、生姜各9 g，半夏、前胡各6 g，水煎服。

密蒙花

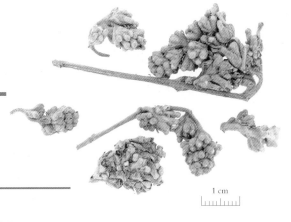

1 cm

【别　名】蒙花、蒙花珠、老蒙花、羊耳朵朵尖、水锦花、花醉鱼草。

【来　源】本品为马钱科植物密蒙花**Buddleja officinalis** Maxi 的未开放花。

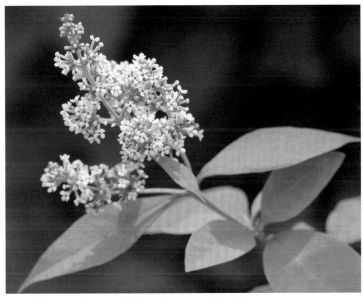

【附　方】

❶角膜云翳：密蒙花、石决明（先煎）各12 g，木贼、菊花、蒺藜各9 g，水煎服。

❷肝虚目暗，视物昏花：密蒙花30 g，楮实、蒺藜子（炒，去角）、甘菊花、防风（去叉）、蛇蜕各15 g，甘草（炒）7.5 g，研末，每次3 g，餐后用温水调服，每日3次。

❸目赤肿痛：密蒙花20 g，龙胆草10 g，车前子12 g，水煎服。

❹创伤：鲜密蒙花嫩叶适量，加香油适量，捣烂，敷患处。

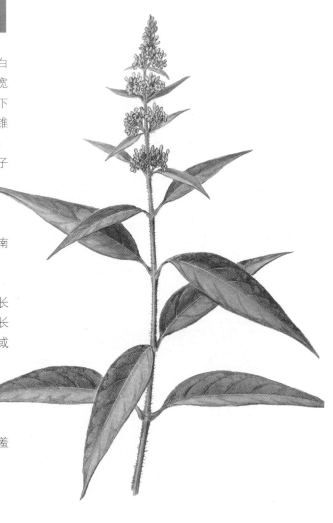

【植物特征】落叶灌木。高1~3 m。小枝略呈四棱形，密被灰白色绒毛。单叶对生，长圆状披针形至线状披针形，长5~15 cm，宽2~6 cm，先端渐尖，基部楔形，全缘或有小钝齿，两面被星状毛，下面毛很密；叶脉在上面，凹下；叶柄长6~10 mm，被绒毛。聚伞圆锥花序顶生，长5~12 cm，密被白色柔毛；花萼钟状，4裂，外面被毛；花冠白色或淡紫色，内外均被柔毛；雄蕊4，着生于花冠筒中部；子房上位，2室，花柱短，柱头不裂。蒴果卵形，长2~6 mm，2瓣裂；种子多数，具翅。花期3—4月；果期5—8月。

【生　境】生于山坡、杂木林地、河边和丘陵地。

【分　布】陕西、甘肃及西南部、中南部等省区。不丹、缅甸、越南也有分布。

【采集加工】春季花未开放时采收，常整序摘取，除去杂质，晒干。

【药材性状】本品多为花序的一部分，卷缩成团块，展开后长1.5~3 cm，灰黄色或棕黄色，密被绒毛。花蕾短棒状，上端略大，长0.3~1 cm，直径1~2 mm；花萼钟状，4齿裂；花冠筒状，与萼等长或稍长，有4个卵形裂片；雄蕊4个，着生在花冠管中部；质柔软，易碎。气微香，味辛、苦。以花蕾密聚、色灰黄、茸毛多者为佳。

【性味归经】味甘，性微寒。归肝经。

【功能主治】清肝明目，去翳。用于目赤肿痛，视物昏花，多泪羞明，目生翳膜。

【用法用量】用量3~9 g。

蒲黄

【别　名】水蜡烛。

【来　源】本品为香蒲科植物水烛**Typha angustifolia** L.或香蒲 **Typha orientalis** Presl. 的花粉。

◎水烛

【植物特征】多年生草本。高1.5~3 m。根茎粗壮、多节。叶狭条形，长50~120 cm，宽5~9 mm，渐尖，基部鞘状抱茎。穗状花序圆柱形，长30~60 cm，雌雄花序不连接。雄花序在上，长20~30 cm；雄花有2~3枚雄蕊，毛比花药长；雌花序在下，长10~30 cm，成熟时直径10~25 mm，雌花小苞片比柱头短。小坚果长椭圆形，具褐色斑点，纵裂。花、果期夏、秋季。

【生　境】生于水边及池塘、沼泽中。

【分　布】我国东北、华北、华东及河南、湖北、四川、云南、陕西、甘肃、青海等省区。尼泊尔、印度、巴基斯坦、日本、俄罗斯、欧洲、美洲及大洋洲也有分布。

◎香蒲

【植物特征】多年生草本。高1.5~2 m。根茎粗壮、多节。叶狭条形，长40~70 cm，宽5~9 mm，渐尖，基部鞘状抱茎。穗状花序圆柱形，雌雄花序连接，雄花序在上部，长4~6 cm，花小，无花被；雄花有2~4枚雄蕊，花粉单粒；雌花序在下，长6~15 cm，雌花无小苞片，密生

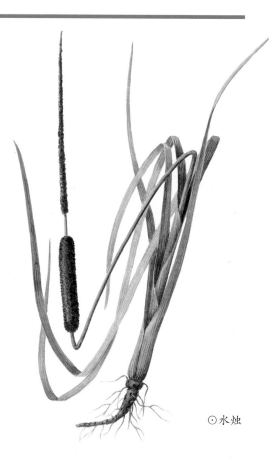

⊙水烛

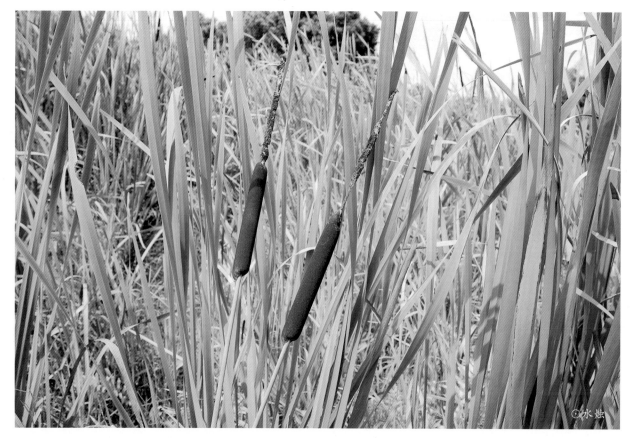

⊙水烛

长6~7 mm的白色柔毛；柱头匙形。小坚果长约1 mm。花期夏、秋季。

【生　境】生于水旁或沼泽中。

【分　布】广东、台湾、福建、江西、安徽、江苏、浙江、河南、河北、陕西、山西、内蒙古、辽宁、吉林、黑龙江。菲律宾、日本、俄罗斯及大洋洲也有分布。

【采集加工】夏季采收花序上部的黄色雄花穗，晒干后碾碎，筛取花粉。

【药材性状】本品为黄色粉末。体轻，放水中则飘浮水面。手捻有滑腻感，易附着手指上。气微，味淡。以粉细、体轻、色鲜黄、滑腻感强者为佳。

【性味归经】味甘，性平。归肝、脾、心包经。

【功能主治】行血，消瘀止痛（生用）；收敛止血（炒炭）。用于吐血，咯血，衄血，血痢，便血，外伤出血，心腹疼痛，产后瘀痛，跌打损

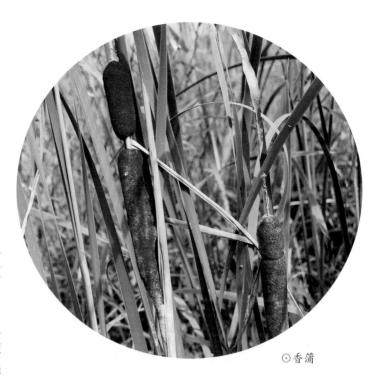

⊙香蒲

伤，血淋涩痛，崩漏，带下，阴下湿痒。

【用法用量】用量3~10 g。生用散瘀止痛，炒炭可收敛止血，治血瘀出血则生、炒炭各半。外用适量，研粉搽敷。

【附　方】

❶产后瘀血腹痛：蒲黄、五灵脂各等量，共研细粉，每次服3 g，每日2次，黄酒或米醋为引服（失笑散）。

❷功能性子宫出血：蒲黄炭9 g，熟地黄12 g，侧柏叶（炒黄）15 g，水煎服。

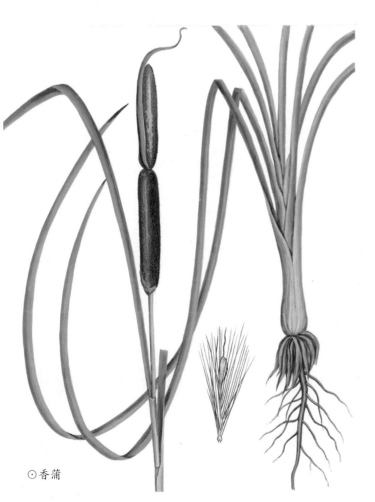

⊙香蒲

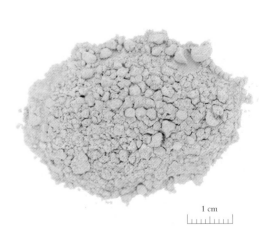

1 cm

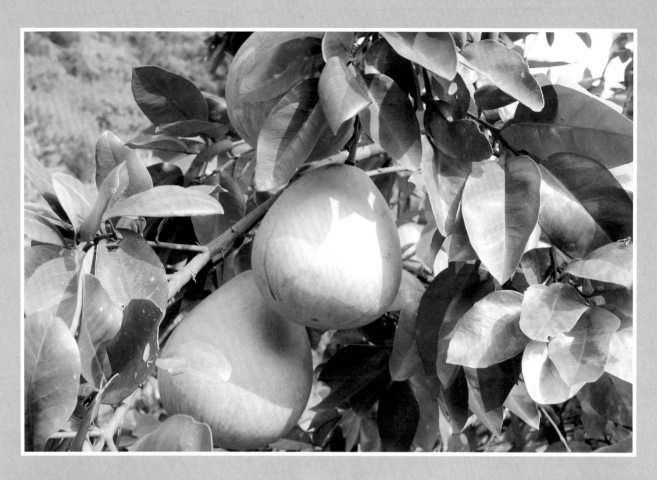

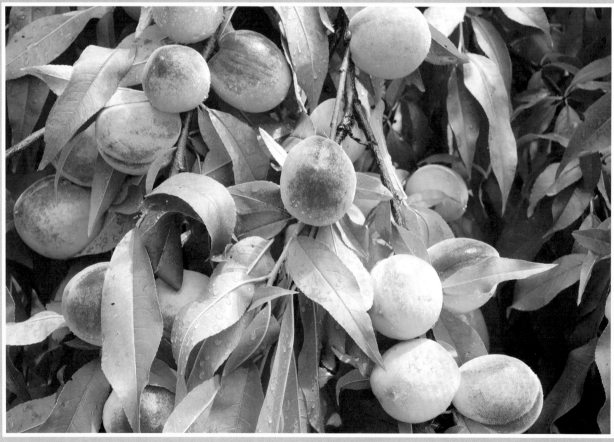

七

果实及种子类

GUOSHI JI ZHONGZI LEI

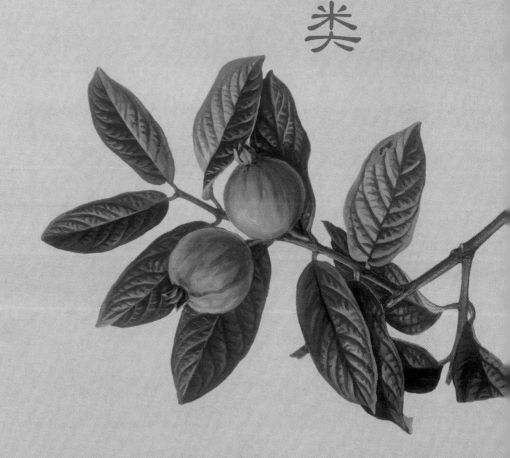

八角茴香

【别　名】大茴香。

【来　源】本品为八角科植物八角 Illicium verum Hook. f. 的成熟果实。

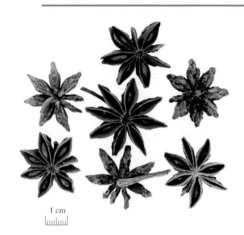

1 cm

【植物特征】常绿乔木。高达20 m。树皮灰色至红褐色。单叶互生，革质，披针形至长椭圆形，长5~12 cm，宽1.5~5 cm，先端短尖或短渐尖，基部狭楔形，叶面有光泽和透明的油点，背面疏被柔毛；叶柄粗壮，长约1 cm。花单生叶腋，花被肉质；萼片3，黄绿色；花瓣6~9片，排成2~3轮，淡粉红色或深红色，阔卵圆形或长圆形；雄蕊11~20，排成2~3轮；心皮8~9，分离，花柱短，基部肥厚，柱头细小。聚合果排成星

芒状，直径2.5~3.5 cm，成熟心皮红棕色。种子扁球形，棕色，有光泽。花期3—5月；果期9—10月。

【生　境】野生或栽培；多生于温暖、湿润的山谷中。

【分　布】台湾、广东、广西、福建、贵州、云南等省区。

【采集加工】秋、冬二季果实由绿变黄时采摘，置沸水中略烫后，干燥，或直接干燥。

【药材性状】本品为聚合果，多由8个蓇葖果组成，放射状排列于中轴上。蓇葖果长1~2 cm，宽0.3~0.5 cm，高0.6~1 cm；外表面红棕色，有不规则皱纹，顶端呈鸟喙状，上侧多开裂；内表面淡棕色，平滑，有光泽；质硬而脆。每个蓇葖果含种子1粒，扁卵圆形，长约6 mm，红棕色或黄棕色，光亮，尖端有种脐；胚乳白色，富油性。气芳香，味辛、甜。以个大完整、色红棕、香气浓者为佳。

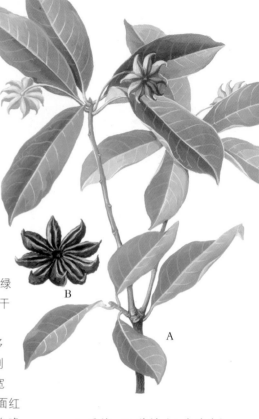

A. 果枝；B. 药材（八角茴香）

【性味归经】味辛、甘，性温。归脾、胃、肾经。

【功能主治】祛风镇痛，化痰止咳，健胃止呕。用于呕吐，腹胀，腹痛，疝气痛。

【用法用量】用量3~6 g。

【注　意】阴虚火旺者禁服。

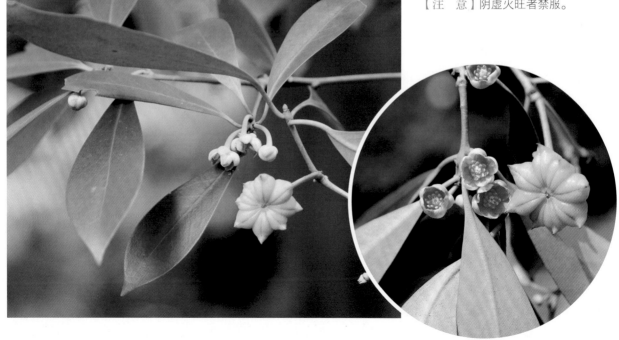

土花椒

【别　名】香椒、花椒、椒目、竹叶椒、贝椒子、山巴椒。

【来　源】本品为芸香科植物竹叶花椒**Zanthoxylum armatum** DC. [*Zanthoxylum planispinum* Sieb. et Zucc.] 的成熟果实。

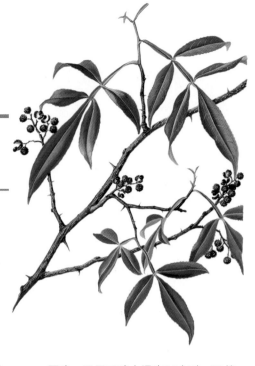

【植物特征】常绿灌木或小乔木。枝直出，扩展，有压扁的皮刺。叶互生，为奇数羽状复叶，叶轴有翅，下面散生皮刺，上面在小叶着生处有较小的皮刺；小叶3~9，对生，具短柄至近无柄，膜质，披针形或长圆状披针形，长5~9cm，宽1~3cm，先端渐尖，边缘常有微小钝齿或近全缘。聚伞圆锥花序腋生，长2~6cm；花单性，黄绿色，小；花被1轮，6~8片；雄花有雄蕊6~8，伸出；雌花仅1~2个心皮发育。蓇葖果红色，有大而凸的腺点；种子黑色，卵形。花期4—5月；果期8—10月。

【生　境】多生于石灰岩低山疏林灌木丛中。

【分　布】山东、河南、陕西、甘肃四省南部以南各地。日本、越南、老挝、缅甸、印度、尼泊尔等国也有分布。

【采集加工】秋季果实成熟时采收。通常整序摘取，堆放1~2日后，晒干，再捡去枝叶等杂质。

【药材性状】蓇葖果近球形，直径2~5mm，已开裂为2瓣，但果瓣常基部相连，果皮革质，外表面红棕色或红褐色，生有许多呈小疣状凸起的油胞，内表面光滑，淡黄色或淡黄褐色；种子小而圆，黑色，有光泽。味辛辣，气香。以颗粒均匀、外表面红棕色、香气浓者为佳。

【性味归经】味辛，性温；有小毒。归脾、肺、肾经。

【功能主治】温中散寒，燥湿杀虫，行气止痛。用于胃腹冷痛，呕吐，泄泻，血吸虫病，蛔虫病、丝虫病。外用治牙痛，脂溢性皮炎，并可作表面麻醉用。

【用法用量】用量2.4~4.5g。

【注　意】孕妇忌服。

【附　方】

❶胃腹冷痛：土花椒、干姜各6g，党参12g，煎后去渣，加入饴糖少许，温服。

❷蛔虫性肠梗阻：土花椒9g，麻油12g。将麻油放锅中煎熬，投入土花椒至微焦，捞出冷却，去土花椒，待油冷却后，顿服。如梗阻时间过长，中毒症状明显，或可能有肠坏死或有阑尾蛔虫者，皆不宜服用。

❸早、中期血吸虫病：土花椒适量，小火微炒约10分钟，磨成细粉，装入胶囊，每粒含土花椒粉0.4g。成人每次4粒（儿童酌减），每日3次。20~25日为1个疗程。

❹丝虫病：土花椒适量，用小火炒焦或在烤箱内烤焦（不可炭化），磨成细粉装入胶囊，每粒含土花椒粉0.4g。每次6粒，每日3次。6日为1个疗程。

❺脂溢性皮炎：土花椒（炒）60g，轻粉（微炒）、枯矾（煅）、铜绿（炒）各30g。共研细末，调香油搽患处，每日2次。

❻表面麻醉：土花椒30g，蟾酥0.0167g，75%乙醇100mL。土花椒压碎，置于乙醇中浸泡36小时，取棕红色上层清液，密封备用。用棉球蘸药液涂于手术部位（或塞入鼻腔手术处），5分钟后，当刺激无痛觉时，即可手术。

❼回乳：土花椒9~15g，用冷水约400mL浸泡1小时，水煎，浓缩至250mL，加入红糖50g。每日1剂，一般服2剂即可。

【附　注】

❶《中华人民共和国药典》收载的花椒原植物为花椒Zanthoxylum bungeanum Maxim.或青椒Zanthoxylum schinifolium Sieb. et Zucc.，不是本种。

❷簕欓Zanthoxylum avicennae（Lam.）DC.和野花椒Zanthoxylum simulans Hance的果实在有些地区也作土花椒用，但主要供作香料调味，较少入药。

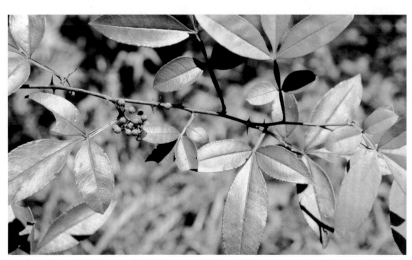

大风子

【来　源】本品为大风子科植物大风子**Hydnocarpus anthelminthica** Pierre. et Gagnep. 的成熟种子。

【植物特征】常绿乔木。树干直，高10~30 m。单叶互生，革质，卵状披针形或长圆状披针形，长10~30 cm，宽3~7 cm，先端急尖，基部钝圆，全缘，无毛；侧脉8~10对；叶柄长1.2~1.5 cm。花杂性或单性同株，单生叶腋或排成腋生、少花的聚伞状花序；萼片5，卵形，长8~9 mm，基部稍合生，两面被褐色毛；花瓣5，卵状长圆形，长1.2~1.4 cm，淡红色；雄花花萼和花瓣较小，子房卵形或倒卵形，柱头5裂，常反卷，有纺锤形退化雄蕊。浆果球形，直径6~12 cm，果皮粗糙，被褐色绒毛；种子30~40粒，卵状多角形，长约2 cm，直径约1 cm。花期8—9月；果期11月至翌年6月。

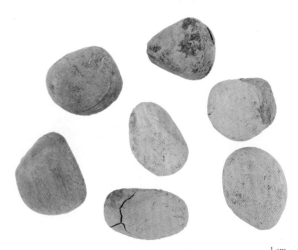

A. 果枝；B. 药材（大风子）

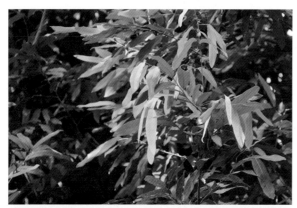

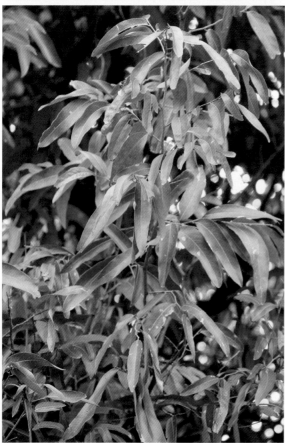

【生　境】栽培植物。

【分　布】华南有栽培。原产泰国。

【采集加工】秋季果实成熟时采收，取其种子洗净，晒干。

【药材性状】本品呈不规则的卵圆形或长圆状椭圆形，具钝棱角，长1.5~3.5 cm，直径1~2 cm。表面灰黄色或灰棕色，一端有多条明显的凹纹放射状伸出，约达种子1/3处。种皮厚，坚硬，难破开，砸破后，内表面光滑，浅黄色或黄棕色。种仁与种皮易分离，种仁白色，外被红棕色薄膜。富油质，有弹性。微臭，味淡。以个大饱满、肉白、油性足者为佳。

【性味归经】味辛，性热；有毒。归肝、脾、肾经。

【功能主治】祛风，燥湿，杀虫止痒。用于麻风，癞疾，梅毒，恶疮，疥癣。

【用法用量】用量2~4 g（内服制霜入丸剂）。外用适量，捣烂敷患处。

【注　意】阴虚者禁用。

1 cm

山橙

【别　名】猢狲果、马骝藤、猴子果。

【来　源】本品为夹竹桃科植物山橙**Melodinus suaveolens** Champ. ex Benth. 的成熟果实。

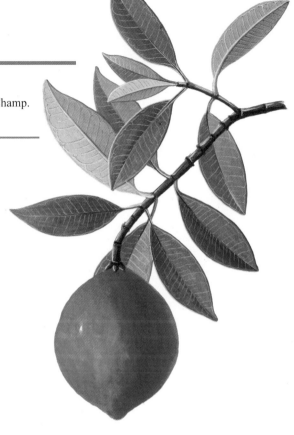

【植物特征】攀缘木质藤本。长达10 m。小枝褐色，具乳汁。叶对生，椭圆形或卵圆形，长5~9.5 cm，宽1.8~4.5 cm，先端渐尖，基部阔楔形，全缘，叶面深绿色，有光泽。聚伞花序顶生或腋生；花白色；花萼长约3 mm，5深裂，裂片卵形，呈双盖覆瓦状排列；花冠高脚碟状，花冠管筒状，长1~1.4 cm，裂片斜镰刀形，向左覆盖，较筒短一半，先端有双齿；副花冠钟状，5裂片，伸出花冠喉外；雄蕊生于花冠筒中部。浆果球形，直径5~8 cm，成熟时橙红色；种子很多，两侧压扁，长约8 mm。花期5—11月；果期8月至翌年1月。

【生　境】生于向阳山坡，常攀缘于树顶。

【分　布】广西、广东、海南。

【采集加工】秋、冬季果实成熟时摘下，晒干。

【药材性状】本品呈圆球形，直径5~8.5 cm，红棕褐色或红棕色，常有黑褐色斑块，光滑无毛，先端常有宿存花萼，基部有木质果柄；果皮厚，质坚硬，不易破碎，剖开后可见果肉干缩成海绵状，白色与棕色相杂；种子多数，嵌于果肉内，扁圆形，长0.5~0.8 cm，形似冬瓜子，有不规则棱角，棕褐色至黑褐色；种仁黄色，富油性。气微，味涩。以个大、棕红色、无破裂者为佳。

【性味归经】味苦，性平；有小毒。归肝、脾经。

【功能主治】行气止痛，消积化痰。用于胃肠气痛，消化不良，小儿疳积，睾丸炎，疝气，腹痛，瘰疬，皮肤热毒，湿癣疥癞。

【用法用量】用量15~30 g，煎汤或煮肉吃。

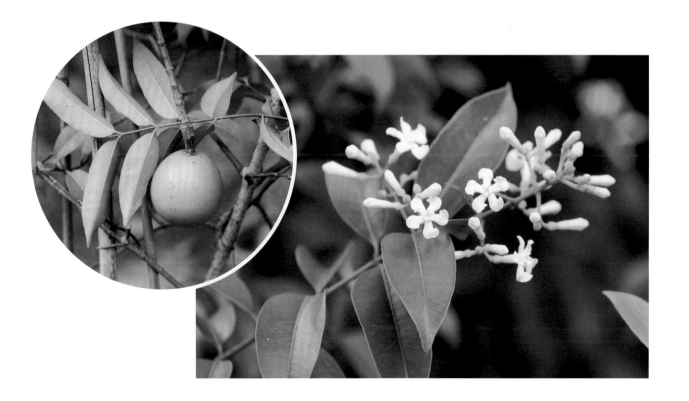

广枣

【别　名】五眼果、山枣。

【来　源】本品为漆树科植物南酸枣Choerospondias axillaris（Roxb.）Burtt et Hill. 的成熟果实。

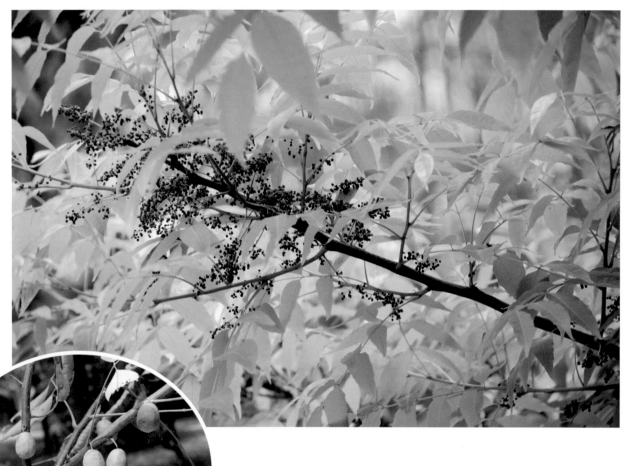

【植物特征】落叶乔木。高7~15 m。树皮灰褐色，呈片状剥落；枝紫黑色，有红褐色皮孔。叶互生，为奇数羽状复叶，长20~30 cm，叶轴被微柔毛；小叶7~15片，对生，膜质或纸状膜质，长圆状披针形或长圆形，长6~10 cm，宽2~4.5 cm，先端渐尖，基部阔楔尖至近于圆，略偏斜，干时叶面黑色，中脉上被微柔毛，背面褐色，脉腋内有簇毛；侧脉纤细，每边10~15条，上面明显；小叶柄长5~12 mm。花常紫色，盛开时直径4~6 mm，杂性，雌雄异株，雄花和假两性花（不育花）排成腋生圆锥花序，雌花单生小枝上部叶腋；萼杯状，5裂，裂片钝；花瓣5，常略反折或伸展；雄蕊10，与花盘裂片互生，在雄花中伸出，假两性中短于花瓣；子房5室，花柱5，分离。核果椭圆形或近卵形，长2~2.5 cm，直径1.4~2 cm，两端钝圆，成熟时黄色；核坚硬，骨质，近先端有5孔，孔上覆有薄膜。花期春季；果期夏、秋季。

【生　境】生于低海拔至中海拔山谷疏林中。

【分　布】我国西南部至中南部各省区。日本、中南半岛和印度东北部也有分布。

【采集加工】秋季果实初成熟时采摘，晒干。

【药材性状】本品呈椭圆状球形或卵状球形，长1.5~2.5 cm，直径1~2 cm。表面黑褐色，略有光泽，具细皱缩纹，基部有果梗痕。果肉薄，棕褐色。核近卵形，黄棕色，靠近先端常有5个椭圆形小孔，质坚硬，难破碎，内有长圆形的种子5枚。气微，味酸涩。以个大、黑褐色、味酸涩者为佳。

【性味归经】味甘、酸、涩，性凉。归脾、肝经。

【功能主治】行气活血，养心安神，

消食，解毒。用于气滞血瘀，心跳气短，食滞腹痛，酒醉。外用治牛皮癣、烫伤和外伤出血，常煅炭存性，研细末调香油涂敷患处。

【用法用量】用量10~25g。

【附　方】

❶慢性支气管炎：南酸枣250g，炖肉，吃肉喝汤。

❷疝气：南酸枣适量，与水研磨后服。

❸食滞腹痛：鲜南酸枣2~3枚，嚼食。

【附　注】

❶南酸枣的果核可止呕吐；南酸枣的根和叶治消化不良；南酸枣的根皮和树皮对治水火烫伤有明显效果，亦治疮疡溃烂。

❷本品虽主产广东，但广东无使用习惯，多销华北、东北和西北部，尤以内蒙古地区习惯使用，除供人治病外，亦用于治疗马疾。因产自广东，外形略似枣，故称广枣。

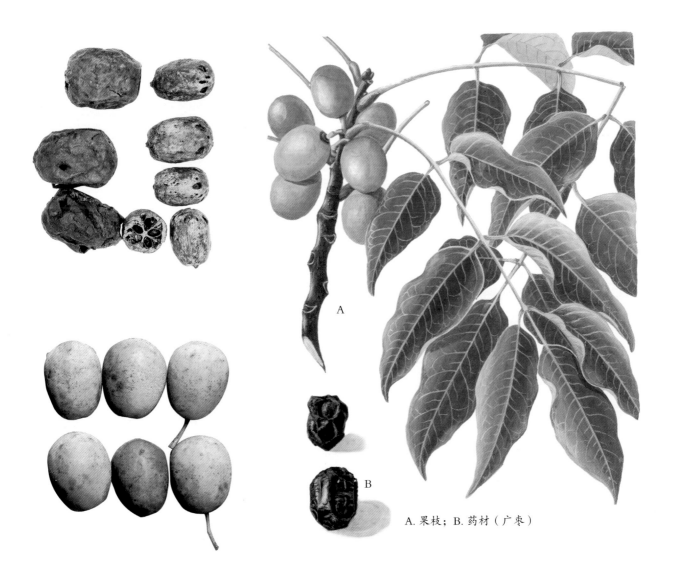

A.果枝；B.药材（广枣）

小茴香

【别　名】香丝菜、怀香。

【来　源】本品为伞形科植物茴香Foeniculum vulgare Mill.
的干燥成熟果实。

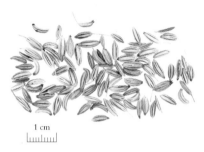

【植物特征】多年生草本，有强烈香气。茎直立，圆柱形，高0.5~1.5 m。叶互生，叶柄长3.5~4.5 cm，由下而上渐短，近基部呈鞘状，宽大抱茎，边缘有膜质狭翅；叶片三或四回羽状分裂，最终裂片线形至丝状。复伞形花序顶生，直径3~12 cm，伞辐5~20或更多，长2~5 cm，每一小伞形花序有花5~30朵；花梗纤细，长4~10 mm；花小，夏季开放，花萼截平；花瓣5，金黄色，广卵形，长约1.5 mm，宽约1 mm，中部以上向内卷曲，先端微凹；雄蕊5，花药卵形，花丝丝状，伸出花瓣外；雌蕊1，子房下位，2室，花柱2，浅裂。双悬果，卵状长圆形，长5~8 mm，宽约2 mm，分果椭圆形，有5条隆起的纵棱，每个棱槽内有一个油管，合生面有2个油管。花期5—6月；果期7—9月。

【生　境】栽培植物，间有逸为野生。

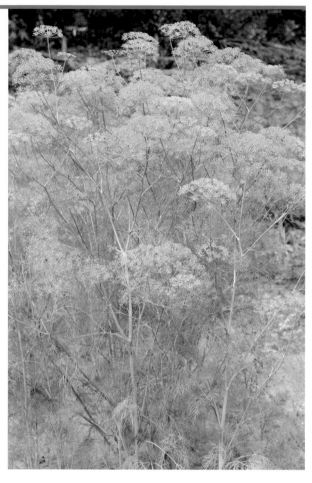

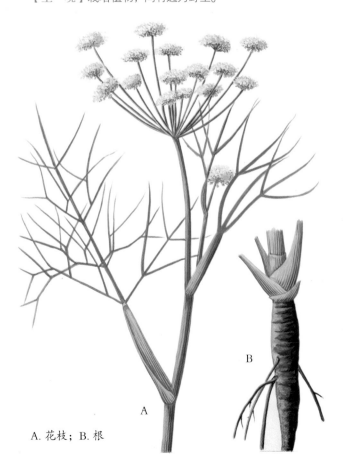

A.花枝；B.根

【分　布】我国各地均有栽培。原产地中海地区。

【采集加工】秋季果实初熟时采割植株，晒干，打下果实，除去杂质。

【药材性状】本品呈圆柱形，有时稍弯曲，长4~8 mm，直径1.5~2 mm，黄绿色或淡黄色，两端略尖，先端残留有黄绿色花柱残基，基部有时有残存果梗。分果瓣呈长椭圆形，背面有5条纵棱，合生面平坦而较宽；横切面略呈五边形，背面的四边较短，近等长，腹面的一边较长。有特异的香气，味微甜、辛。以颗粒均匀、色黄绿、气味浓者为佳。

【性味归经】味辛，性温。归肝、肾、脾、膀胱、胃经。

【功能主治】行气止痛，健胃散寒。用于胃寒腹痛，小腹冷痛，痛经，疝痛，睾丸鞘膜积液，血吸虫病。

【用法用量】用量3~9 g。

【注　意】孕妇忌服。

【附　方】

❶胃寒痛：小茴香、干姜、木香各9 g，甘草6 g，水煎服。

❷疝痛：小茴香、巴戟天各9 g，橘核6 g，水煎服。

马钱子

【别　名】番木鳖、牛银。

【来　源】本品为马钱科植物马钱Strychnos nux-vomica L. 的成熟种子。

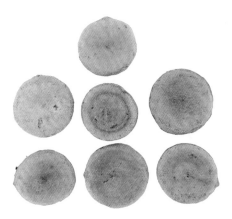

1 cm

【植物特征】乔木。高10~30 m。树皮灰色，具皮孔。叶对生，革质，阔卵形或近圆形，长6~15 cm，宽3~8.5 cm，先端短尖，基部圆形，全缘；主脉3~5条。花白色，近无梗，排成顶生聚伞花序；总苞片和小苞片三角形，被短柔毛；花萼绿色，长约2.8 mm，先端5裂；花冠筒状，长10~20 mm，先端5裂，裂片呈镊合状排列；雄蕊5，着生于花冠筒之喉部。浆果球形，直径6~13 cm，成熟时橙色，光滑；种子3~8颗，圆盘状，直径约2.5 cm，密被银色茸毛。花期春、夏两季；果期8月至翌年1月。

【生　境】栽培植物。

【分　布】我国台湾、福建、广东、海南、广西和云南南部等地有栽培。原产印度、斯里兰卡、缅甸、泰国、越南、老挝、柬埔寨、马来西亚、印度尼西亚和菲律宾等。

【采集加工】冬季采收成熟果实，取出种子，晒干。

【药材性状】本品呈扁圆形，状如钮扣，直径1.2~3 cm，厚0.3~0.5 cm。表面密被辐射状排列的银灰色绢状茸毛，常一面隆起，一面稍凹下，其中一面近中心处有1突起的种脐。质坚硬，不易折断，平行剖面可见淡黄白色或灰白色的角质样胚乳，子叶卵状心形，上有微凸起的叶脉5~7条。气微，味苦。以饱满、质坚、色灰黄，有光泽者为佳。

【性味归经】味苦，性寒；有大毒。归脾、肝经。

【功能主治】通络，止痛，消肿。用于肢体软瘫，小儿麻痹后遗症，类风湿性关节痛，跌打损伤，痈疽。

【用法用量】用量0.3~0.6 g，一般炮制后入丸散用。

【附　注】本品含多种生物碱，其中番木鳖碱为主要有效成分，而且含量高。

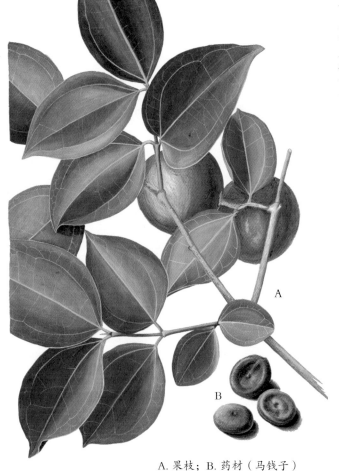

A. 果枝；B. 药材（马钱子）

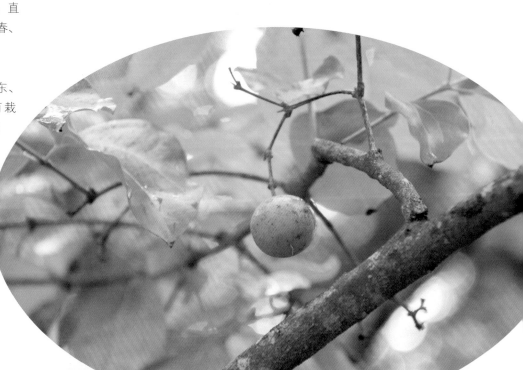

马兜铃

【别　名】兜铃、水马香果。

【来　源】本品为马兜铃科植物马兜铃Aristolochia debilis Sieb. et Zucc.的成熟果实。

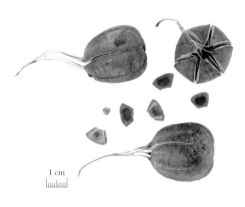

1 cm

【植物特征】攀缘草质藤本。根圆柱形。茎长约1 m，无毛。叶膜质，长圆状卵形或三角状心形，长3~6 cm，基部宽1.5~3.5 cm，先端钝圆，基部心形；基出叶脉5~7条；叶柄长1~2 cm。花单生于叶腋，暗紫绿色；花梗长1~1.5 cm，花被管基部膨大呈球形，直径3~6 mm，舌片卵状披针形，长2~3 cm；雄蕊6，花药卵形，单个与6裂的合蕊柱裂片对生。蒴果

近球形，直径约4 cm，由基部向上6瓣开裂；种子钝三角形，扁平，具膜质宽翅。花期7—8月；果期9—10月。

【生　境】生于山地疏林中。

【分　布】黄河以南至长江流域各省。日本也有分布。

【采集加工】秋季果实由绿变黄时采收，晒干。

【药材性状】本品呈卵圆形，长2~3.5 cm，直径2~3 cm。表面黄绿色、灰绿色或棕褐色，有直线棱，棱间有多数横向平行的细脉纹相连。果皮轻而脆，易破裂，成熟时裂为

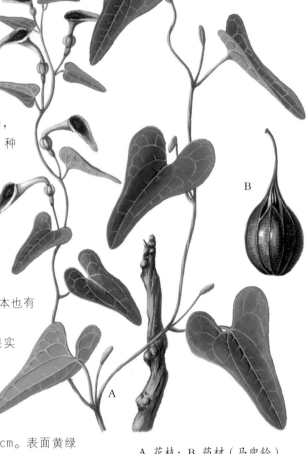

A. 花枝；B. 药材（马兜铃）

6瓣，果梗也分为6条；种子扁平而薄，钝三角形或扇形，长6~10 mm，宽8~12 mm，边缘有翅，淡棕色。气特异，味微苦。以完整、色黄绿、种子充实者为佳。

【性味归经】味苦、微辛，性寒；有小毒。归肺、大肠经。

【功能主治】清热降气，止咳平喘。用于慢性支气管炎，肺热咳喘，百日咳。

【用法用量】用量3~9 g。

【注　意】本品含马兜铃酸，可引起肾脏损害等不良反应；儿童及老年人慎用；孕妇、婴幼儿及肾功能不全者禁用。

【附　方】

❶肺热咳嗽：马兜铃、杏仁、甘草、桑白皮各6 g，水煎服。

❷百日咳：马兜铃、百部各6 g，大蒜3瓣，放碗内加水适量，蒸后去渣取汁服。

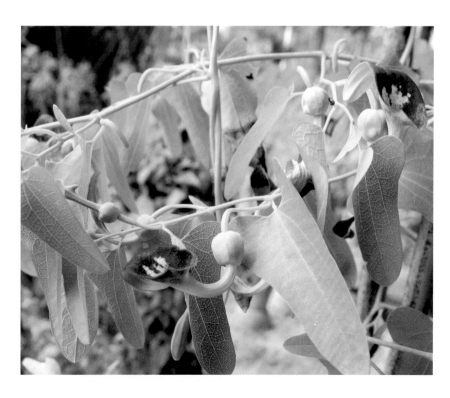

乌梅

【别　名】梅实、梅干。

【来　源】本品为蔷薇科植物梅**Armeniaca mume** Sieb. [*Prunus mume* Sieb. et Zucc.] 的近成熟果实。

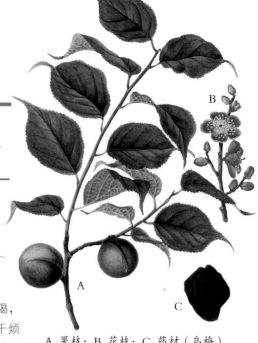

【植物特征】小乔木。高达10 m。小枝淡绿色或棕色，光滑无毛。单叶互生，叶片卵形或圆卵形，长4~8 cm，先端尾尖，基部圆，边缘具锐利小钝齿，幼时两面被短柔毛，后变无毛或仅脉腋内有短柔毛；侧脉每边4~5条；叶柄长1~2 cm，常具腺体。冬、春季间先叶开花，单生，稀双生，白色；花梗长1~3 mm；萼管宽钟形，绿色或绿紫色，檐部5裂，裂片卵形；花瓣5片，倒卵形，着生于萼管口处；雄蕊多数，花丝分离；雄蕊1，子房上位，密被柔毛，花柱单一，柱头头状。核果近球状，直径2~3 cm，成熟时黄色，核椭圆状扁球形，具纵沟纹和小孔穴。花期冬、春季；果期5—6月。

【生　境】栽培植物。

【分　布】全国大多数地区有栽培。原产我国南方。日本和朝鲜也有分布。

【采集加工】春、夏间果实近成熟时采摘。用文火焙或烟熏烤，温度保持在40℃左右，焙2~3昼夜，然后闷2~3日，使其变成黑色。

【药材性状】本品呈不规则的球形或扁圆球形，直径1.5~3 cm。表面棕黑色至乌黑色，皱缩不平，在放大镜下可见有细毛茸。一端有圆形的果柄痕。果肉柔软，乌黑色或黑棕色。核坚硬，椭圆形，棕黄色，表面有小凹点；内含淡黄色种子1枚，形状及

气味酷似杏仁。气微或具烟熏气，味极酸。以个大、体重、肉厚、乌黑、完整、味极酸者为佳。

【性味归经】味酸、涩，性温。归肝、脾、肺、大肠经。

【功能主治】敛肺涩肠，生津止渴，驱蛔止痢。用于肺虚久咳，口干烦渴，胆道蛔虫，胆囊炎，细菌性痢疾，慢性腹泻，月经过多，肿瘤。外用治疮疡久不收口，鸡眼，胬肉，头疮，牛皮癣。

【用法用量】用量3~9 g。外用适量，烧成炭研细粉外敷，乌梅肉湿润后捣烂涂患处。

【附　方】

① 胆道蛔虫病：a. 乌梅45 g，黄连（或黄柏）9~12 g，木香、川椒各6~9 g，大黄、干姜各9 g，细辛1.8~3 g，使君子12~15 g，槟榔12 g，苦楝皮15 g，水煎服。每日1剂。病情重者可服2剂，分4~6次服。b. 乌梅、苦楝皮、白芍各9 g，枳壳6 g，柴胡4.5 g，甘草3 g，水煎服。每日1剂，早晚空腹各服1次。便秘加大黄、芒硝；呕吐加黄连、生姜；舌苔白腻加川椒。

② 急性细菌性痢疾：乌梅煎熬成10%乌梅汤，并加入少许红糖。每次服100 mL，每日3次。7日为1个疗程。

③ 胆囊炎、胆石症、胆道感染：乌梅、五味子各30 g，红木香（长梗南五味子）15 g。水煎，浓缩至400 mL，分2次服。

④ 鼻息肉：乌梅

肉炭、硼砂各9 g，冰片1 g，共研细末，撒患处，或用香油调搽。

⑤ 阴茎癌、宫颈癌：乌梅27个，卤水1 000 mL。放于砂锅或搪瓷缸内，煮沸后小火持续20分钟左右，放置24小时，过滤备用。每服3 mL，每日6次，每餐前后各服1次。可同时制成搽剂外用。服药期间禁吃红糖、白酒、酸、辣等刺激性食物。

⑥ 牛皮癣：乌梅500 g，去核，水煎，浓缩为100 g。每次9 g（半汤匙），加糖适量，开水冲服或直接吞服，每日3次。

⑦ 鸡眼：乌梅30 g，食盐9 g，醋15 mL，温开水50 mL。先将食盐溶解在温开水中，放入乌梅浸24小时（新鲜乌梅可浸12小时），去乌梅核，取乌梅肉加醋捣成泥状，即可外用。涂药前用温开水浸泡患处，刮去表面角质层。每日换药1次，连续3~4次。

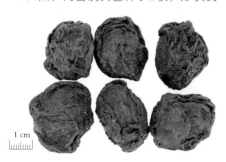

1 cm

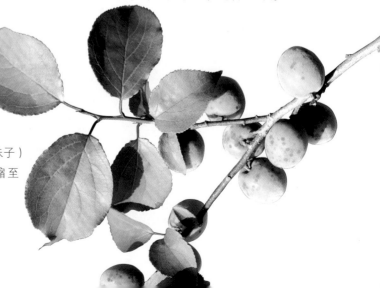

A. 果枝；B. 花枝；C. 药材（乌梅）

水红花子

【别　名】东方蓼、荭草。

【来　源】本品为蓼科植物红蓼Polygonum orientale L. 的成熟果实。

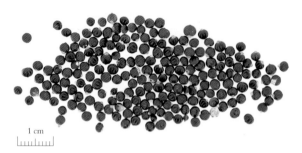

1 cm

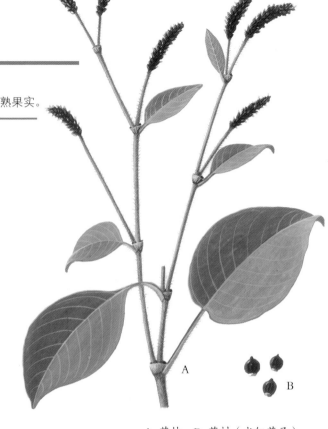

A. 花枝；B. 药材（水红花子）

【植物特征】一年生草本。高1.5~3 m。茎近直立，多分枝，密被长毛。叶卵形或阔卵形，长10~20 cm，宽6~11 cm，先端渐尖，基部圆，全缘，两面被稀疏长毛；叶柄长可达5 cm；托叶鞘筒状，下部膜质，褐色，上部草质，绿色。花夏、秋季开放，排成腋生和顶生、稠密多花、长2~8 cm的穗状花序，常稍俯垂；苞片阔卵形；花被淡红色，5深裂，裂片椭圆形；雄蕊7，比花被稍长；花柱2。瘦果圆球形，压扁，宽约3 mm，黑色，有光泽。花期6—9月；果期8—10月。

【生　境】生于村边、路旁和水边湿地。

【分　布】广泛分布于全国各地。朝鲜、日本、俄罗斯、菲律宾、越南、缅甸、印度、欧洲和大洋洲也有分布。

【采集加工】秋季果实成熟时割取果穗，晒干，打下果实，除去杂质。

【药材性状】本品呈扁球形，直径2~3.5 mm，厚1~1.5 mm，棕黑色或有时红棕色，有光泽，两面微凹，先端有短突尖，基部有浅棕色略突起的果梗痕，有时有残存的膜质花被。质硬。气微，味淡。以粒大、饱满、色棕黑者为佳。

【性味归经】味咸，性微寒。归肝、胃经。

【功能主治】清热，软坚止痛，活血，消积，利尿。用于胃痛，腹胀，脾肿大，肝硬化腹水，腹部肿块，颈淋巴结结核，糖尿病。

【用法用量】用量3~9 g。

【注　意】凡血分无瘀滞及脾胃虚寒者忌用。

【附　方】

❶ 胃痛：水红花子9~15 g，水煎服。

❷ 脾大，肚子胀：水红花子1000 g，水煎，浓缩成膏，每次1汤匙，每日2次，黄酒或开水送服。并用水红花子膏摊布上，外贴患处。

❸ 慢性肝炎，肝硬化腹水：水红花子15 g，大腹皮12 g，黑丑9 g，水煎服。

❹ 结膜炎：水红花子、黄芩各9 g，菊花12 g，龙胆草6 g，水煎服。

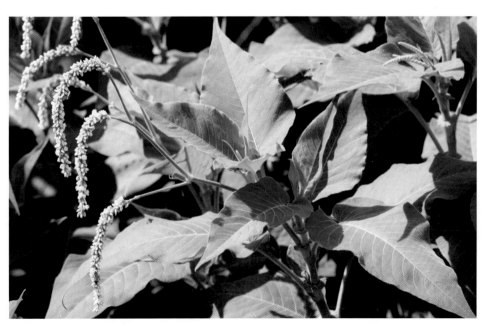

水杨梅

【别　名】水石榴、小叶团花、白消木、鱼串鳃。

【来　源】本品为茜草科植物水杨梅**Adina rubella** Hance 的带花果序。

【植物特征】落叶灌木。高1~3 m。小枝细长，红褐色，被柔毛。叶对生，近无柄，膜质，卵状披针形至卵状椭圆形，长2.5~4 cm，宽8~12 mm，先端常渐尖，基部近圆形或阔楔尖，全缘，干时略背卷，两面脉上被疏柔毛或上面近无毛；托叶小而且早落。花夏季开放，紫红色，近无柄，集成顶生或有时腋生、具长梗、直径1.5~2 cm的圆球形头状花序；萼管被稀疏短柔毛，裂片5，匙形或匙状棒形；花冠长3~5 mm，裂片近三角形。果序圆球状，直径8~12 mm；蒴果卵状楔形，长3~4 mm。花、果期5—12月。

【生　境】生于低海拔疏林中或旷地。

【分　布】我国长江以南各省区和台湾。朝鲜也有分布。

【采集加工】9—11月果实未完全成熟时采摘，除去枝叶及杂质，晒干。

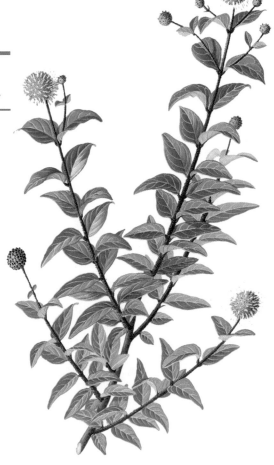

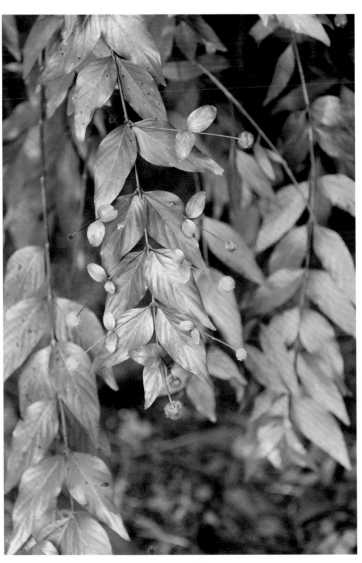

【药材性状】本品呈球形，形似杨梅，直径0.3~1 cm，表面棕黄色，粗糙。轻搓之蒴果即脱落，露出球形坚硬的果序轴；蒴果楔形，长3~4 mm，淡黄色，先端有棕色5裂的萼檐，裂片刺状，内有种子数粒；花朵偶见。气微，味苦涩。以个大、完整、色棕黄者为佳。

【性味归经】味苦、涩，性凉。归肺、大肠经。

【功能主治】清热解毒，散瘀止痛。用于感染发热，咽喉肿痛，腮腺炎，风湿骨痛，细菌性痢疾，肝炎，急性胃肠炎，阴道滴虫病。

【用法用量】用量9~15 g。

【附　方】

❶痢疾：a. 水杨梅全株30 g，水煎服，每日3次。b. 花、果序15 g，水煎服，每日3次。c. 水杨梅片，每片含干浸膏0.25 g，每次4~6片，餐后温开水送服，每日3次。小儿酌减。

❷牙龈肿痛：水杨梅、茅莓根各12 g，山芝麻、两面针各9 g，生石膏30 g，水煎服。

❸阴道滴虫：a. 水杨梅花、果序制成20%的流浸膏涂阴道。b. 水杨梅浸膏片3 g，塞入阴道内。

石榴皮

【别　名】安石榴。

【来　源】本品为石榴科植物石榴**Punica granatum** L. 的成熟果皮。

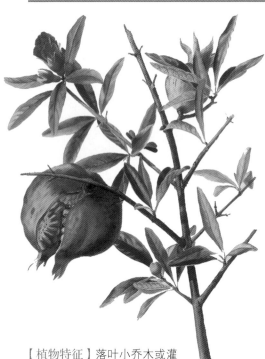

【植物特征】落叶小乔木或灌木。高3~7 m。嫩枝四棱形，枝端常形成短刺。叶对生，膜质，披针形，长2~9 cm，宽5~25 mm，先端短尖或钝，基部楔形，全缘；叶柄长5~7 mm。花两性，红色，单生或数花组成聚伞花序；花萼钟形，革质，宿存，裂片5~6片；花冠直径约5 cm，花瓣5~6片，多皱褶，覆瓦状排列；雄蕊多数，生于萼筒的上部，花丝分离，芽时内折。浆果球形，淡红色或淡黄绿色；种子多数，有肉质外种皮。

【生　境】栽培植物。

【分　布】我国南北各地有栽培。原产巴尔干半岛至伊朗及其邻近地区，现全球温带及热带地区均有种植。

【采集加工】秋末冬初果实成熟时收集果皮，晒干。

【药材性状】本品为不规则片块，大小不一，厚0.15~0.3 cm。外表面红棕色或棕黄色，略有光泽，粗糙，有多数疣状突起，有的有突起的筒状宿萼及粗短果梗或果梗痕。内表面黄色或红棕色，常有蜂巢状小凹窝。质硬而脆，易破碎，断面黄色或棕黄色。气微，味苦涩。以个大、皮厚、外表面色棕黄、内表面色黄、无种子者为佳。

【性味归经】味酸、涩，性温；有小毒。归大肠、胃经。

【功能主治】收涩固肠，止泻止痢，驱蛔杀虫。用于慢性腹泻，滑精，崩漏，带下，泻痢脱肛，尿血，疥癣。

【用法用量】用量3~10 g。

【附　方】

①细菌性痢疾：石榴皮15 g，水煎，加红糖适量，分2次服。连服3~5日。

②脱肛：石榴皮、红枣树皮（炒）各9 g，白矾3 g，共研末。便后洗净肛门周围，然后敷患处。

③蛲虫病：a.石榴皮3 g，槟榔4.5 g，水煎服。b.石榴皮9 g，水煎，浓缩至约100 mL，睡前灌肠。

④稻田皮炎：石榴皮120 g，水煎，浸泡患处。

【附　注】

①石榴的种子为藏医习用药材，通称森珠。味酸、甘，性温。具温中健胃之功。

②石榴的根和树皮也可入药，具驱肠道寄生虫之功。

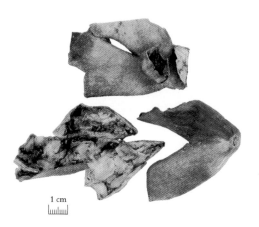

1 cm

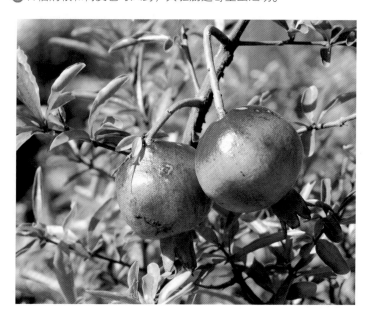

龙眼肉

【别　名】桂圆、贺眼、圆眼、桂圆肉、圆眼肉、元肉。

【来　源】本品为无患子科植物龙眼**Dimocarpus longan** Lour. [*Euphoria longan*（Lour.）Steud.] 的果肉（假种皮）。

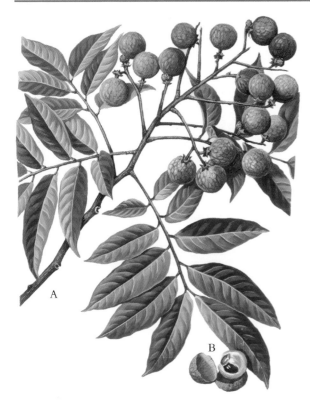

A. 果枝；B. 剖开的果实（示假种皮和种子）

【植物特征】常绿乔木。高达10 m。小枝灰褐色，被柔毛。叶为偶数羽状复叶，柄长15~30 cm或更长；小叶4~5对，互生，薄革质，长圆形或长圆状披针形，两侧稍不对称，长6~15 cm，先端短渐尖或短尖，两面无毛；侧脉每边12~15条。花单性同株，白色，排成顶生大型圆锥花序，总轴和分枝均密被褐色星状毛；萼杯状，裂片稍厚，三角状卵形，长约2.5 mm，内外均被星状毛，覆瓦状排列；花瓣5，披针形，与萼裂片近等长。果核近圆球形，

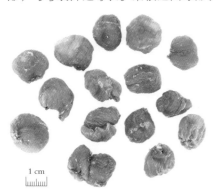

1 cm

直径1.5~2.5 cm，黄褐色或灰黄色，表面稍粗糙；种子茶褐色，光亮，全部被肉质假种皮所覆盖。花期春季；果期夏、秋季。

【生　境】多种植于堤岸及村边园圃中。

【分　布】我国西南部至东南部。亚洲热带地区都有栽培。

【采集加工】秋初果实成熟时摘下，烘干或晒干，剥取果肉。

【药材性状】本品为纵向撕裂的不规则薄片，长约1.5 cm，厚通常约1 mm，展平后宽2~3.5 cm。黄棕色，半透明，外表面皱缩不平，稍粗糙。质柔润，有光泽，黏性大。气香，味甜。以片大肉厚、足干、半透明、味甜者为佳。

【性味归经】味甘，性温。归心、脾经。

【功能主治】补益心脾，养血安神。用于气血不足，失眠健忘，心悸，贫血，月经过多，病后体虚。

【用法用量】用量5~10 g。

【注　意】湿阻中满或痰饮者忌服。

【附　注】

❶龙眼的叶和树皮亦入药，味苦、微涩，性平，功能疏风散热，消滞祛湿。用于预防流感，也可治疗急性肠炎和水、火烫伤等。

❷龙眼种子味涩，性平，具收敛止血之功。治疗小肠气胀和外伤出血。

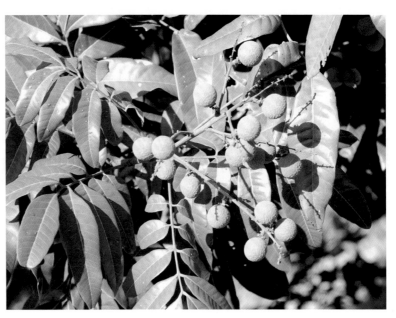

白扁豆

【别　名】火镰扁豆、眉豆、茶豆、膨皮豆、藤豆、扁豆子。

【来　源】本品为豆科植物扁豆Dolichos lablab（L.）Sweet
的成熟种子。

【植物特征】一年生缠绕藤本。全株几无毛，茎长达6 m，常呈淡紫色。羽状复叶具3小叶；托叶基着，披针形；小托叶线形，长3~4 mm；小叶宽三角状卵形，长6~10 cm，宽与长相近，侧生小叶两边不等大，偏斜，先端急尖或渐尖，基部近截平。总状花序直立，长15~25 cm，花序轴粗壮，总花梗长8~14 cm；小苞片2，近圆形，长3 mm，脱落；花2至多朵簇生于每一节上；花萼钟状，长约6 mm，上方2裂齿几合生，下方的3枚近相等；花冠白色或紫色，旗瓣圆形，基部两侧具2枚长而直立的小附属体，附属体下有2耳，翼瓣宽倒卵形，具截平的耳，龙骨瓣呈直角弯曲，基部渐狭成瓣柄；子房线形，无毛，花柱于子房长，近先端内缘被毛。荚果长圆状镰形，长5~7 cm，近先端最阔，宽1.4~1.8 cm，扁平，直或稍向背弯曲，先端有弯曲的尖喙，基部渐狭；种子3~5颗，扁平，长椭圆形，在白花品种中为白色，在紫花品种中为紫黑色，种脐线形，长约占种子周围的2/5。花期4—12月。

【生　境】栽培植物。

【分　布】我国各地广泛栽培。原产印度，现世界各热带地区均有栽培。

【采集加工】秋、冬采收，种子晒干。

【药材性状】本品呈扁椭圆形或扁卵

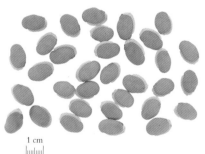

1 cm

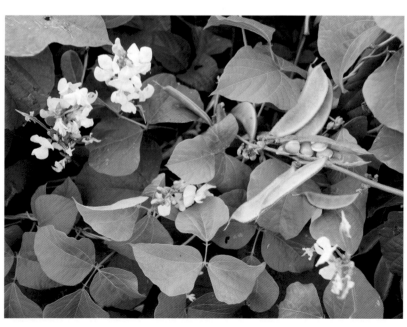

圆形，长8~12 mm，宽6~9 mm，厚4~7 mm。表面黄白色，平滑，略有光泽，一侧边缘有隆起的白色半月形种阜，占周径的1/3~1/2，剥去后可见凹陷的种脐，紧接种阜的一端有1珠孔，另端有短的种脊。质坚硬。种皮薄而脆，子叶2，肥厚，黄白色，角质。嚼之有豆腥气。以饱满、色白者为佳。

【性味归经】味甘，性温。归脾、胃经。

【功能主治】和胃化湿，健脾止泻。用于脾虚腹泻，恶心呕吐，食欲不振，带下。

【用法用量】用量6~12 g。

【附　方】

❶小儿腹泻：扁豆9 g，煨肉豆蔻、莲子各6 g，木香4.5 g，姜黄连2 g，甘草3 g，共研细粉，每次0.9~1.5 g，每日3次。

❷夏季伤暑、烦躁口渴、腹满吐泻：炒扁豆120 g，藿香叶60 g，共研细末，每次6 g，凉开水冲服。如有转筋（小腿腓肠肌痉挛），另加木瓜30 g，水煎服。

冬瓜皮

【来　源】本品为葫芦科植物冬瓜**Benincasa hispida**（Thunb.）Cogn. 的外皮。

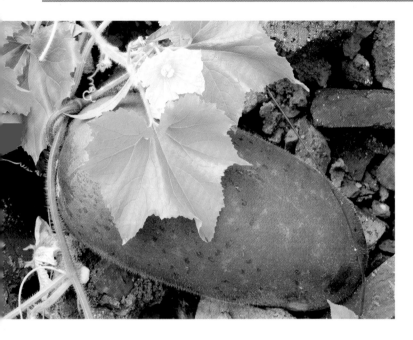

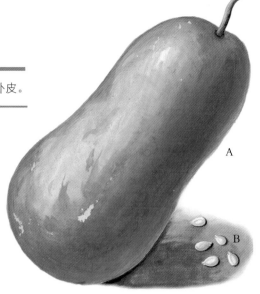

A. 冬瓜；B. 药材（冬瓜子）

❸咳嗽：冬瓜皮25 g（要经霜者），蜂蜜少许，水煎服。

❹巨大荨麻疹：冬瓜皮适量，煎汤代茶饮。

【附　注】冬瓜的种子亦入药。味甘，性微寒。功能清热化痰，消痈排脓，利湿。冬瓜子有单边和双边之分，单边的是长条形冬瓜的种子，边缘平滑；双边的是圆球形冬瓜的种子，靠近边缘有一环状凸起。两种冬瓜子的功效相同，也有报道说长条形冬瓜的种子功效较佳。

【植物特征】一年生草质藤本。全株有柔毛或糙硬毛。茎有纵棱。卷须常2~3歧状。单叶互生，膜质，肾状卵形，宽15~30 cm，5~7浅裂，裂片三角形，基部心形，边缘有小齿。花单性同株，单生于叶腋；雄花梗长5~15 cm，雌花梗较短；花萼钟状，直径12~15 mm，有5个披针形的裂片；花冠辐状，裂片阔倒卵形；雄蕊3，药室三回折曲；雌花的子房长椭圆形或卵形，花柱短，柱头3，2裂。果实长圆柱形或近球形，很大，肉质，绿色，常有白粉，长达60 cm，直径达25 cm；种子卵形，压扁，白色或淡黄色，边稍厚，长约11 mm，平滑。

【生　境】栽培植物。

【分　布】我国各地栽培。亚洲热带、亚热带地区，澳大利亚、马达加斯加也有分布。

【采集加工】食用冬瓜时，削取外果皮，洗净，晒干。

【药材性状】本品为不规则块片，常内向卷曲成筒状。外表面灰绿色，常覆有白粉霜。内表面较粗糙，常见筋脉。体轻，质脆，易破碎。气微，味淡。以片大条长、色浅绿、无杂质者为佳。

【性味归经】味甘，性凉。归肺、脾、小肠经。

【功能主治】清热解毒，利尿消肿。用于水肿，暑热口渴，小便短赤，急性肾炎水肿。

【用法用量】用量15~30 g。

【附　方】

❶肾炎，小便不利，全身浮肿：冬瓜皮、西瓜皮、白茅根各30 g，玉米须20 g，赤小豆150 g，水煎，分3次服。

❷跌打损伤：干冬瓜皮30 g，真牛皮胶30 g，先将真牛皮胶锉细，再与冬瓜皮一起入锅内炒至存性，研末。每次15 g，白酒热服，再捂至身体微微发汗。

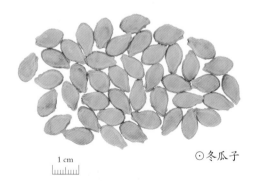

1 cm　　　　　　⊙冬瓜子

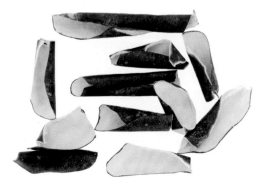

1 cm　　　　　　⊙冬瓜皮

光皮木瓜

【别　名】木桃。

【来　源】本品为蔷薇科植物木瓜**Chaenomeles sinensis**
（Thouin）Koehne的成熟果实。

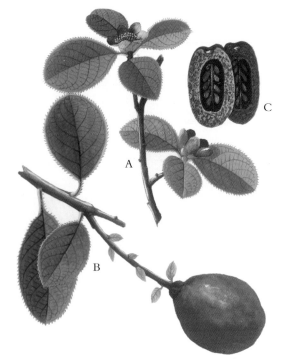

A. 花枝；B. 果枝；C. 药材（光皮木瓜）

【植物特征】大灌木或小乔木。高5~10 m。小枝紫红色或
紫褐色，仅嫩部被柔毛。叶互生，膜质，椭圆状卵形或椭
圆状长圆形，很少倒卵形，长5~8 cm，宽3.5~5.5 cm，先
端常短尖，基部楔形，边缘密生芒刺状锐利钝齿，齿的先
端具腺体，嫩叶被绒毛；叶柄长通常不及1 cm，有腺体。
花粉红色，有长5~10 mm的花梗，单生叶腋；萼钟状，
无毛，裂片渐尖，稍反折；花冠大，直径2.5~3 cm；雄花
多数；花柱4或5，基部合生。梨果的轮廓近椭圆形，长
10~15 cm，木质，近褐色，成熟时有香气，5室；种子多
数。花期4月；果期9—10月。

【生　境】栽培植物。

【分　布】海南、广东、山东、陕西、湖北、江西、安
徽、江苏、浙江、广西。

【采集加工】夏、秋二季果实绿黄色时采摘，剖成二瓣或
四瓣，置沸水中烫后，晒干。

【药材性状】本品多呈条状或阔条状，厚2~3.5 cm，长
4~9 cm。外表面红棕色，平滑不皱，略粗糙，剖开面平
坦，果肉颗粒状，较厚；种子多数，每室40~50颗，密
集，红棕色。气微，味涩、微酸，嚼之有沙粒感。以质
坚实、味酸者为佳。

【性味归经】味酸、涩，性温。归肝、脾经。

【功能主治】和脾敛肺，平肝舒筋，清暑消毒，祛风湿。
用于腰膝酸痛，吐泻腹痛，咳嗽，跌打损伤，风湿关节
炎，肺炎，支气管炎，肺结核，腓肠肌痉挛，扭伤。

【用法用量】用量5~10 g。

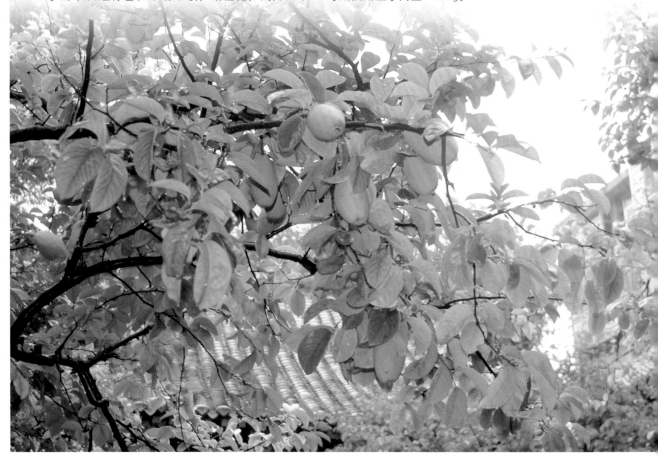

决明子

【别　名】草决明。

【来　源】本品为豆科植物决明**Cassia tora** L. 的成熟种子。

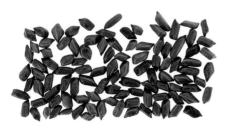

1 cm

【植物特征】一年生、直立、粗壮草本。高1~2 m。偶数羽状复叶，长4~8 cm，叶柄上无腺体，叶轴上每对小叶间有棒状的腺体1枚；小叶3对，膜质，倒心形或倒卵状长椭圆形，长2~6 cm，宽1.5~2.5 cm，先端钝而有小尖头，基部渐狭，偏斜，两面被柔毛；小叶柄长1.5~2 mm；托叶线形，被柔毛，早落。花腋生，通常2朵聚生，总梗长6~10 mm；花梗长1~1.5 cm，丝状；萼片5，膜质，下部合生成短管，外面被柔毛，长约8 mm；花瓣5片，黄色，下面二片略长；发育雄蕊7；子房无柄，被白色柔毛。荚果纤细，近线形，有四直棱，两端渐尖，长达5 cm，宽3~4 mm；种子菱形，光亮。花、果期8—11月。

【生　境】生于山坡、旷野及河滩沙地上。

【分　布】我国长江以南各省区普遍分布。原产美洲热带地区。

【采集加工】秋、冬季采收成熟果实，晒干，打下种子，除去杂质。

【药材性状】本品略呈四方形或短圆柱形，两端近平行，稍倾斜，长3~7 mm，宽2~4 mm。表面绿棕色或暗棕色，平滑有光泽，背腹面各有1条突起的棱线，棱线两侧各有1条淡黄色的线形凹纹。质坚硬，不易破碎。横切面可见薄的种皮和2片S形折曲的黄色子叶。气微，味微苦。以颗粒饱满、色绿棕者为佳。

【性味归经】味苦，微寒。归肝、肾、大肠经。

【功能主治】清肝明目，轻泻，解毒止痛。用于头痛眩晕，目赤昏花，肋痛，肝炎，高血压，结膜炎，便秘，皮肤瘙痒，毒蛇咬伤等。

【用法用量】用量9~15 g。

【附　方】

① 视物昏暗，迎风流泪：决明子、地肤子、细辛、白芷、桂心、车前子各90 g，柏子仁、防风（去芦头）各60 g，川椒120 g（微炒去汗），捣碎。每日6 g，空腹及晚餐前以温酒调服。

② 风热毒气上攻，眼目肿痛，或赤脉胬肉，或痒或涩，羞明多泪，或始则昏花，渐成内障：决明子、黄芩、菊花、木贼、石膏、赤芍药、川芎、羌活（去芦）、甘草、蔓荆子、石决明各30 g，共研末。每次取9 g，加水150 mL，加生姜5片，煎至90 mL，饭后服。

③ 口腔溃疡：决明子适量，煎水含漱，每日数次。

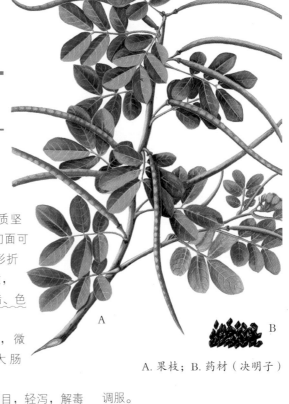

A. 果枝；B. 药材（决明子）

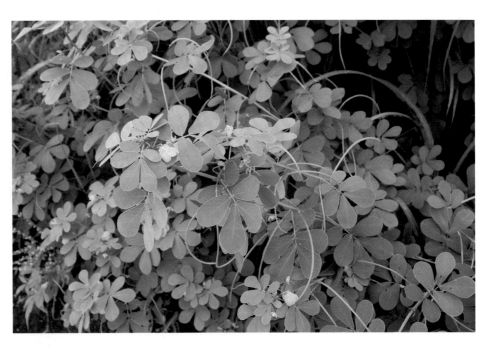

赤小豆

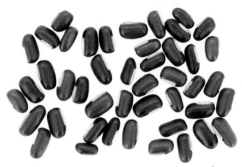

1 cm

【别　名】红豆。

【来　源】本品为豆科植物赤小豆**Vigna angularis**（Willd.） Ohwi et H. Ohashi [*Phaseolus angularis*（Willd.） W. F. Wight] 的成熟种子。

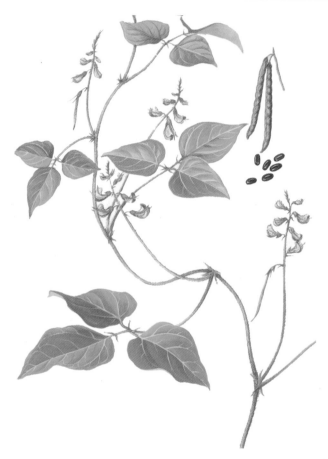

乌干达也有引种。

【采集加工】秋季果实成熟而未开裂时拔取全株，晒干，获取种子，除去杂质，再晒干。

【药材性状】本品呈长圆状而稍扁，一端较大，长5~8 mm，直径3~5 mm。表面紫红色，微有光泽，种脐偏于一端，线形，白色，约为全长2/3，中间为一纵沟，背面有1条不明显的棱脊。质坚硬，不易破碎，破开种皮可见乳白色子叶2片。气微，味微甘。以颗粒饱满、色紫红者为佳。

【性味归经】味甘、酸，性平。归心、小肠经。

【功能主治】清湿热，利尿，排脓消肿。用于水肿，脚气，肾炎，小便不利，疮瘀肿毒。

【用法用量】用量9~60 g。

【附　方】

❶慢性肾炎：赤小豆、红皮花生仁各90 g，红枣20枚（核打碎），红糖60 g，共煮熟，每日吃1次，最好早餐前吃，连吃3~5个月。适应于经化验尿液中有红细胞的慢性肾炎，对尿蛋白多者亦可服，但疗效不及前者显著。

❷流行性腮腺炎：赤小豆50~70粒，研末，加入适量温水、鸡蛋清或蜂蜜，调成稀糊状，摊在布上，敷于患处。

【植物特征】一年生直立草本。茎纤细，高25~70 cm，仅嫩部被倒生的微柔毛。叶为三出复叶，有柄；托叶盾状着生，通常披针形；小叶膜质，披针形或长圆状披针形，长4~7 cm，先端短尖或渐尖，基部圆或钝，也有阔楔尖，通常无毛或仅脉上疏被柔毛。花黄色，2~4朵排成顶生、具长梗的总状花序；萼长3~4 mm；花冠蝶形，长约10 mm，龙骨瓣先端内弯，但无旋卷的长喙。荚果线状圆柱形，长6~10 cm；种子6~10颗，椭圆形，暗红色，直径3~3.5 mm。花期5—8月。

【生　境】栽培植物。

【分　布】我国南北各地均有栽培。印度、越南、菲律宾、日本、刚果和

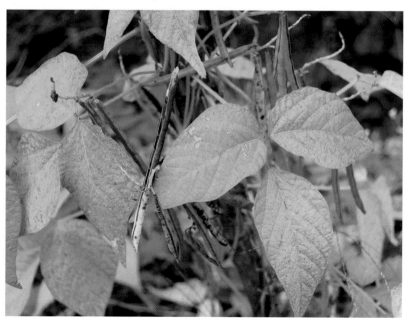

芡实

【别　名】肇实。

【来　源】本品为睡莲科植物芡**Euryale ferox** Salib. ex König et Sims的种仁。

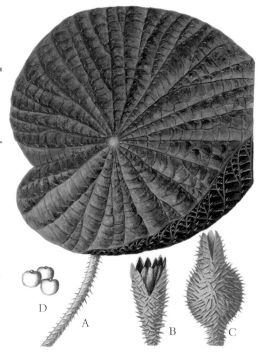

A. 叶；B. 花；C. 果；D. 药材（芡实）

【植物特征】一年生草本。根茎短而粗。叶大，浮水，圆形或椭圆形，直径35~100 cm，皱褶，两面有刺，叶面绿色，背面紫色，被黄褐色疏柔毛；掌状脉自叶柄着生处放射状伸出，常二歧分枝，海绵质；叶柄粗厚，盾状着生，被白色小刺。花萼4；花瓣多数，外面亮绿色，里面紫色；雄蕊8束；子房8室。浆果海绵质，有刺，直径5~10 cm；种子多角形，直径约8 mm，种皮厚，紫黑色，外面覆有假种皮。花期7—8月；果期8—9月。

【生　境】生于池塘沼泽中。

【分　布】我国南北各省区均产，野生或栽培。日本、印度也有分布。

【采集加工】秋末冬初采收成熟果实，堆积沤烂除去果皮，取出种子，洗净，再除去硬壳，晒干。

【药材性状】本品多为剖开的颗粒。完整者近球形，直径5~8 mm。表面红棕色，一端黄白色或白色，约占全体1/3，有凹点状的种脐痕，除去外皮为白色。质较硬，断面纯白色，粉性。气微，味淡。以断面色纯白、富粉性、无碎末者为佳。

【性味归经】味甘、涩，性平。归脾、肾经。

【功能主治】益肾涩精，补脾止泻。用于脾虚腹泻，遗精，滑精，尿频，遗尿，白带过多。

【用法用量】用量15~30 g。

【附　方】

❶脾虚腹泻：芡实、莲子肉、白术各12 g，党参15 g，茯苓9 g，共研细粉，每次3~6 g，每日2~3次。

❷遗精，滑精：芡实、枸杞子各12 g，补骨脂、韭菜子各9 g，牡蛎24 g（先煎），水煎服。

❸白带过多：a.芡实15 g，海螵蛸12 g，菟丝子24 g，水煎服。b.炒芡实、炒山药各30 g，盐黄柏、车前子各9 g，白果6 g，水煎服。每日1剂。

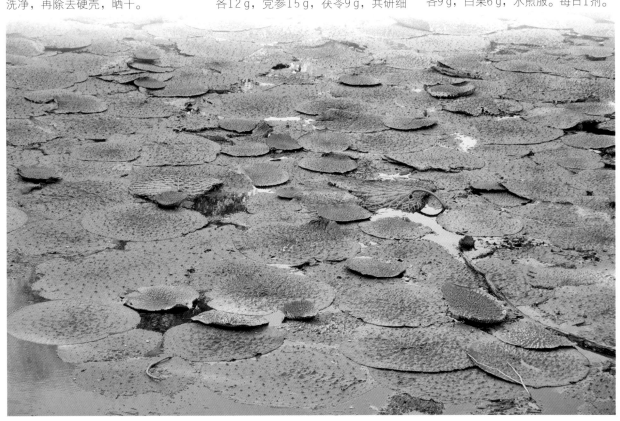

豆蔻

【来　源】本品为姜科植物白豆蔻**Amomum testaceum** Ridl. [*Amomum krervanh* Pierre. ex Gagnep.]或爪哇白豆蔻**Amomum compactum** Soland ex Maton的成熟果实。

◎白豆蔻

【植物特征】多年生草本。茎丛生，植株高达3 m。基部叶鞘绿色。叶2列，叶片卵状披针形，长约60 cm，先端尾尖，两面光滑无毛，近无柄；叶舌圆形，长7~10 mm；叶鞘口及叶舌密被长硬毛。穗状花序从茎基处的根茎上长出，花序圆柱形，长8~11 cm，宽4~5 cm，密被覆瓦状排列的苞片；苞片三角形，长3.5~4 cm，麦秆黄色，具明显的方格状网纹；花萼管状，先端具3齿；花冠裂片3，白色，长椭圆形，长约1 cm；唇瓣椭圆形，长约1.5 cm，中央黄色，内凹，边黄褐色；发育雄蕊1，药隔附属体3裂；子房被长柔毛。蒴果近球形，直径约1.6 cm，白色或淡黄色，略具钝3棱，有7~9条浅槽及若干略隆起的纵线条，先端及基部有黄色粗毛，易开裂为3瓣；种子为不规则多面体，集成种子团，直径3~4 mm，暗棕色，芳香。花期5月；果期6—8月。

【生　境】林荫下。

【分　布】广东、云南有引种栽培。原产柬埔寨、泰国。

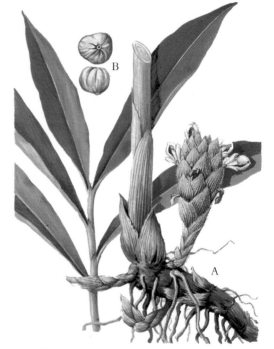

⊙白豆蔻　　　　A. 开花植株；B. 药材（豆蔻）

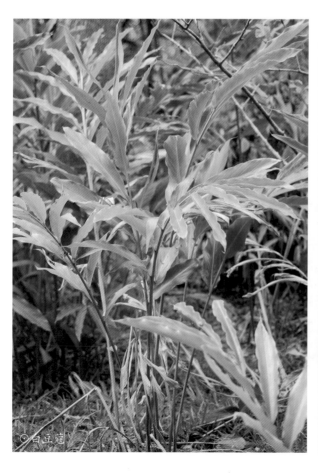

⊙白豆蔻

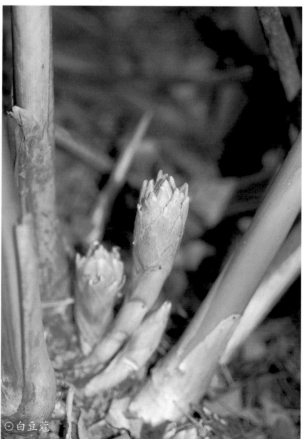

⊙白豆蔻

◎爪哇白豆蔻

【植物特征】多年生草本。株高1~1.5 m。具延长的根茎。叶2列，叶片披针形，长25~50 cm，先端尾尖，具缘毛，揉之有松节油味，无柄；叶舌圆形，2裂，长5~7 mm。穗状花序从根茎抽出，长约5 cm，具长达8 cm的总花梗；苞片覆瓦状排列，宿存；花冠白色或稍带淡黄，唇瓣椭圆形，长1.5~1.8 cm，稍凹入，淡黄色，中脉有带紫边的橘红色带；雄蕊1，药隔附属体3裂。果扁球形，直径1~1.5 cm，干时具9条浅槽；种子为不规则多面体。花期2—5月；果期6—8月。

【生　境】栽培于林荫下。

【分　布】海南及云南的西双版纳有引种。原产印度尼西亚的爪哇。

【采集加工】秋季果实转为黄绿色时采收。摘取果实，晒干或烘干，除去果萼及枝梗。

【药材性状】白豆蔻　近球形，直径1.2~1.8 cm。表面黄白色至淡黄棕色，有7~9条浅槽，其中3条较深，先端有突起的花柱残基，基部有凹下的果柄痕，两端及槽纹上均具有

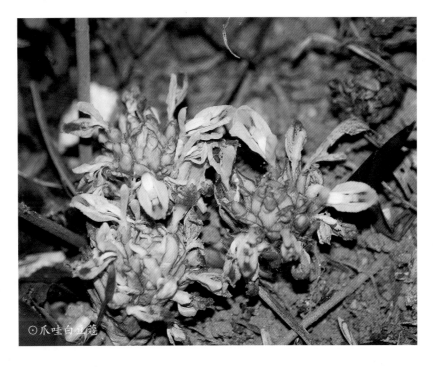

⊙爪哇白豆蔻

黄色绒毛。果皮质脆，易纵向裂开，内分3室，每室含种子7~10颗；种子呈不规则多面体，背面略隆起，直径3~4 mm，表面暗棕色，有皱纹。气芳香，味辛凉略似樟脑。

爪哇白豆蔻　个略小。表面黄白色，有的微显紫棕色。果皮较薄，种子瘦瘪。气味较弱。

【性味归经】味辛、涩，性温。归肺、脾、胃经。

【功能主治】开胃消食，燥湿散寒，行气止痛。用于湿浊中阻，不思饮食，湿温初起，胸闷不饥，寒湿呕逆，胸腹胀痛，食积不消。

【用法用量】用量3~6 g。入煎剂，宜后下。

【附　方】

❶胃气痛，吃饭即欲吐：白豆蔻3枚。捣碎后再研细，白酒一小杯，微温调之，续饮三两杯白酒。

❷胃冷久呃：白豆蔻、沉香、苏叶各3 g，共研末，每次2 g，柿蒂汤送服。

❸小儿胃寒吐乳：白豆蔻14枚，生甘草、炙甘草各6 g，砂仁14枚，共研末。常掺入小儿口中。

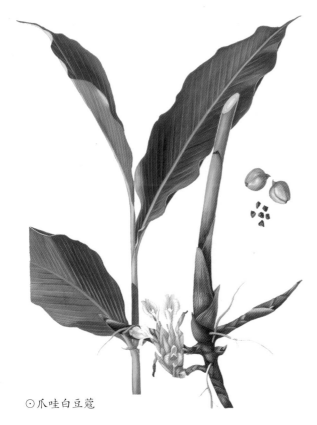

⊙爪哇白豆蔻

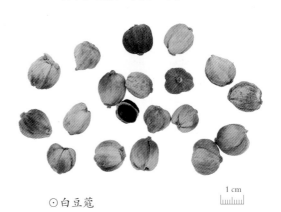

1 cm

⊙白豆蔻

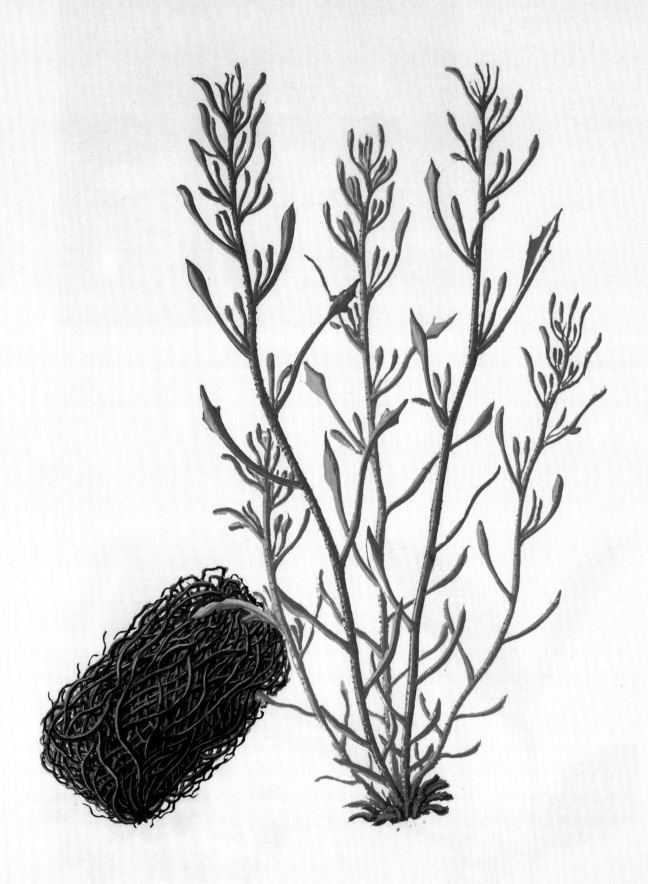

藻类及菌类

ZAO LEI JI JUN LEI

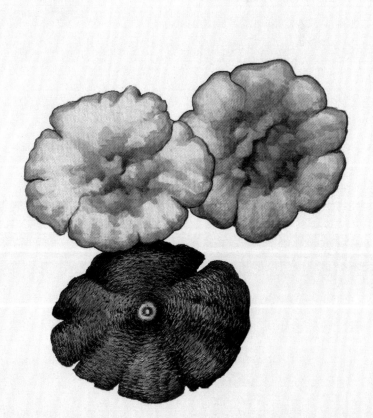

马勃

【别　名】牛屎菇、杯形秃马勃。

【来　源】本品为灰包科紫色马勃**Calvatia cyathiformis**（Bosc.）Morg. [*Calvatia linacina*（Burm.）P. Henn.] 的子实体。

【植物特征】子实体呈杯状陀螺形，直径5~12 cm或过之，不孕基部发达，平滑或基部有皱褶。包被双层，外包被丛生卷毛，初为淡黄白色或赭色，后变为茶褐色或红褐色，很薄，易剥落，有时龟裂；内包被淡灰褐色，薄而脆，破裂并成片脱落。产孢组织初为灰色，密实，后变紫色，丛生卷毛状至粉状。孢丝长，易断裂，疏分枝。孢子球形，直径4.5~5.5 μm，具小刺，灰黄色或酱红色。

【生　境】腐生于竹林、树林、荒郊湿地上。

【分　布】分布于全国各地。日本、朝鲜、东南亚也有分布。

【采集加工】夏、秋季子实体刚成熟时及时采收，晒干。

【药材性状】本品常呈杯状陀螺形，大小不一，直径5~12 cm或过之，上端大，下端小。外面紫褐色或黑褐色；质轻而疏松，柔软似海绵，有弹性；外皮薄，易破裂，用手撕之，内有紫褐色棉絮状的丝状物，触之则孢子呈粉尘状飞扬，手捻有细腻感。气微酸而呛鼻，味淡。以个大、皮薄、疏松有弹性者为佳。

【性味归经】味辛，性平。归肺经。

【功能主治】清肺利咽，解毒消肿。用于咽喉肿痛，咳嗽，音哑，各种疮毒，鼻衄，外伤出血。

【用法用量】用量1.5~3 g。外用适量，敷患处。

【附　注】作马勃入药的真菌有多种，除本种外，脱皮马勃Lasiosphaera fenzlii Reichb.，豆包菌Pisolithus tinctorius（Pers.）Coker et Couch或大马勃Calvatia gigantean（Batsch ex Pers.）Lioyd等都是比较常见的，它们的性味、功能与紫色马勃相同。

石耳

【来　源】本品为石耳科植物石耳**Gyrophora esculenta** Miyosh 的地衣体。

【植物特征】石耳的地衣体为单叶状，圆形或椭圆形，直径5~10 cm，质甚脆。表面灰褐色，无粉霜，以中间的脐状体着生于基质上，除脐状体周围外密生黑色刺毛。刺毛短，密集丛生，常构成小团块状。髓层白色。子囊果极稀疏，充分成熟时微隆起，外面呈粗糙旋涡状，直径不超过1.5 mm；子囊圆筒状，有8个排成一列的细胞；孢子无色，1室，椭圆状，长16~30μm，宽8~12μm。

【生　境】生于高山岩石上。

【分　布】我国南方、西南各地及陕南部山区均产。日本也有分布。

【采集加工】全年可采。采得叶状体后，阴干。

【药材性状】本品呈不规则的圆形薄片，边缘皱卷，直径2.5~4 cm，大的可达10 cm。上表面灰色或灰褐色，光滑或稍粗糙，下表面棕褐色或黑色，粗糙，手摸之有沙砾感，中间有一脐点。质脆，易破碎，断面可见明显的黑、白两层。水浸后发胀。气微，味淡。以片大、完整者为佳。

【性味归经】味甘，性平。

【功能主治】养阴消热，止血，祛痰止咳。用于肠炎，久痢，支气管炎，劳咳吐血，痔漏，脱肛，毒蛇咬伤。

【用法用量】用量5~10 g。外用适量，研末调敷患处。

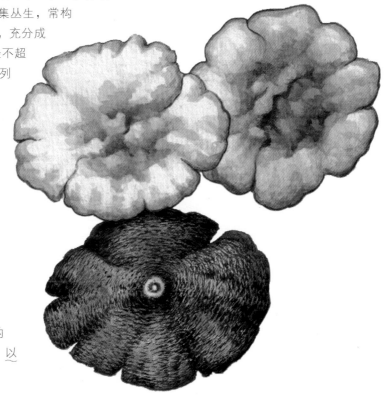

海藻

【别　名】玉海藻、小叶海藻。

【来　源】本品为褐藻类马尾藻科植物羊栖菜**Sargassum fusiforme**（Harv.）Setoh. 的全株。

【植物特征】海藻的藻体黄褐色，肥厚多汁，通常不超过40 cm。固着器圆柱形，长短不一；主干圆柱形，直立。幼苗基部有2或3片初生叶。次生枝不能伸长。叶形和大小均有较大变异，常匙形或线形，匙形叶边缘有粗钝齿或波状缺刻，齿或缺刻上有许多微小的毛窝。气囊球形、纺锤形或梨形，囊柄长短不一。枝、叶和气囊不一定同时存在于同一藻体上。生殖托丛生于小枝或叶腋间，圆柱形或长椭圆形，雌雄异株，雌托长2~4 mm，雄托长4~10 mm。

【生　境】生于低潮线海水激荡处的岩石上。

【分　布】我国分布很广，北起辽东半岛，南至广东雷州半岛均产。日本和朝鲜也有分布。

【采集加工】夏、秋二季采收，捞取藻体，除去杂质，洗净，晒干。

【药材性状】本品常卷曲皱缩成团块状，全长40~60 cm，常折断成15~40 cm的小段。主干直径约3 mm，棕黑色，分枝互生，无刺状突起。叶条形或狭匙形，先端稍膨大，中空。气囊腋生，纺锤形或球形，囊柄较长；质较硬。固着器根状。以色黑褐、白霜少者为佳。

【性味归经】味咸，性寒。归肝、胃、肾经。

【功能主治】消痰，软坚散结。用于甲状腺肿大，颈淋巴结结核，腹部肿块，睾丸肿痛。

【用法用量】用量6~9 g。

【注　意】不宜与甘草同用。

【附　方】

❶地方性甲状腺肿大：海藻、昆布各等量，研粉，水泛为丸。每次服3 g，每日2次。40日为1个疗程，2个疗程中间停药20日。

❷单纯性甲状腺肿大：a. 海藻、昆布、浙贝母、青皮各9 g，半夏6 g，海漂石3 g，水煎服。b. 海藻、昆布各等量，研粉，每次服9 g，每日1次。

❸颈淋巴结结核（未溃破）：海藻、土贝母、香附、夏枯草各9 g，水煎服。

【附　注】海藻的原植物比较复杂，《中华人民共和国药典》所载品种除本种外，尚有马尾藻科海蒿子Sargassum pallidum（Turn.）C. Ag.，后者又称大叶海藻。此外铁钉菜Ishige okamurai Yendo、鼠尾藻Sargassum thunbergii（Mert.）O. Kuntze、亨氏马尾藻Sargassum henslowianum C. Ag.、闽粤马尾藻Sargassum vachellianum Grev. 和半页马尾藻Sargassum hemiphyllum（Turn.）C. Ag. 等在部分地区也作海藻入药。

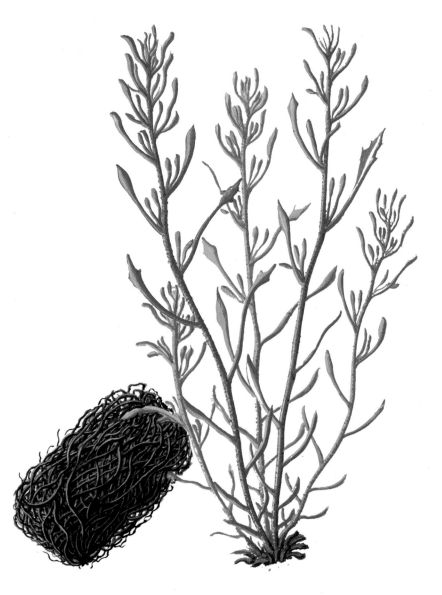

银耳

【别　名】白木耳、雪耳。

【来　源】本品为真菌类银耳科植物银耳Tremella fuciformis Berk. 的子实体。

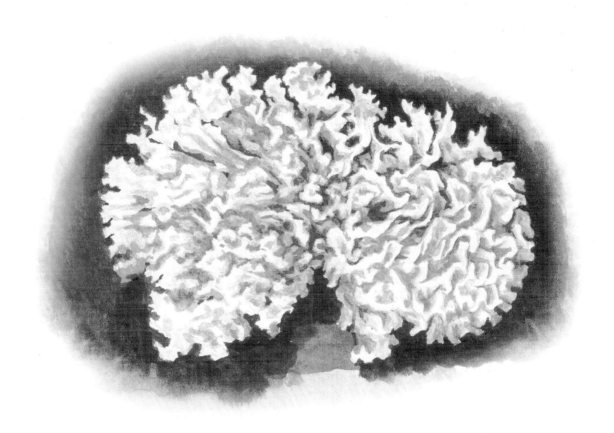

【植物特征】银耳整体由菌丝体和子实体组成。菌丝体极细，灰白色，能在木材等基质上蔓延生长，吸收和运送养分，其结实性菌丝在适宜条件下产生子实体。子实体即为食用或药用部分，除耳基为黄色外，鲜子实体全体纯白色或半透明状，由3至10余个波状皱曲的瓣片组成，状如鸡冠花，大小不一，直径通常1~8 cm，干时强烈收缩，为鲜耳的1/40~1/8，且质硬而脆。银耳瓣片大体可分为3层，即子实层、疏松中层、子实层，子实层宽约145μm，由担子和侧丝组成，疏松中层3~3.5 mm，由胶质化菌丝构成。孢子在瓣片表面呈白色粉末状，借风力传播。

【生　境】腐生于栎树、槭树、椴树或其他阔叶树的朽干上。

【分　布】浙江、福建、广东、海南、广西、湖南、湖北、云南、四川。

【采集加工】4—9月间采收，5—8月为盛产期。采时用竹刀将银耳刮下，除去杂质，晒干或烘干。

【药材性状】本品由多数皱缩的薄片组成。野生品呈不规则的片块或小团块状，片较大而厚。人工培植品大多为扁圆形块或鸡冠花状团块，底部中心有棕黑色斑块，片较小而薄。表面白色或黄白色，半透明。质柔韧而爽脆，水泡后发胀，透明，气微，味淡。以片大身厚、完整不碎、色黄白、有光泽者为佳。

【性味归经】味甘、淡，性平。归肺、胃、肾经。

【功能主治】滋阴润肺，生津养胃，益气和血，补脑强心。用于肺热咳嗽，咳痰带血，虚热口渴，胃肠燥热，便秘下血，衄血，崩漏。

【用法用量】用量3~6 g。

【注　意】风寒及痰湿所致咳嗽者忌用。

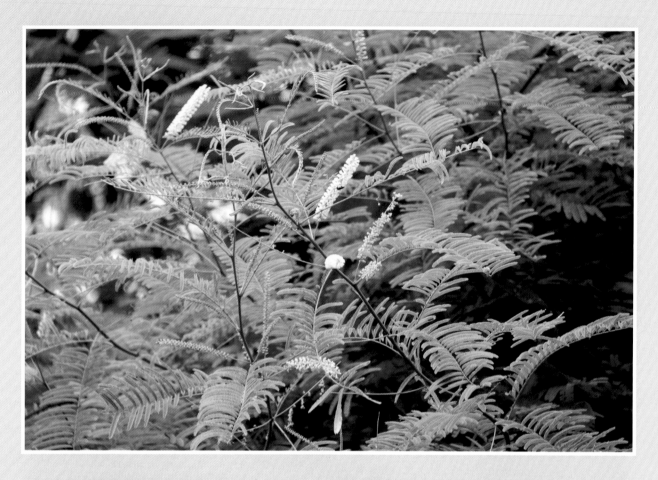

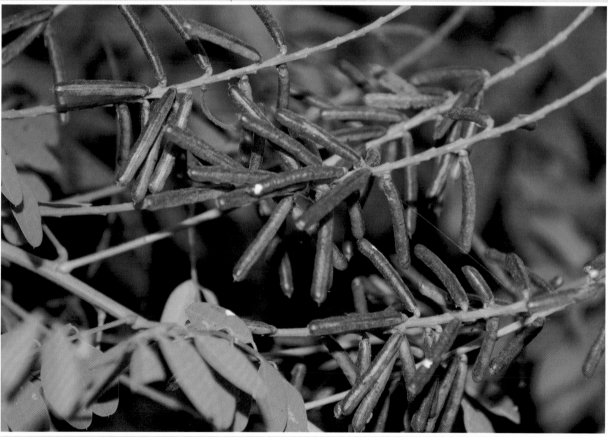

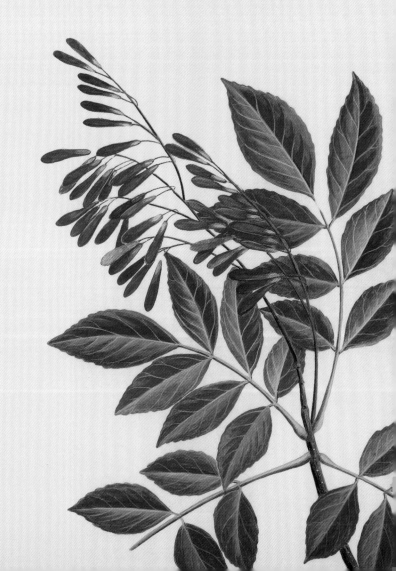

九 其他类

QITA LEI

儿茶

【别　名】儿茶膏、黑儿茶。

【来　源】本品为豆科植物儿茶**Acacia catechu**（L. f.）Willd. 的去皮枝、干的干燥煎膏。

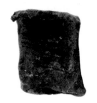

1 cm

【植物特征】落叶小乔木。树皮常呈条状薄片开裂；托叶下面常有一对钩刺。叶为二回羽状复叶，叶柄近基部及叶轴顶部数对羽片间有腺体；羽片10~30对，每羽片有小叶20~50对；小叶线形，长2~6 mm，宽1~1.5 mm，被缘毛。穗状花序1~4个生于叶腋；花萼钟状；花瓣5，淡黄色或白色，披针形或倒披针形，长2.5 cm；雄蕊多数。荚果线状，长5~12 cm，宽1~1.8 cm，先端有喙；种子3~10颗。花期4—8月；果期9月至翌年1月。

【生　境】栽培植物。

【分　布】华南地区有栽培。印度、缅甸和非洲东部也有分布。

【采集加工】冬季采收，砍下大枝和树干，除去外皮和边材，砍成大块，加水煎煮，浓缩，干燥。

【药材性状】本品呈方形或不规则块状，大小不一，长6~8 cm，厚0.8~1.2 cm。表面棕褐色或黑褐色，光滑而稍有光泽，有时一面有龟裂纹。质硬，易碎，断面不整齐，具蜡样光泽，有细孔。吸湿后有黏性。气微，味涩、苦，略回甜。以色黑略棕，涩味重者为佳。

【性味归经】味苦、涩，性微寒。归肺、肝、心、胃经。

【功能主治】活血止痛，止血生肌，收湿敛疮，清肺化痰。用于跌扑伤痛，咯血，肺热咳嗽。外用治疮疡久不收口，湿疹，口疮，外伤出血，皮肤湿疹，扁桃体炎。

【用法用量】用量1~3 g。外用适量，研末撒患处或调敷患处。

【附　方】

❶肺结核咯血：儿茶30 g，明矾24 g，共研细粉。每次服0.1~0.2 g，每日3次。中等量咯血（大咯血者不宜采用），每次服0.2~0.3 g，每4小时1次。

❷疮疡久不收口，湿疹：儿茶、龙骨各3 g，冰片0.3 g，共研细粉敷患处。

❸口疮糜烂：儿茶3 g，硼砂1.5 g，研粉敷患处。

❹扁桃体炎：儿茶、柿霜各15 g，冰片0.6 g，枯矾6 g，共研细粉，用甘油调成糊状，搽患处。

【附　注】方儿茶的性味和功能与本品相同。它的原植物为茜草科儿茶钩藤Uncaria gambir（Hunt.）Roxb.，原产缅甸、马来西亚和印度尼西亚，我国海南和云南（西双版纳）有少量栽培。

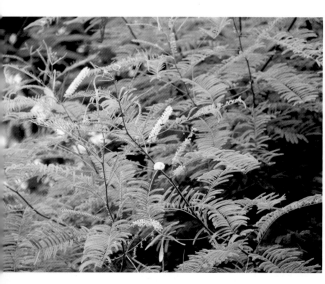
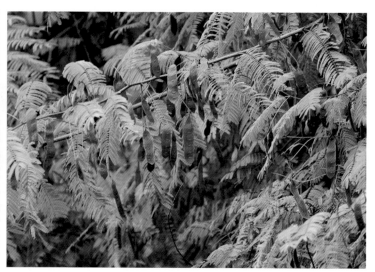

天竺黄

【别　名】天竹黄、广竹黄。

【来　源】本品为禾本科植物青皮竹**Bambusa textilis**
McClure的竿内分泌液干燥后的块状物。

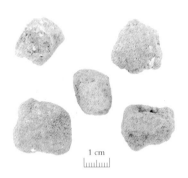

1 cm

【植物特征】乔木状。竿直立，丛生，高10~15 m，直径3~5 cm，顶部稍俯垂；节间长20~40 cm，嫩时被灰白色短毛；节上簇生分枝，主枝较纤细而长，其余枝较短，最长达2 m。叶片线状披针形，长8~15 cm，宽1.5~2 cm；竹箨阔三角形至长三角形，先端长渐尖，鞘厚革质，背面基部被暗褐色毛；箨耳小，长圆形，高约2 mm，近相等，两面被小刚毛，边缘具钝齿且有纤毛，很少开花。

【生　境】常栽培于低海拔地区的河边、村落附近。

【分　布】西南、华中、华东、华南各省区。

【采集加工】全年有产。多于竹器加工开竹时发现后进行收集。收集后晾干。

【药材性状】本品为不规则颗粒状，短圆柱形或破碎块状，大小不一，一般长1~2.5 cm，直径0.8~1.5 cm，常已碎成细粒或粉末。颜色多种，灰白色、纯白色、浅蓝色至灰黑色，半透明，略有光泽。质较轻松，易破碎，吸水性强。气微，味淡，具黏性。以粒大、洁白、结晶状颗粒多、吸湿性强者为佳。

【性味归经】味甘，性寒。归心、肝经。

【功能主治】清热化痰，凉心定惊。用于小儿惊风，癫痫，热病神昏，中风痰迷，痰热咳嗽。

【用法用量】用量3~9 g。外用适量，研粉敷患处。

【附　注】

❶民间将真菌竹黄Shiaia bambusicola Henn.的子座作天竺黄入药，据报道功效与本品相同。

❷能形成天竺黄的竹类有多种，除与青皮竹同属的多种竹外，淡竹（紫竹）Phyllostachys nigra（Lodd.）Munro和华思劳竹Schizostachyum chinense Rendle的竿内分泌液干燥后也可制成天竺黄。

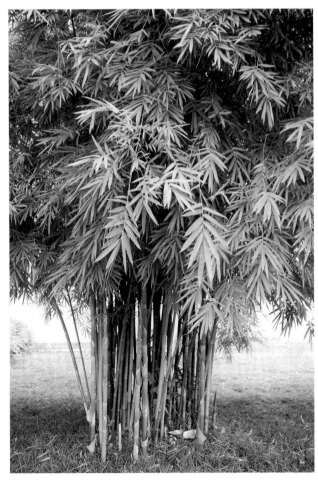

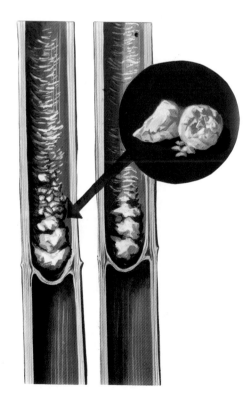

虫白蜡

【来　源】本品为介壳虫科昆虫白蜡虫**Ericerus pela**（Chavannes）的雄虫群栖于木樨科植物白蜡树**Fraxinus chinensis** Roxb.枝干上所分泌的蜡，经精制而成。

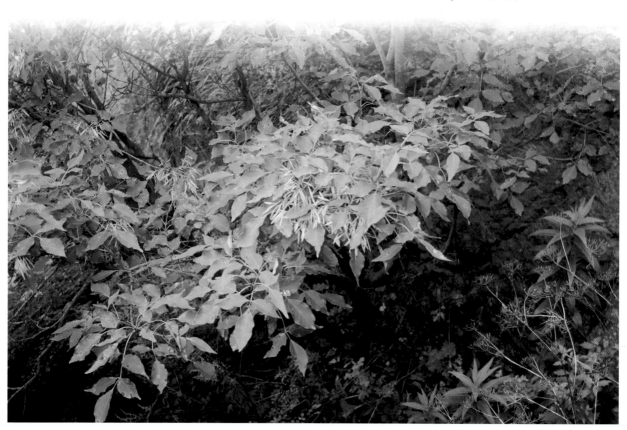

【植物特征】白蜡树为乔木。高达15 m，小枝无毛。奇数羽状复叶对生，长15~20 cm；小叶5~9片，通常7片，革质，椭圆形或近卵形，长3~11 cm，宽1~4 cm，先端渐尖或钝头，基部稍偏斜，边缘有钝齿，上表面无毛，下表面沿脉上被短柔毛；小叶柄短或近无柄。花单性，多朵组成侧生或顶生、大而松散的圆锥花序；花萼钟状，4深裂；花瓣无；雄蕊2。翅果倒披针形，长3~4 cm，宽4~6 mm，先端短尖、钝或微凹。花期4—5月；果期7—9月。

【生　境】生于山谷林中潮湿的地方。

【分　布】我国华北、黄河流域、长江流域及福建、广西等地。越南、朝鲜也有分布。

【采集加工】夏、秋季采收。清晨将有蜡的树枝砍下，置沸水中煎煮，至蜡浮于水面，冷却后蜡质凝结成块状，取出，复置沸水中溶化，过滤，凝固即得。

【药材性状】本品呈不规则块状，大小不一，白色或黄白色。表面平滑，或稍有皱纹，略具光泽。体轻，质硬而稍脆，搓捻则粉碎，能浮于水面。断面呈条状或颗粒状。气微，味淡。以色白、质硬、致密无气泡者为佳。

【性味归经】味甘，性温。归肝经。

【功能主治】止血生肌，镇痛。用于金疮出血，尿血，下血，疮疡久溃不敛等。

【用法用量】入丸、散剂，用量3~6 g。外用适量，熔化调制成药膏。

【附　注】白蜡虫的栖息植物有多种，通常为白蜡树属Fraxinus和女贞属Ligustrum植物。

安息香

【来　源】本品为安息香科植物越南安息香**Styrax tonkinensis**（Pierre.）Craib ex Hartwichk [*Styrax subniveus* Merr. et Chun] 的干燥树脂。

【植物特征】乔木。高达 20 m。树皮灰色，光滑；小枝被黄色星状毛。叶互生，膜质，卵形，长5~10 cm，宽3~5 cm，先端短尖，基部阔楔形，背面密被灰色星状绒毛。花白色，多朵排成顶生或腋生的圆锥花序或总状花序；花萼杯状，革质，外面密被灰色星状毛，高3~5 mm，先端截平或5短齿；花冠裂片5片，花蕾时呈覆瓦状排列，裂片卵状披针形，被白色绒毛；雄蕊10，花丝下部联合成筒。蒴果近球形，直径 10~20 mm，密被灰色星状

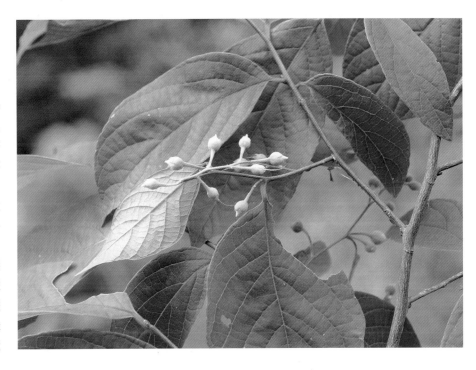

柔毛；种子褐色，有小瘤状突起的星状毛。花期4—6月；果期8—10月。

【生　境】生于山地林中。

【分　布】海南、广东、广西、云南、福建和湖南。越南也有分布。

【采集加工】夏、秋二季割裂树干，收集流出的树脂，阴干。

【药材性状】本品为柱状或不规则的小块状，常稍扁平。表面橙黄色或黄白色，具蜡样光泽。质脆，易碎，断面平坦，白色，放置后逐渐变为淡黄棕色至红棕色。加热则软化熔融。气芳香，味微辛，嚼之有沙粒感。以色黄白、无杂质、气芳香者为佳。

【性味归经】味苦、辛，性平。归心、肝、脾经。

【功能主治】开窍醒神，行气活血，止痛，防腐及收敛。用于突然昏厥，中风痰壅，心腹疼痛，小儿惊风，产后血晕，外伤出血。

【用法用量】用量0.6~1.5 g，多入丸散用。

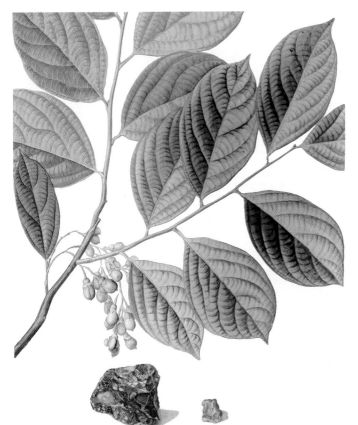

芦荟

【别　名】象胆、老芦荟。

【来　源】本品为百合科植物芦荟**Aloe vera** L. var. chinensis（Haw.）Berger 的叶的汁液浓缩干燥物。

【植物特征】多年生草本，有短茎。叶莲座状排列，肥厚而多汁，披针形，长达50 cm，基部宽5~10 cm，厚2~3 cm，向上渐狭，边缘有刺状小齿，粉绿色，常有白色斑纹。花葶单一或稍分枝，连花序长60~90 cm；总状花序长达20 cm，具疏离排列的花；苞片三角形；花被6片，黄色，有红色斑点，披针形，长约2.5 cm，先端稍扩展，下部合生成圆筒状；雄蕊6，稍突出，花药背着；子房3室；花柱线形。蒴果三角形，室背开裂。花期夏、秋季。

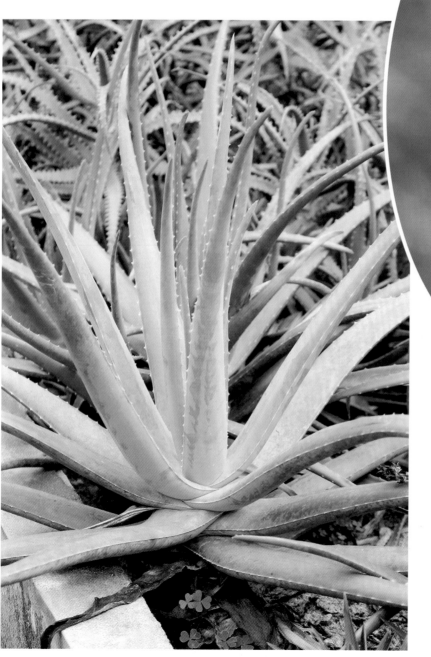

【生　境】多为栽培。

【分　布】我国南方各省区和温室常见栽培。

【采集加工】全年可采。从叶片基部割取，将断面向下，排列在木槽上，使液汁流入容器内。用铜锅急火熬炼至稠膏状，冷却凝固即成。

【药材性状】本品呈不规则的团块状，常破裂为多角形、大小不等的颗粒。表面黑褐色、墨绿色、红褐色或咖啡色。质松脆，易破碎，断面平坦，蜡样但无光

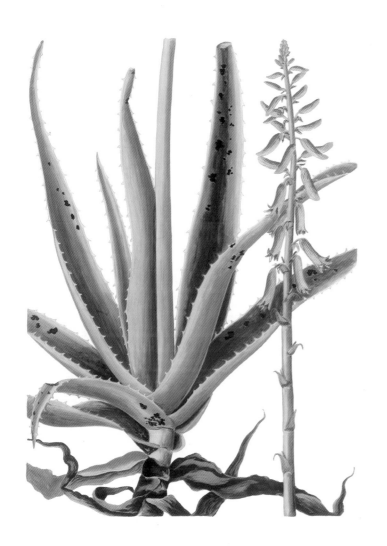

泽。遇热不易熔化。有特殊臭气，味极苦。

【性味归经】味苦，性寒。归肝、胃、大肠经。

【功能主治】泻下通便，清肝泻火，杀虫。用于热结便秘，虫积腹痛，惊风。外用治癣疮。

【用法用量】用量2~5 g。内服常入丸散，很少入煎剂。外用适量。

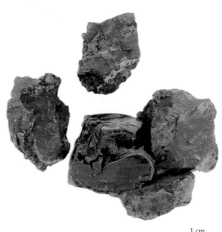

1 cm

青黛

【来　源】本品为豆科植物木蓝**Indigofera tinctoria** L. 的叶或枝叶经加工制得的干燥粉末或团块。

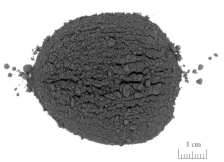

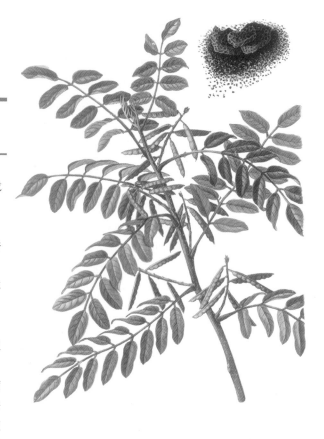

【生　境】多为栽培。

【分　布】安徽、广东、海南、香港、台湾有栽培。广泛分布亚洲、非洲热带地区。

【采集加工】夏、秋季采收茎叶，置水池或大水缸中，浸1~2日，至叶腐烂、茎脱皮，去渣，加入纯净石灰膏适量（50千克鲜茎叶，需干石灰1.5~2千克，稀释过滤，除去砂石后使用），不断搅拌，至呈蓝色、略起糊状为度，放置沉淀。取沉淀物，加水搅拌，过滤2~3次，再加适量水，搅拌，使产生大量泡沫，取泡沫晒干即成。

【植物特征】小灌木。高50~80 cm。小枝被白色的丁字毛。奇数羽状复叶互生，有小叶9~13片，叶柄、叶轴有丁字毛；小叶倒卵状长圆形或倒卵形，长1~2 cm，宽0.5~1 cm，先端钝或微凹，有短尖，基部近圆形，两面有丁字毛；小叶柄长约2 mm，有毛。总状花序腋生，明显较叶短，花长4~5 mm；萼长约1.5 mm，外面有丁字毛，萼齿三角形；花冠红色，蝶形，旗瓣背面有毛。荚果线状圆柱形，长1.5~3 cm，宽约2 mm，背、腹缝线均加厚，棕黑色，有丁字毛；种子多数，细小，长约1.5 mm，方形。花期夏、秋季；果期10月。

【药材性状】本品为不规则、疏松、多孔性团块，捻之即成细滑的粉末，深蓝色。体轻，粉末遇微风即飞扬。微有草腥气。味淡或微酸。以体轻、成团块、手捻即成细腻的粉末、色深蓝者为佳。

【性味归经】味咸，性寒。归肝、胃经。

【功能主治】清热解毒，凉血，定惊。用于温病发热，小儿惊痫，疟腮，喉痛，小儿疳热，咯血，衄血。

【用法用量】用量1.5~3 g。常入散剂冲服或入丸剂内服。

【附　注】提取青黛的植物有多种，除本种外，尚有马蓝Strobilanthes cusia Nees，蓼蓝Polygonum tinctorium Ait.和菘蓝Isatis indigotica Fort.在人工合成染料出现前，这些植物都曾大量栽培，用以提取蓝色染料。

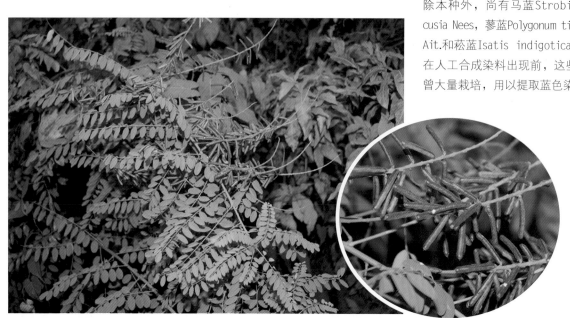

参 考 文 献

［1］国家药典委员会. 中华人民共和国药典：一部 ［M］. 2015年版. 北京：中国医药科技出版社，2015.

［2］中国食品药品检定研究院，广东省食品药品检验所. 中国中药材真伪鉴别图典［M］. 3版. 广州：广东科技出版社，2011.

［3］《广东中药志》编辑委员会. 广东中药志：第一卷［M］. 广州：广东科技出版社，1994.

［4］《广东中药志》编辑委员会. 广东中药志：第二卷［M］. 广州：广东科技出版社，1996.

［5］南京中医药大学. 中药大辞典［M］. 2版. 上海：上海科学技术出版社，2006.

［6］王国强. 全国中草药汇编［M］. 3版. 北京：人民卫生出版社，2014.

［7］国家中医药管理局《中华本草》编委会. 中华本草［M］. 上海：上海科学技术出版社，1999.

中文名索引

中国中草药三维图典
Zhongguo Zhongcaoyao Sanwei Tudian

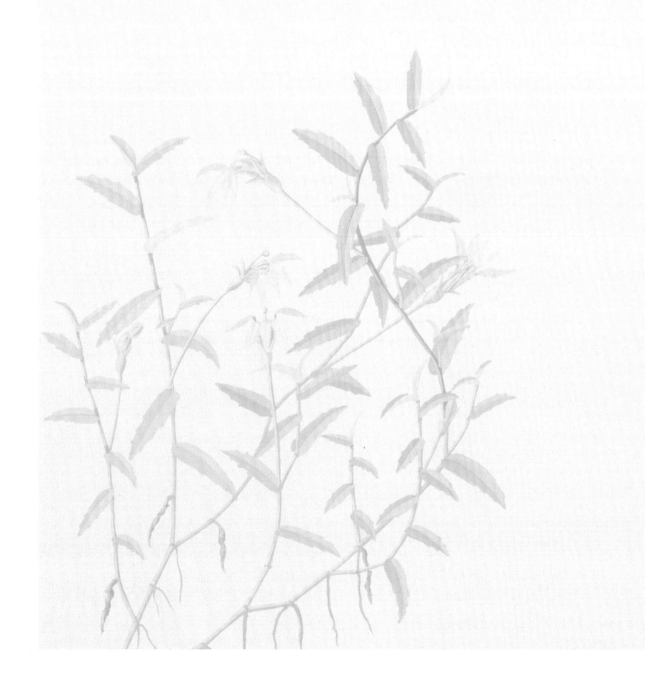

拉丁名索引